U0741301

读经典学名方系列

养生名方

主编 高日阳
副主编 吴向琼
编委 （按姓氏笔画排序）
刘嘉芸 罗新燕 柯嘉 袁伟渠

中国医药科技出版社

内 容 提 要

本书全面收录了历代中医养生经典方、名方，并对古今医家应用养生方剂进行筛选整理，撷英取华，汇编而成。每首方剂包括方名、来源、组成、用法、功用、主治、临床应用七个方面，全书内容丰富，资料翔实，具有极高的临床应用价值和文献参考价值，能够帮助读者开阔视野，增进学识。

图书在版编目（CIP）数据

养生名方/高日阳主编．—北京：中国医药科技出版社，2013.9（2024.8 重印）

（读经典学名方系列）

ISBN 978 - 7 - 5067 - 6105 - 5

Ⅰ.①养… Ⅱ.①高… Ⅲ.①养生（中医）- 验方 Ⅳ.①R289.5

中国版本图书馆 CIP 数据核字（2013）第 075805 号

美术编辑 陈君杞

版式设计 郭小平

出版 中国医药科技出版社

地址 北京市海淀区文慧园北路甲 22 号

邮编 100082

电话 发行：010 - 62227427 邮购：010 - 62236938

网址 www.cmstp.com

规格 710×1020mm $\frac{1}{16}$

印张 16 $\frac{1}{2}$

字数 223 千字

版次 2013 年 9 月第 1 版

印次 2024 年 8 月第 2 次印刷

印刷 大厂回族自治县彩虹印刷有限公司

经销 全国各地新华书店

书号 ISBN 978 - 7 - 5067 - 6105 - 5

定价 32.00 元

本社图书如存在印装质量问题请与本社联系调换

中华医学源远流长，博大精深，是中华民族优秀传统文化的代表，是国家非物质文化遗产保护的重要内容，但随着全球经济一体化的推进，中华传统医药面临着边缘化的危险，中医药的保护、传承和发展工作迫在眉睫，应当引起我们的关注和重视。

方剂是中医重要的治疗手段，亦是中医文化的基础和核心内容之一。中医经方的产生可以追溯到商代的初期，由西汉刘向等整理并著录于《汉书艺文志》的《汤液经法》相传为伊尹所作，东汉张仲景在此基础上作《伤寒杂病论》，之后《千金要方》、《外台秘要方》、《太平圣惠方》等世代传承，人们创制总结出了大量的临床经用有效的方剂。这些方剂，经过历代学者们不断地充实和发展，已成为中医学中取之不尽的宝库，有效地指导着人们的临床。尤其是许多经典方剂，更以其科学的组方、合理的配伍、可靠的疗效而经久不衰，至今仍被作为指导临床组方的基础和处方的依据。本丛书收集的名方，即是中医经方的延续，有着重要的实用价值。我们从这些方剂中，筛选出临证各科名方，这些医方出自历代著名医家和经典医籍，同时广泛用于古今中医的临床实践中，具有较高的历史文化价值和很强的实用性。

本丛书以现代临床常见病为依据，本着符合现实、方便查阅的原则，参考现代中医学、西医学对疾病的命名和分类进行分册，分为呼吸病名方、养生名方、心系病名方、脾胃病名方、肝胆病名方、肾病名方、脑病名方、糖尿病名方、风湿病名方、妇科病名方、男科病名方、儿科病名方共12个分册，供不同专业的医务工作者及广大中医爱好者阅读和研究使用。

需要说明的是，中医讲究同病异治、异病同治的辨证论治原则，一方常常可以多用，在每一个方剂的【临床应用】部分，大部分都有提示和说明。希望读者在阅读本书和临床实践应用时，能够根据情况充分理解方剂的用法，达到灵活运用的目的。

先将本丛书的编辑特点和编写体例作统一说明：

1. 选方以古方为主，现代方为辅。从古籍中选取的方剂占60%～70%，从现代文献中选取的方剂占30%~40%。近现代名方主要选择一些已经公开的传统老字号配方、民国时期的名老中医和国家级名老中医的验方。

2. 对方剂的介绍较为完整。介绍了每首方的名称、来源、组成、功效、主治、方解、临床应用等知识，有利于全面把握每首医方的特征。

3. 突出方剂的临床实用性。在每首方的临床应用部分，归纳出用方要点，及历代医家应用该方的经验，可以使读者在学习的基础上能尽快将该方运用于临床。

4. 同一病证下的方剂排序，主要依所出文献的年代顺序排列。现代方剂排序也是主要按照作者所处年代排序。

本丛书执行总主编高日阳教授和中国医药科技出版社范志霞主任一起负责丛书的设计规划和组织工作，并负责丛书资料补充和统稿定稿工作。分册主编承担各分册的组织落实工作，并负责分册的资料收集、撰稿和审定稿工作。

我们本着严谨认真的态度编辑本套丛书，但由于水平所限，思虑不周，引证和解释或欠详尽，敬请读者批评指正。

中国医药科技出版社

2013年5月

编写说明

　　中国是世界四大文明古国之一，历史悠久，文化灿烂。中医药是中国人民长期同疾病作斗争的经验总结，有着丰厚的历史文化内涵。时代在变迁，当今社会的医疗模式亦发生了极大变化，但中医药学中所蕴含的独特养生保健智慧，以及行之有效的治疗疾病的方法和思路，仍然值得我们学习。

　　近年来，我国的经济飞速发展，人民生活水平极大提高，这使得更多的人开始关注自身的健康和生活质量。中医药注重天人合一、身心和谐、未病先防，十分契合现代人的养生保健需求，所以，目前的中国社会正掀起一股中医养生的热潮，中医药在世界范围内也受到越来越多人的欢迎。

　　我们顺应大众的需求，推出本书。书中收录的方剂以历代中医经典方、名方为主，同时收录了现代的名医验方，力求全面、权威、实用。本书包含两大部分，即补益类和调理类。其中补益类又包含六小节：补气方、补血方、气血双补方、补阴方、补阳方、阴阳并补方；调理类包含七小节：九种体质调养方、女性保健方、老人保健方、失眠心烦调养方、脾胃不和调养方、清热方和药食同用方。每首方剂列出了方名、来源、组成、用法、功用、主治、临床应用，资料详实可靠，编排合理有序，可供广大群众及中医、中西医结合工作者阅读参考应用。

　　在编书的过程中，我们参考引用了一些文献资料，在此向原作者致谢。另外，由于编者学识有限，本书难免有一些错误和不足之处，敬请读者提出批评意见！

编　者

2013 年 5 月

目　录

第一章　补益类

第二章　调理类

第一章　补益类

　　补益类方剂具有补益人体气、血、阴、阳的作用，适合于体虚者养身保健，可通过药物的补益，使人体气血阴阳虚弱或脏腑之间的失调状态得到纠正，复归于平衡。补益类方剂分为补气、补血、气血双补、补阴、补阳、阴阳并补六类。补益气、血、阴、阳虽各有不同，但不能截然分开。须从总体出发，既要有所侧重，又要统筹兼顾。

第一节　补气方

　　气是维持人体生命活动的最基本的物质。它流行于全身各脏腑、经络等组织器官，无处不有，时刻推动和激发着人体的各种生理活动。气虚，则脏腑功能衰退，抗病能力下降，主要表现为：精神不振，倦怠乏力，少气懒言，面色萎白，食少便溏，头晕目眩，自汗，易于感冒等。补气类方剂即针对气虚证而设。

四君子汤

【来源】《太平惠民和剂局方》

【异名】白术汤（《圣济总录》卷八十）

【组成】人参、白术、茯苓（去黑皮）、炙甘草各等份

【用法】上为细末。每服五钱，水一盏，煎至七分，通口服，不拘时候；入盐少许，白汤点亦得（现代用法：水煎服）。

【功用】补中益气，健脾和胃。

【主治】脾胃虚弱，元气不足，面色萎黄，身体瘦弱，倦怠嗜卧，气短懒言，四肢无力，心腹胀满，不思饮食，呕哕吐逆，肠鸣泄泻，脉虚弱。

【方解】脾胃为后天之本，气血生化之源。脾胃气虚，则气血生化不足，故面色㿠白，语音低微，气短乏力。脾失健运，胃纳不振，湿浊内生，故饮

食减少，大便溏。舌淡，苔薄白，脉虚弱均为中焦气虚之象。治宜补益中焦脾胃之气，以恢复其运化受纳之功。方以人参为君，甘温益气，健脾养胃。白术温苦，健脾燥湿，加强益气助运之力，为臣药。茯苓甘淡，健脾渗湿，为佐药；茯苓、白术合用则健脾祛湿之功更显著。炙甘草甘温，益气和中，调和诸药，用为佐使。综观全方，参、术、草三味均为甘温壅滞之品，有阻碍中焦气机之弊，配茯苓之渗湿利窍，具有补中有泻，补而不滞之效。

【临床运用】

1. 用方要点　本方药性平和，不温不燥，为平补之剂，是治疗脾胃气虚证的常用方，亦是补气的基础方。临床应用以气短乏力，面色萎黄，食少便溏，气短，舌淡苔白，脉虚为辨证要点。

2. 随症加减　若呕吐者，加半夏以降逆止呕；胸膈痞满者，加枳壳、陈皮以行气宽胸；心悸失眠者，加酸枣仁以宁心安神；兼畏寒肢冷、脘腹疼痛者，加干姜、附子以温中祛寒。

3. 使用注意　阴虚血热者慎用。

4. 现代应用　常用于消化性溃疡、胃黏膜脱垂症、胆汁反流性胃炎、慢性活动性肝炎、慢性溃疡性结肠炎、肠麻痹、冠心病、缺血性脑血管病、经前期紧张综合征、子宫肌瘤、小儿感染后脾虚综合征、小儿厌食症、复发性口腔溃疡等属于脾胃气虚者。

5. 历代名家的应用经验

（1）元·沙图穆苏所著《瑞竹堂经验方》卷四之八珍散，《外科发挥》卷二称其为四物汤，实系四君子汤与四物汤之合方。功能"调畅营卫，滋养气血"又能"进美饮食，退虚热"。用治气血两虚，头晕目眩，四肢倦怠，气短懒言，心悸怔忡，食欲减退；妇人气血不足，月经不调，胎萎不长等证。

（2）明代医学家孙一奎在《赤水玄珠》卷十四之参术汤，由四君子汤加黄芪而成，用治"气虚颤掉"。

（3）清·张石顽：气虚者，补之以甘，参、术、苓、草，甘温益胃，有健运之功，具冲和之德，故为君子。若合之二陈，则补中微有消导之意。盖人之一身，以胃气为本。胃气旺，则五脏受荫；胃气伤，则百病丛生。故凡病久不愈，诸药不效者，唯有益胃、补肾两途。故用四君子随症加减，无论寒热补泻，先培中土，使药引津气四达，则周身之机运流通，水谷之精微敷布，何患其药之不效哉？是知四君、六君，为司命之本也。（《张氏医通》）

（4）明·吴昆：面色萎白，言语轻微，四肢无力，脉来虚弱者，此方主之。夫面色萎白，则望之而知其气虚矣；言语轻微，则闻之而知其气虚矣；四肢无力，则问之而知其气虚矣；脉来虚弱，则切之而知其气虚矣。如是则宜补气。是方也，人参甘温质润，能补五脏之元气；白术甘温健脾，能补五脏之母气；茯苓甘温而洁，能致五脏之清气；甘草甘温而平，能调五脏愆和之气。四药皆甘温，甘得中之味，温得中之气，犹之不偏不倚之君子也，故曰四君子。（《医方考》）

（5）清·王晋三：汤以君子名，功专健脾和胃，以受水谷之精气，而输布于四脏，一如君子有成人之德也。入太阴、阳明二经，然其主治在脾，故药品分两皆用偶数，白术健脾阳，复人参保脾阴，炙甘草和胃阴，复茯苓通胃阳，大枣悦脾，生姜通胃，理运阴阳，刚柔相济，诚为生化良方。加广陈皮、半夏名六君子，不特为脾经治痰，而半夏入胃，有交通上下阴阳之神妙。（《绛雪园古方选注》）

（6）清·陈念祖：胃气为生人之本，参、术、苓、草从容和缓，补中宫土气，达于上下四旁，而五脏六腑皆以受气。故一切虚证皆以此方为主。若加陈皮，则有行滞进食之效；再加半夏，即有除痰宽胀之功；再加木香、砂仁，则行气之药多于补守，凡肿满痰饮结聚等症，无不速除，此犹人听易知也。而为数方之主，则功在人参。人皆曰人参补气补阳，温药藉之以尽其力量，面余则曰人参补阴养液，燥药得之则臻于和平。故理中汤中姜、术二味，气性于味以扶阳；参、草二味，味胜于气以和阴。此汤以干姜易茯苓，去其辛而取其淡，亦阴阳兼调之和剂也。（《时方歌括》）

补中益气汤

【来源】《内外伤辨惑论·卷中》

【组成】黄芪15～20克　炙甘草5克　人参、当归各10克　陈皮6克　升麻3克　柴胡3克　白术10克

【用法】上哎咀，都作一服，水三盏，煎致一盏，去渣，早饭后温服。如

伤之重者，二服愈，量轻重治之。

【功用】补中益气，升阳举陷。

【主治】

（1）脾不升清证。头晕目眩，视物昏瞀，耳鸣耳聋，气少懒言，语声低微，面色萎黄，纳差便溏，舌淡脉弱。

（2）气虚发热证。身热，自汗，渴喜热饮，气短乏力，舌淡而胖，脉大无力。

（3）中气下陷证。脱肛，子宫脱垂，久泻久痢，崩漏等，伴气短乏力，纳差便溏，舌淡，脉虚软。

【方解】方中重用黄芪，味甘微温，入脾、肺经，补中益气，升阳固表，为君药。配伍人参、炙甘草、白术补气健脾为臣，与黄芪合用，以增强其补益中气之功。血为气之母，气虚时久，营血亦亏，故用当归养血和营，协人参、黄芪以补气养血；陈皮理气和胃，使诸药补而不滞，共为佐药。并以少量升麻、柴胡升阳举陷，协助君药以升提下陷之中气，《本草纲目》谓："升麻引阳明清气上升，柴胡引少阳清气上行，此乃禀赋虚弱，元气虚馁，及劳役饥饱，生冷内伤，脾胃引经最要药也"，共为佐使。炙甘草调和诸药，亦为使药。诸药合用，使气虚得补，气陷得升则诸症自愈。气虚发热者，亦借甘温益气而除之。

【临床应用】

1. 用方要点 凡见有脾胃虚弱，清阳不升，或中气下陷，或长期发热的任何一个症状或体征，并伴体倦乏力，面色萎黄，舌淡脉弱等脾胃气虚征象者，为本方辨证要点。

2. 随症加减 若兼腹中痛者，加白芍以柔肝止痛；头痛者，加蔓荆子、川芎；头顶痛者，加藁本、细辛以疏风止痛；咳嗽者，加五味子、麦冬以敛肺止咳；兼气滞者，加木香、枳壳以理气解郁。本方亦可用于虚人感冒，加苏叶少许以增辛散之力。

3. 使用注意 阴虚火旺及实证发热者禁用本方。下元虚惫者，亦不可服用本方。

4. 现代应用 本方常用于内脏下垂、久泻、久痢、脱肛、重症肌无力、乳糜尿、慢性肝炎等；妇科之子宫脱垂、妊娠及产后癃闭、胎动不安、月经过多；眼科之眼睑下垂、麻痹性斜视等属脾胃气虚或中气下陷者。

5. 历代医家的应用经验

（1）李杲认为胃中清气在下，必加升麻、柴胡以引之，引黄芪、人参、甘草甘温之气味上升，能补卫气之散解，而实其表也，又缓带脉之缩急，二味苦平，味之薄者，阴中之阳，引清气上升也。

（2）张介宾认为补中益气一汤，允为东垣独得之心法，本方以升、柴助升气，以参、归、术、芪助阳气，此意诚尽然。

（3）薛己擅用补中益气汤，或补益元气，或升补阳气，或温补脾肾，或合方联用，依证灵活变通；或汤或丸，或朝夕用药，或择时服药，或与六味丸、八味丸交替服用，每每取得良效。

（4）吴昆认为五味入口，甘先入脾。是方也，参、芪、归、术、甘草，皆甘物也，故可以入脾而补中气。

（5）黄从周老中医应用补中益气汤治疗经行晕厥、白崩、乳泣、转胞、产后发热、阴吹等多种妇产科疾病。

（6）史正刚教授依据小儿的生理病理特点，认为先天禀赋不足，脏腑虚弱，或因病后失调，致使肺脾气虚，导致肾虚，下焦虚冷，气化功能失职，闭藏不固，而致遗尿，故应用补中益气汤加减治疗小儿遗尿属肺脾气虚者，疗效显著，值得借鉴。

（7）张华英等根据脾胃为后天之本，脾主肌肉、上睑属脾的理论，用补中益气汤化裁治疗眼肌型重症肌无力。

（8）刘瑞祥等用本方加味治疗面神经麻痹伴脾虚者，获愈。

升陷汤

【来源】《医学衷中参西录》

【组成】生黄芪18克　知母9克　柴胡4.5克　桔梗4.5克　升麻3克

【用法】水煎服。

【功用】益气升陷。

【主治】胸中大气下陷，气短不足以息；或努力呼吸，有似乎喘；或气息将停，危在顷刻。其兼证或寒热往来，或咽干作渴，或满闷怔忡，或神昏健忘，种种病状，诚难悉数。其脉象沉迟微弱，关前尤甚。其剧者，或六脉不全，或参伍不调。

【方解】 本方以黄芪为君药，既善补气，又善升气，唯其性稍热，故以知母之凉润者济之。升麻、柴胡能引大气之陷者上升；桔梗为药中之舟楫，能载诸药之力上达胸中，故用之为向导也。

【临床运用】

随症加减 气分虚极下陷者，酌加人参数钱，或再加山萸肉（去净核）数钱，以收敛气分之耗散，使升者不至复陷更佳；若大气下陷过甚，致少腹下坠，或更作疼者，宜将升麻改用钱半，或倍作二钱。

升阳益胃汤

【来源】《脾胃论》

【组成】 黄芪30克 人参（去芦）、炙甘草、半夏（洗，此一味脉涩者不宜用）各15克 白芍、羌活、独活、防风各9克 陈皮6克 白术、茯苓、泽泻、柴胡各5克 黄连1.5克

【用法】 上为粗末。每服9克，加生姜5片，大枣2枚，用水450毫升，煎至150毫升，去滓，早饭、午饭之间温服。

【功用】 升阳益气。

【主治】 治脾胃虚弱、怠惰嗜卧。时值秋燥令行，湿热方退，体重节痛，口苦舌干，心不思食，食不知味，大便不调，小便频数。或兼见肺病，洒淅畏寒。

【方解】 升阳益胃汤重用黄芪，并配伍人参、白术、甘草补气养胃；柴胡、防风、羌活、独活升举清阳，祛风除湿；半夏、陈皮、茯苓、泽泻、黄连除湿清热；白芍养血和营。适用于脾胃气虚，清阳不升，湿郁生热之证。

【临床应用】

1. 用方要点 症见倦怠嗜卧，四肢无力，体重节痛，口苦咽干，大便不调，小便频数，脉象濡软。

2. 随症加减 服药后如小便罢，而病加增剧，是不宜利小便，当减去茯苓、泽泻。

3. 使用注意 若喜食，1~2日不可饱食，恐胃再伤，以药力尚少，胃气不得转运升发也，须薄味之食或美食助其药力，益升浮之气而滋其胃气，慎不可淡食以损药力，而助邪气之降沉也。可以小役形体，使胃与药得转运升发；慎勿太劳役，使气复伤，若脾胃得安静尤佳。若胃气稍强，少食果以助谷药之力。

4. 现代应用 萎缩性胃炎、腹泻、慢性胆囊炎、荨麻疹、带下等。

5. 历代名家的应用经验

（1）《医门法律》：升阳益胃者，因其人阳气遏郁于胃土之中，胃虚不能升举其阳，本《内经》火郁发之之法，益其胃以发其火也。升阳方中，半用人参、黄芪、白术、甘草益胃，半用独活、羌活、防风、柴胡升阳，复以火本宜降，虽从其性而升之，不得不用泽泻、黄连之降，以分杀其势。制方之义若此。

（2）《古方选注》：升阳益胃汤，东垣治所生受病肺经之方也。盖脾胃虚衰，肺先受病，金令不能清肃下行，则湿热易攘，阳气不得升，而为诸病。当以羌活、柴胡、防风升举三阳经气，独活、黄连、白芍泻去三阴郁热，佐以六君子调和脾胃，其分两独重于人参、黄芪、半夏、炙甘草者，轻于健脾，而重于益胃，其升阳之药，铢数少则易升，仍宜久煎以厚其气，用于早饭午饭之间，藉谷气以助药力，才是升胃中之阳耳。至于茯苓、泽泻，方后注云："小便利不淋勿用，是渗泄主降，非升阳法也。"

七味白术散

【来源】《小儿药证直诀》

【组成】人参6克　茯苓12克　炒白术12克　甘草3克　藿香叶12克　木香6克　葛根15克

【用法】为粗末，每服6克，水煎服。

【主治】脾胃虚弱，津虚内热证。呕吐泄泻，肌热烦渴。

【功用】健脾益气，和胃生津。

【方解】此方以四君子益气补中，健脾养胃以滋化源；藿香、葛根、木香芳香条达，轻清鼓舞，悦脾助胃，能理气化湿行津液。全方甘辛微温，助阳气而无干燥之弊，滋化源又无腻滞之害，寓消于补，意在扶脾助运，而脾胃之气生生之气充而足矣，加扁豆、泽泻以加强健脾祛湿，中焦之气得补，脾湿得运，腹泻自止。

【临床应用】

随症加减　热盛发渴，去木香。

生脉散

【来源】《医学启源》

【组成】 人参五钱（15g）　麦冬三钱（9g），去心　五味子二钱（6g），碎

【用法】 水二盅，煎八分，长水流煎，不拘时服。

【功用】 益气生津，敛阴止汗。

【主治】

（1）温热、暑热，耗气伤阴证。汗多神疲，体倦乏力，气短懒言，咽干口渴，舌干红少苔，脉虚数。

（2）久咳肺虚，气阴两虚证。干咳少痰，短气自汗，口干舌燥，脉虚细。

【方解】 方中人参甘温，益气生津以补肺；麦冬甘寒，养阴清热，润肺生津；五味子润肺止汗，生津止渴。三药合用，一补一清一敛，共奏益气养阴，生津止渴，敛阴止汗之功。名曰生脉者，以脉得气则充，失气则弱，故名之生脉散。

【临床应用】

1. 用方要点　本方是治疗气阴两虚证的常用方。临床应用以体倦，气短，咽干，舌红，脉虚为辨证要点。

2. 随症加减　方中人参性味甘温，若属阴虚有热者，可用西洋参代替；加陈皮、炙甘草，名五味子汤，蒸饼为丸，名补气丸，治肺虚少气，咳嗽自汗；加黄芪、甘草、桔梗为佐，名补气汤，治气虚自汗怔忡。

3. 使用注意　本方为治虚证方剂，对有实证及暑热等热邪上感者，咳而尚有表证未解者禁用。

4. 现代应用　本方常用于肺结核、慢性支气管炎、神经衰弱所致咳嗽和

心烦失眠，以及心脏病心律不齐属气阴两虚者。

5. 历代名家的应用经验

（1）张元素《医学启源·用药备旨》：麦冬，气寒，味微苦甘，治肺中火，气欲绝，加五味子，人参为生脉散，补肺中元气不足须用之。

（2）《证治准绳》中生脉散加炙甘草、桔梗得补气丸，治气虚。生脉法大补肺中元气，增生津液，使不妄耗，重用桔梗引之至高之分，开拓胸中滞气，佐炙甘草健脾胃和中，如此使肺气旺，诸脏之气皆旺，精自生而形自盛。

（3）徐志华运用加减生脉散得清暑生脉饮。徐老认为产妇感暑后兼气阴两伤者多见。是以治法不但宜清宜其暑，还须益气养阴生津，特创此方专治产后伤暑发热兼气阴两伤证。重用西瓜翠衣合生脉散为主，全方清中有养，补中有泻，气血同治，标本兼顾。

（4）王伯岳在小儿科上运用生脉散。小儿"易虚易实"，尤其像肺炎这种疾病，发病急，变化快，合并症多。首先要防止心衰，应立即使用生脉散。王老认为此方虽药味不多，但法度严谨，却能起到益气育阴的效果。如心阳衰竭，症见四肢厥冷，汗多，舌尖赤无津，脉虚大，则加用制附片、生龙骨、生牡蛎、生龟板各9克，以期回阳救逆。

参苓白术散

【来源】《太平惠民和剂局方》卷三

【异名】参术饮（《张氏医通》卷十六）

【组成】莲子肉（去皮）500克　薏苡仁、缩砂仁、桔梗（炒令深黄色）各500克　白扁豆750克　姜汁（浸，去皮，微炒）、白茯苓、人参（去芦）、甘草（炒）、白术、山药各1000克

【用法】作汤剂煎服，用量按原方比例酌情增减。

【功用】治脾胃虚弱，饮食不进，多困少力，烦满痞噎，心悸气喘，呕吐泄泻，及伤寒咳嗽。

【主治】补脾胃，益肺气。用于脾胃虚弱，食少便溏，气短咳嗽，肢倦乏力。脾胃气虚夹湿泄泻证，肺脾气虚痰湿咳嗽证。

【方解】本方证是由脾虚湿盛所致。脾胃虚弱，纳运乏力，故饮食不化；

水谷不化,清浊不分,故见肠鸣泄泻;湿滞中焦,气机被阻,而见胸脘痞闷;脾失健运,则气血生化不足;肢体肌肤失于濡养,故四肢无力、形体消瘦、面色萎黄;舌淡,苔白腻,脉虚缓皆为脾虚湿盛之象。治宜补益脾胃,兼以渗湿止泻。方中人参、白术、茯苓益气健脾渗湿为君。配伍山药、莲子肉助君药以健脾益气,兼能止泻;并用白扁豆、薏苡仁助白术、茯苓以健脾渗湿,均为臣药。更用砂仁醒脾和胃,行气化滞,是为佐药。桔梗宣肺利气,通调水道,又能载药上行,培土生金;炒甘草健脾和中,调和诸药,共为佐使。综观全方,补中气,渗湿浊,行气滞,使脾气健运,湿邪得去,则诸症自除。

【临床运用】

1. 用方要点　本方药性平和,温而不燥,临床运用除脾胃气虚症状外,以泄泻,舌苔白腻,脉虚缓为证治要点。

2. 随症加减　若兼里寒而腹痛者,加干姜、肉桂以温中祛寒止痛;若纳差食少者,加炒麦芽、焦山楂、炒神曲等以消食和胃;若痰多色白者,加半夏、陈皮等燥湿化痰。

3. 使用注意

(1) 泄泻兼有大便不通畅,肛门有下坠感者忌服。

(2) 服本药时不宜同时服用藜芦、五灵脂、皂荚或其制剂。不宜喝茶和吃萝卜以免影响药效。不宜和感冒类药同时服用。

(3) 高血压、心脏病、肾病、糖尿病严重患者及孕妇应在医师指导下服用。

(4) 本品宜饭前服用或进食同时服。

4. 现代应用　本方常用于慢性胃肠炎、贫血、慢性支气管炎、慢性肾炎以及妇女带下病等脾虚湿盛者。

5. 历代名家的应用经验

(1) 清·林珮琴"因痰致咳者,痰为重,主治在脾"之说,认为脾虚聚湿生痰,疾生于脾而宁于肺,肺虚长受痰湿内扰,清肃失令,咳嗽难已。咳嗽之症,易治亦不易治,外邪袭肺引起的咳嗽易治愈;内伤痰湿引起的咳嗽,每多反复发作。主张健脾培土,可杜痰源,痰少咳自减,参苓白术之功,应不容忽视。

(2) 明·吴昆：脾胃虚弱，不思饮食者，此方主之。脾胃者，土也。土为万物之母，诸脏腑百骸受气于胃而后能强。若脾胃一亏，则众体皆无以受气，日见羸弱矣。故治杂症者，宜以脾胃为主。然脾胃喜甘而恶苦，喜香恶秽，喜燥而恶湿，喜利而恶滞。是方也，人参、扁豆、甘草，味之甘者也；白术、茯苓、山药、莲肉、薏苡仁，甘而微燥者也；砂仁辛香而燥，可以开胃醒脾；桔梗甘而微苦，甘则性缓，故为诸药之舟楫，苦则喜降，则能通天气于地道矣。(《医方考》卷四)

(3) 清·汪昂：此足太阴、阳明药也。治脾胃者，补其虚，除其湿，行其滞，调其气而已。人参、白术、茯苓、甘草、山药、薏苡仁、扁豆、莲肉，皆补脾之药也，然茯苓、山药、薏苡仁理脾而兼能渗湿；砂仁调气行滞之品也，然合参、术、苓、草，暖胃而又能补中；桔梗苦甘入肺，能载诸药上浮，又能通天气于地道，使气得升降而益和，且以保肺，防燥药之上僭也。(《医方集解》)

(4) 清·冯兆张：脾胃属土，土为万物之母，东垣曰：脾胃虚则百病生，调理中州，其首务也。脾悦甘，故用人参、甘草、薏苡仁；土喜燥，故用白术、茯苓；脾喜香，故用砂仁；心生脾，故用莲肉益心；土恶火，故用山药治肾；桔梗入肺，能升能降。所以通天气于地道，而无否塞之忧也。(《冯氏锦囊秘录》)

(5) 清·徐大椿：脾胃两虚，不能健运胜湿，而输纳无权，故食少体倦，吐泻不止焉。人参扶元补胃，白术燥湿健脾，山药补脾益阴，莲肉清心醒脾，扁豆健脾和胃气，薏苡仁健脾渗湿热，炙甘草缓中，桔梗清肺，茯苓渗湿以和脾胃也。为散米饮煎服，使湿化气调，则脾胃壮盛而体强食进，何吐泻之不止哉？此健脾强胃之剂，为土虚不能胜湿吐泻之方。(《医略六书·杂病证治》)

(6) 清·费伯雄：此健脾和胃之正药也。唯扁豆性劣宜减去，尝见疟愈之后服扁豆者，无不复发，此可知也。(《医方论》)

(7) 谢观：此方不寒不热，性味和平，调理病后痢后尤宜。常服调脾悦色，顺正祛邪，功难尽述。(《中国医学大辞典》)

(8) 盛心如：参苓白术散本治饮食不消，泄泻等症。所加诸药，无非健脾开，胃利湿行滞，而其重要关键在于桔梗一味。盖桔梗开通肺气，肺气开通，则气之上下升降无阻。脾宜升而胃宜降，饮食不消、泄泻等症，无非升降不和，是以陈修园谓桔梗乃通利三焦之品，张洁古谓能载诸药上浮，此说吾无取焉。(《实用方剂学》)

山芋丸

【来源】《圣济总录》卷八十八

【组成】山芋 60 克　黄芪 30 克　远志 15 克，去心　五味子 15 克　牛膝 15 克，去苗，酒浸，切，焙　柏子仁 1 克　桂 1 克，去粗皮　巴戟天 30 克，去心　熟干地黄 60 克，焙

【用法】上为末，炼蜜为丸，如梧桐子大。每服 30 丸，食前温酒送下。

【功用】补诸气虚，健脾止泻。

【主治】虚劳少气，四肢无力，虚劳腰痛，脾胃虚弱，不思饮食，大便泄泻，疲倦无力。

【方解】脾胃虚弱，运化无权，生化无力，则见食少便泻，疲倦无力。法宜补气健脾，方中以山芋为君药，补气健脾；以黄芪、熟干地黄为辅佐，黄芪能补五脏诸虚，滋养阴血。再以牛膝、巴戟天补肝肾。远志、柏子仁养心安神，诸料合用，更增强补气健脾功效。本方补气之力较强，对于元气虚弱也可应用。

【临床运用】

1. 用方要点　虚劳少气，四肢无力。脾胃虚弱，不思饮食，大便泄泻。舌淡胖，苔白滑，脉沉细。

2. 随症加减　气虚者加人参二两，脾虚甚者加白术补气健脾。

3. 使用注意　本方对外感及实热病证者不宜食用。

4. 现代应用　养生食疗常用干山药、白术各 30 克，人参 3 克，面粉 500 克。山药、白术、人参研成细粉，加面粉，清水合面，杆薄切片煮食。也有补气健脾功效。

人参蛤蚧散

【来源】《杨氏家藏方》卷十

【组成】蛤蚧 (蜜炙) 一对　人参 (炙)、百部 (炙)、款冬花、贝母 (去心)、

炙紫菀茸各15克　阿胶（蛤粉炒）、柴胡、肉桂、黄芪、炙甘草、醋炙鳖甲、杏仁（汤浸，去皮尖）、半夏（生姜汁制）各0.3克

【用法】上为细末。每用9克，水一盏半，加生姜3片，煎至一盏，温服，不拘时候。

【功用】益气益阴，养血退热，平喘止咳。

【主治】虚劳咳嗽咯血，潮热盗汗，不思饮食。

【方解】虚劳咳甚，以致阴血不足，气虚喘嗽并作。治当扶正固本，平喘止咳。方中人参、黄芪、甘草甘温益气，培中固本，使气旺则阴生血足；阿胶、鳖甲系血肉有情之品，以滋阴益精，养血清热；百部、款冬花、贝母、紫菀、杏仁清宣肺气，化痰止嗽；蛤蚧平喘纳气，固摄真元；肉桂温阳，用于滋阴之中，寓有"阳中求阴"之意。佐半夏降气化痰，以绝生痰之根。本方标本兼顾，重在固体疗虚，可用于一切慢性虚性咳喘之病症。

【临床运用】

1. 用方要点　肺肾阴虚证：咳嗽痰少，或痰中带血，口燥咽干，或声音嘶哑，形体消瘦，腰膝酸软，骨蒸潮热，颧红盗汗，舌红少苔，脉细数。

2. 随症加减　若阴虚甚者，加麦冬、百合以养阴润肺；咳痰带血者，酌加小蓟、白茅根凉血止血；若为脓血者，宜加芦根、鱼腥草以清肺排脓。

3. 使用注意　若纯属肺肾虚衰，或单为痰热内蕴者皆不宜使用。

4. 现代应用　可用于治疗慢性支气管炎、支气管扩张症、支气管哮喘和肺源性心脏病等，证属肺肾气虚而兼有痰热者。

人参汤

【来源】《千金翼方》卷十九

【组成】人参、干姜、黄芪、芍药、细辛、甘草（炙）各30克

【用法】上咬咀。以水四升，煮取一升八合，一服三合。

【功用】益气健脾，温阳散寒。

【主治】中气不足，脾胃失调所致饮食不进，形体羸瘦；神疲乏力，胃脘冷痛。

【方解】方中人参、黄芪益气强身，补中健脾；干姜、细辛温补脾阳，行气散寒；芍药调理中气，缓急止痛。再加炙甘草增强健脾胃、和中缓急之功。

诸药合用，使中气足、脾胃健，则饮食自下；中焦阳气得复，则胃脘冷痛得除。

【临床运用】

1. 用方要点 脾胃气虚虚寒证：纳少，腹胀，饭后尤甚，大便溏薄，肢体倦怠，少气懒言，腹痛喜温喜按，畏寒肢冷，舌淡苔白，脉缓弱或沉细。

2. 随症加减 若寒甚者加附子、肉桂以增强温中祛寒之功；下利甚者，加茯苓健脾渗湿止泻；呕吐甚者，加半夏、生姜降逆止呕；阳虚失血，易干姜为炮姜，加艾叶、灶心土温经止血。

3. 使用注意 脾胃湿热者忌用，忌服酒肉，辛辣等物。

4. 现代应用 可用于慢性胃炎，反流性食管炎，急性胃肠炎，老年功能性消化不良，胃脘痛等见脾胃气虚虚寒者。

调中汤

【来源】《外台秘要》卷十七引《古今录验》

【组成】 麦冬15克　干枣30克　茯苓15克　甘草炙,15克　桂心15克　当归15克　芍药15克

【用法】 上药切。以水八升，煮取三升，去滓，每服一升，一日三次。

【功用】 补益气力。

【主治】 虚劳身倦无力。

【方解】 方中茯苓、甘草、干枣健脾胃，补中益气；麦冬养阴润肺，益胃生津，专补脾胃之阴；桂心补元阳，暖脾胃长于温脾胃之阳；当归、芍药养血和血。诸药相伍，以健脾和胃为主，脾胃健，则饮食水谷方能化生精、气、血，才能使机体得到充分的营养，从而进行正常的生理活动。

【临床运用】

1. 用方要点 脾胃气虚证：纳少，腹胀，饭后尤甚，大便溏薄，肢体倦怠，少气懒言，面色萎黄，或浮肿，或消瘦，舌淡苔白，脉缓弱。

2. 随症加减 若气虚甚者加黄芪，以补气升阳；食少不化，加焦山楂、神曲、麦芽以消食化滞；胃脘痞闷者，加木香、砂仁以醒脾理气。

3. 使用注意 忌生葱、海藻、菘菜、醋物。

4. 现代应用 可用于慢性胃炎，反流性食管炎，老年功能性消化不良，胃脘痛等见脾胃气虚，胃阴亏虚者。

补虚黄芪汤

【来源】《御药院方》卷六

【组成】人参90克 当归90克 白术90克 黄芪90克 肉桂90克 甘草90克，炙 白芍药180克

【用法】上为粗末。每服9克，水1盏，加生姜3片，大枣1枚，同煎至7分，去滓，食前温服，一日3次。

【功用】益气温中，散寒止痛。

【主治】诸虚不足，少腹急痛，脐下虚满，面色萎黄，少力身重，胸满短气，或因劳伤过度，或因病后不复。

【方解】方中人参、白术、黄芪、甘草补中益气；当归、白芍药养阴生血，气血互生，可助参、芪之益气。肉桂温元阳，散寒温，通经脉，与白芍药相伍，缓急止痛。诸药相伍，以益气温阳为主，主治中焦虚寒腹痛诸症。

【临床运用】

1. 用方要点 治脾胃气虚，心腹胀满，面色苍白，语弱声低，四肢无力，纳呆，脉虚无力，舌淡苔白。

2. 随症加减 食欲不佳可加砂仁、山楂；失眠多梦加酸枣仁、夜交藤；骨节疼痛可加牛膝、续断。

3. 使用注意 本方为温补之剂，实热证及外感病不宜服用。

4. 现代应用 用于低血压、神经官能症、神经衰弱、慢性肾炎、经闭、产后病后体虚等，证属脾胃虚弱者。

黄芪汤

【来源】《备急千金要方》卷十九

【组成】黄芪、芍药、桂心、麦冬各90克 五味子、甘草、当归、细辛、人参各30克 大枣20枚 前胡180克 茯苓120克 生姜、半夏各240克

【用法】上咬咀。以水一斗四升，煮取三升，每服八合，每日二次。

【功用】益气温阳，和调营卫。

【主治】虚营不足，四肢烦疼，不欲食，食即胀，汗出。

【方解】虚损劳伤，中气虚寒，脾胃运化失司，则食欲不振，腹胀；因中焦脾胃为营卫化生之源，脾胃气虚则营卫之气失和，可见四肢烦疼，汗出之症。故治当以益气温阳立法。方中用黄芪益气固表；芍药敛阴益营，和里缓急；桂心温通阳气；甘草甘温益气；生姜、大枣辛甘相合，健运脾胃、调和营卫；又配细辛、前胡入肺经，宣通肺气，祛风解表；半夏利膈下气，宽胸除痰；人参、茯苓、麦冬培津补气；五味子以敛汗固表。诸药相合，以温补中焦之气为主，以疏理肌表肺卫之气为辅，内外兼顾，中气充足，营卫和调，诸症悉除。

【临床运用】

1. 用方要点 汗出，四肢烦疼，痰多稀白，食欲不振，腹胀便溏，声低懒言，疲倦乏力，面色白，舌淡苔白，脉弱。

2. 随症加减 兼里寒者，加干姜、肉桂以温中祛寒；食少不化者加山楂、神曲、麦芽以消食化滞；胃脘痞闷者，加木香、砂仁以醒脾理气。

3. 使用注意 若积滞内停，伤食泄泻，或者热结肠腑者均不宜使用本方。

4. 现代应用 可用于慢性胃炎，老年功能性消化不良，感冒，慢性呼吸道疾病，过敏性鼻炎，汗症等见脾胃气虚，肺气不足者。

黄芪散

【来源】《圣济总录》卷八十九

【组成】黄芪、人参、地骨皮各等份

【用法】上为散。每服一钱匙，煎陈小麦汤调下，温服，不拘时候。

【功用】益气生津，固表敛汗。

【主治】气虚，肌表失密所致汗证。

【方解】方中黄芪味甘气温，能充实表分，固护卫阳，补气实表，为君药；人参健脾益气，生津养阴，既能助黄芪加强益气固表作用，又能养阴生津，为臣药；君臣合用，气阴双补，气旺则表固，汗不能外泄，津足则源充，营阴固密于内。地骨皮滋阴降火，潜阳敛汗为佐使。三药合用，共奏益气养阴，固表止汗之功。现代研究证实，本方通过抑制中枢神经系统的发汗中枢而起止汗作用。黄芪配人参能促进机体代谢，增强免疫功能，且有强心、扩血管，改善皮肤营养，调整汗腺功能，故能固表止汗。本方现代多用于年老体弱、自主神经功能紊乱所致的多汗症。

【临床运用】

1. 用方要点 肺气亏虚证：自汗常作，动则益甚，时时畏寒，气短气促，倦怠懒言，面色白，平时不耐风寒，极易感冒，舌质淡，苔薄白，脉缓无力。

2. 随症加减 若汗出量多可加浮小麦、煅牡蛎、麻黄根，加强固表止汗。兼风寒外感者可加苍术、羌活。

3. 使用注意 凡阴虚火旺而致盗汗者，不宜应用本方。

4. 现代应用 本方现代多用于年老体弱、自主神经功能紊乱所致的多汗症。

人参补气汤

【来源】《兰室秘藏》卷中

【组成】 丁香末0.8克　生甘草梢、炙甘草各1克　生地黄、白芍药各2克　熟地黄0.8克　人参、防风、羌活、黄柏、知母、当归身、升麻各3克　柴胡4克　黄芪6克　全蝎1个　五味子20个

【用法】 上锉如麻豆大，都作一服。水二盏，煎至一盏，去滓，空心稍热服。

【功用】 补中益气，固表止汗。

【主治】 四肢懒倦，自汗无力。

【方解】 方中炙甘草、人参、黄芪补中益气；白芍药、熟地黄、当归身养血滋阴；生地黄养阴生津；知母、黄柏泻热坚阴，与五味子相伍，可清虚热，生津止汗；升麻、柴胡轻清升散，升举阳气；丁香理气和中，使补而不滞；防风、羌活祛风解表，与益气之品相伍，调和营卫，共奏固表止汗之功；生甘草梢、全蝎均善行通利之品，与诸药相伍，可使补益之剂，力达周身。

【临床运用】

1. 用方要点 气短而喘，汗出，痰多稀白，食欲不振，腹胀便溏，声低懒言，疲倦乏力，甚则面目浮肿舌淡苔白，脉弱。

2. **随症加减**　若自汗较甚，宜加龙骨、牡蛎等以收涩止汗。

3. **使用注意**　若外感风邪，营卫失和之自汗，则非所宜。

4. **现代应用**　常用于感冒、慢性呼吸道疾病、过敏性鼻炎、荨麻疹、汗症等，证属表虚易感外邪者。

壮气汤

【来源】《辨证录》卷八

【组成】人参9克　麦冬30克　甘草1克　百合30克　贝母1克

【用法】水煎服。

【功用】益气养阴，清热润肺。

【主治】多言伤气，咳嗽吐痰，久则气怯，肺中生热，短气嗜卧，不进饮食，骨脊拘急。

【方解】本方适用于脾肺气虚，气阴两虚，咳嗽吐痰之症。方中人参补中益气，健脾化痰；麦冬滋养肺阴，润肺止咳；百合甘而微寒，归肺、心经，养阴润肺止咳；贝母清宣肺气，化痰止咳，百合、贝母与麦冬相伍，共奏润肺止咳之功；炙甘草调和诸药。"脾为生痰之源，肺为贮痰之器"。脾虚易生痰浊，上犯于肺，肺失宣降，肺气上逆则易咳嗽吐痰；多言或久咳则易耗伤肺气，气阴两虚，易生虚热。本方诸药相合，健脾以绝生痰之源，且土生金，脾气健运则肺气足矣。

【临床运用】

1. **用方要点**　肺气虚弱，咳嗽无力，气短而喘，动则尤甚，吐痰清稀，声低，或有自汗，畏风，舌淡，脉弱。

2. **随症加减**　若阴虚有热者，方中人参宜用西洋参代替；兼血虚者，酌加当归以补血养心。兼有瘀滞者，可加丹参活血化瘀。

3. **使用注意**　若属肺肾虚衰，痰热内蕴者，不宜使用。

4. **现代应用**　可用于慢性支气管炎，支气管扩张症，支气管哮喘，肺源性心脏病等，证属肺气亏虚者。

补虚丸

【来源】《丹溪心法》卷三

【组成】人参　白术　山药　枸杞　锁阳

【用法】上为末，面糊为丸服。

【功用】补益脾肾。

【主治】脾肾两虚所致脘腹胀满，食欲不振，腰膝酸软，体倦乏力。

【方解】方中人参大补元气；白术健脾益气；山药健脾胃，益肾气，补虚羸；枸杞举补肾阴；锁阳温补肾阳，诸药相伍，益气健脾，平补肾中阴阳。肾脾为人体先后天之本，脾肾精气充足则五脏安和，身体强健。本方具有补益脾肾精气之功，可用于正常人保健，亦可用于素体虚弱、脾肾功能不全者。

【临床运用】

1. 用方要点　面色萎白，食少便溏，腰膝酸软，脘腹胀满，体倦乏力，舌淡苔白，脉虚缓。

2. 随症加减　若气虚甚者加黄芪；兼里寒者，加肉桂、干姜；胃脘痞闷者，加木香、砂仁。

3. 使用注意　新近外感或阴虚有热者慎用。

4. 现代应用　可用于慢性胃炎，胃肠神经症、胃肠功能减弱、消化性溃疡、肾炎等。

第二节　补血方

血液是生命活动的物质基础，具有营养、滋润全身的功能。血虚，则全身各脏腑、经络、组织失养，主要表现为：面色无华或萎黄，唇、舌、爪甲淡白，毛发不荣，头晕眼花，心悸失眠，手足麻木，肌肤枯燥、脉细无力等。补血类方剂即针对血虚证而设。

当归补血汤

【来源】《内外伤辨惑论》

【组成】黄芪 30 克　当归 6 克

【用法】以水二盏，煎至一盏，去滓，空腹时温服。

【功用】补气生血。

【主治】主治劳伤血虚，发热烦躁，口渴喜饮，目赤面红，脉洪大而虚，重按无力。或产后血亏，头脑空痛。或疮疡溃后脓血流失过多，久不愈合者。现多用于各种贫血、过敏性紫癜等血液病属血虚气弱者。

【方解】该方症为劳倦内伤，血虚气弱，阳气浮越所致。血虚气弱，阴不维阳，故肌热面赤、烦渴引饮，此种烦渴，常时烦时止，渴喜热饮；脉洪大而虚、重按无力，是血虚气弱，阳气浮越之象，是血虚发热的辨证关键。治宜补气生血，使气旺血生，虚热自止。方中重用黄芪，其用量五倍于当归，其义有二：本方证为阴血亏虚，以致阳气欲浮越散亡，此时，恐一时滋阴补血固里不及，阳气外亡，故重用黄芪补气而专固肌表，即"有形之血不能速生，无形之气所当急固"之理，此其一；有形之血生于无形之气，故用黄芪大补脾肺之气，以资化源，使气旺血生，此其二。配以少量当归养血和营，则浮阳秘敛，阳生阴长，气旺血生，而虚热自退。至于妇人经期、产后血虚发热头痛，取其益气养血而退热。疮疡溃后，久不愈合，用本方补气养血，扶正托毒，有利于生肌收口。

【临床运用】

1. 用方要点　本方为补气生血之基础方，也是体现李东垣"甘温除热"治法的代表方。临床应用时除肌热、口渴喜热饮、面赤外，以脉大而虚，重按无力为辨证要点。

2. 随症加减　若妇女经期，或产后感冒发热头痛者，加葱白、豆豉、生姜、大枣以疏风解表；若疮疡久溃不愈，气血两虚而又余毒未尽者，可加金银花、甘草以清热解毒；若血虚气弱出血不止者，可加阿胶、山茱萸以固涩止血。

3. 使用注意 阴虚发热证忌用。

4. 现代应用 用本方加减可治疗白细胞减少症、原发性血小板减少性紫癜、痹证。

5. 历代名家的应用经验

（1）吴昆《医方考》卷三：血实则身凉，血虚则身热。或以饥困劳役，虚其阴血，则阳独治，故令肌热、目赤、面红、烦渴引饮。此证纯象伤寒白虎汤之证，但脉大而虚，非大而长，为可辨尔。

（2）《内经》所谓脉虚血虚是也。当归味厚，为阴中之阴，故能养血；而黄芪则味甘补气者也，今黄芪多于当归数倍，而曰补血汤者，有形之血不能自生，生于无形之气故也。《内经》曰："阳生阴长，是之谓尔。"

四物汤

【来源】《仙授理伤续断秘方》

【组成】 白芍药9克　川当归9克　熟地黄12克　川芎6克

【用法】 水煎服，每日1剂，1日2次。

【功用】 补血调血。

【主治】 血虚，面色萎黄，眩晕失眠，唇淡，舌淡脉弱；妇女营血虚滞，月经不调，痛经，闭经，崩漏；妊娠胎动不安，产后恶露不下；以及各科疾病属于血虚或血行不畅者。

【方解】 本方以甘温味厚的熟地为主，滋阴养血。配伍当归补血养肝，和血调经；白芍养血和营以增强补血之力；川芎活血行气，调畅气血。综合全方，补血而不滞血，和血而不伤血，因此，血虚者可用之以补血，血瘀者可用之以活血，是既能补血养血，又能活血调经的常用方剂。

【临床运用】

1. 用方要点 本方是补血调经的基础方。临床应用以面色无华，唇甲色淡，舌淡，脉细为辨证要点。

2. 随证加减 若兼气虚者，加党参、黄芪以补气生血；以瘀血为主者，加桃仁、红花，白芍易赤芍，以加强活血祛瘀之力；血虚有寒者，加肉桂、炮姜、吴茱萸以温通血脉；血虚有热者，加黄芪、丹皮，熟地易为生地，以清热凉血；妊娠胎漏者，加阿胶、艾叶以止血安胎；血滞痛经者，加香附、延胡索、鸡血藤以养血行血，理气止痛。

3. 使用注意 孕妇慎用。阴虚血热之月经过多、胎动漏红以及血崩气脱之证，则非本方所宜。肥盛多湿痰，及呕逆、少食、便溏者，禁用。

4. 现代应用 现代常用于妇女月经不调、痛经、经闭、胎位不正、流产、不孕症、附件炎、盆腔炎，及贫血、血管神经痛、荨麻疹、银屑病、视网膜病等证属血虚者。

5. 历代名家的应用经验

（1）徐右丞，名树弼，湖南省长沙人。徐氏治疗妇科疾病常以四物汤为主加减变化。如对于阴虚血脱型，选用四物汤加人参、黄芪；对于气虚血亏型，选用四物汤加黄芪、肉桂、炙甘草；对于气血俱虚型，选用四物汤去川芎，加黄芪、肉桂、远志、五味子；对于肝虚发热型，选用四物汤加地骨皮、牡丹皮，或用四物汤加阿胶、艾叶、黄芩，或用四物汤加黄芪、地骨皮，或用荆芩四物汤，或用芩术四物汤；对于肝虚火旺型，选用芩连四物汤，或知柏四物汤；对于肝血虚寒型，选用胶艾四物汤，或艾附四物汤；对于胞宫虚寒型，选用艾附暖宫丸；对于肝虚火衰型，选用桂附四物汤；对于肝气郁结型，选用逍遥散；对于血络瘀滞型，选用桃红四物汤等。

（2）明·吴昆：血不足者，此方调之。气血，人身之二仪也。天地之道，阳常有余，阴常不足。人与天地相似，故阴血难成而易亏。是方也，当归、芍药、地黄味厚者也，味厚为阴中之阴，故能生血；川芎味薄而气清，为阴中之阳，故能行血中之气。然草木无情，何以便能生血？所以谓其生血者，以当归、芍药、地黄能养五脏之阴，川芎能调营中之气，五脏和而血自生耳。若曰四物便能生血，则未也。师云：血不足者以此方调之则可，若上下失血太多，气息见微之际，则四物禁勿与之。所以然者，四物皆阴，阴者天地闭塞之令，非所以生万物者也，故曰禁勿与之。

又曰：当归入心脾，芍药入肝，熟地入肾，乃川芎者，彻上彻下而行血中之气者也。此四物汤所以为妇人之要药，而调月者必以之为主也。脉数、血色紫黑为内热，本方加黄芩、黄连；脉迟，血凝结者为寒，本方加官桂、附子；人肥有痰，加半夏、陈皮、南星；人瘦有火，加山栀、黄柏、知母；

有抑郁者，加香附、苍术、砂仁、神曲；有留滞者，加桃仁、红花、延胡索、肉桂。先期者为热，后期者为寒、为郁、为气、为痰。气虚者，加参、芪；气实者，加枳、朴。或问：四物亦有不宜者乎？余曰有之，气息见微者不宜川芎，恐其辛香益散真气也；大便溏泄不宜当归，恐其濡滑益增下注也；脉迟腹痛不宜芍药，恐其酸寒益增中冷也；胸膈痞塞不宜地黄，恐其黏腻益增泥滞也。明者解之，昧者误矣。（《医方考》）

（3）明·张景岳：治血之剂，古人多以四物汤为主，然亦有宜与不宜者。盖补血行血无如当归，但当归之性动而滑，凡因火动血者忌之，因火而嗽，因湿而滑者，皆忌之；行血散血无如川芎，然川芎之性升而散，凡火载血上者忌之，气虚多汗，火不归源者，皆忌之；生血凉血无如生地，敛血清血无如芍药，然二物皆凉，见阳虚者非宜也，脾弱者非宜也，脉弱身凉、多呕便溏者，皆非宜也。故凡用四物以治血者，不可不察其宜否之性。（《景岳全书》）

（4）清·张石顽：四物为阴血受病之专剂，非调补真阴之的方。而方书咸谓四物补阴，致后世则而行之，用以治阴虚发热、火炎失血等症，蒙害至今未熄。至于专事女科者，则以此汤随证漫加风、食、痰、气药，所以近代诸汤祖四物者纷然杂出，欲求足法后世者，究竟不可多得。……姑以本汤四味言之，虽云熟地滋养阴血为君，芍药护持营血为巨，而不知其妙用是在芎、归调和诸血之功也。试观芎、归佛手，可以探胎，可以催生，以二味为阴中之阳，同气相求，故能引动胎气，若兼芍、地，即滞而不灵矣。（《伤寒绪论》）

养心汤

【来源】《医方集解》

【组成】黄芪蜜炙、茯苓、茯神、当归酒洗、川芎、半夏各30克　炙甘草3克　柏子仁去油、酸枣仁炒、远志去心炒、五味子、人参、肉桂各7.5克

【用法】每服15克。

【功用】补心血。

【主治】治心虚血少，神气不宁，怔忡惊悸。

【方解】此手少阴药也。人参、黄芪以补心气，川芎、当归以养心血，茯神、茯苓、远志、柏子仁、酸枣以泄心热而宁心神，五味子收神气之散越，半夏去扰心之痰涎，甘草补土以培心子，肉桂引药以入心经，润以滋之，温以补之，酸以敛之，香以舒之，则心得其养矣。

【临床应用】

1. 用方要点　以神气不宁，怔忡惊悸，痰多少睡为用方要点。

2. 随症加减　气虚，加白术；血虚，加熟地；遗久气陷，加川芎、升麻，去子芩。

3. 使用注意　阴虚火旺者慎用本方。

4. 现代应用　冠心病、心绞痛、病毒性心肌炎、顽固性失眠等。

5. 历代名家的应用经验　著有《医方考》的明代著名中医大家吴琨曰：《内经》曰：阳气者，精则养神。故用人参、黄芪、茯神、茯苓、甘草以益气；又曰：静则养脏，燥则消亡，故用当归、远志、柏仁、酸枣仁、五味子以润燥；养气所以养神，润燥所以润血；若川芎者，所以调肝而益心之母；半夏曲所以醒脾而益心之子；辣桂辛热，从火化也。《易》曰：火就燥，故能引诸药直达心君而补之，经谓之从治是也。

小营煎

【来源】《景岳全书》卷五十一

【组成】当归6克　熟地6~9克　芍药6克，酒炒　山药6克，炒　枸杞6克　炙甘草3克

【用法】上药用水400毫升，煮取280毫升，空腹时温服。

【功用】养血滋阴。专补真阴；培养气血；滑胎。临月服之易生。

【主治】阴虚血少，头晕心悸，面色萎黄，脉象细弱，妇女月经后期，量少色淡，小腹虚痛。三阴亏弱，血虚经乱，无热无寒，经期腹痛，痛在经后者。

【方解】方中熟地黄为君，甘温滋腻，善能滋补营血。当归为臣，味辛性温，主入血分，力能补血，又补中有行，二药相伍滋补配温通。芍药为佐，味酸性寒，养血敛阴，同时佐以枸杞滋补肝肾。炙甘草补益心脾之气，并调和诸药，用为佐使。

【临床运用】

1. 随症加减 若惊恐怔忡，不眠多汗者，加枣仁、茯神各 6 克；营虚兼寒者，去芍药，加生姜；如有气滞疼痛者，加香附 3~6 克。

2. 使用注意 血热者慎用。

3. 现代应用 常用于妇女月经不调，痛经经闭，贫血失血，血管神经痛等症。

十柔丸

【来源】《是斋百一选方》卷十

【组成】 熟干地黄120克　当归、桂、肉苁蓉、紫菀、补骨脂、鹿角胶 (炒)、柏子仁、熟艾 (别碾，酒浸，熬膏)、白茯苓各60克

【用法】 上为细末，艾膏为丸，如梧桐子大。每服七八十丸，温酒或米饮汤送下。

【功用】 补血生精。

【主治】 虚劳精血不足。

【方解】 方中熟干地黄、当归养血补虚；肉苁蓉、鹿角胶、补骨脂入肾，生精补血；茯苓健脾益气，以资生血之源；桂温补元阳；柏子仁养血安神；紫菀温肺下气，消痰止咳；熟艾温经行气。诸药相伍，以生精养血，温中益气为主，可用于虚劳精血不足，兼见虚寒之象者。

【临床应用】

1. 用方要点 面白无华或萎黄，唇色淡白，性功能减退，成人早衰，发脱齿摇，舌淡，脉细弱无力。

2. 随症加减 若大便难属大肠干燥者，可加麦冬、玄参、火麻仁、首乌，加量柏子仁、肉苁蓉以润肠通便；若失眠者，可加夜交藤、合欢花、茯神、酸枣仁等以宁心安神；若阳气虚衰重者，可加附子、干姜，加量桂以温肾补火助阳；若兼有阴虚者，可加女贞子、旱莲草、枸杞子等以滋阴养血。

3. 使用注意 平日大便烂者应慎用，肝功能不全者送药时不需用温酒。

4. 现代应用 适用于证属精血不足的疾病，如各种贫血、白细胞减少症、血小板减少性紫癜、放射或化学治疗骨髓抑制、缺血性脑病、子宫发育不良

性闭经、成人早衰、不育不孕症等。

调肝散

【来源】《症因脉治》卷二

【组成】当归　生地　白芍药　川芎　柴胡　山栀　黄芩　广陈皮　甘草

【用法】上为细散。每服9克，日2次，温开水送服。

【功用】滋阴养血，疏肝清热。

【主治】肝虚劳伤，筋挛烦闷，眼目赤涩，腹痛，指甲痛，筋骨酸疼，寒热咳逆，肝血不足而有火者。

【方解】肝虚劳伤，阴血不足，久则虚热内生，治当滋养阴血，兼清虚热。方用当归、生地、白芍、川芎，仿四物汤养血和血，以调补肝脏；柴胡、山栀、黄芩疏肝清热，除烦闷，退寒热；陈皮、甘草补气调中，理气健脾，以生气血，补肝虚。诸药相补，则阴血得补，虚热得清。

【临床应用】

1. 用方要点　眩晕耳鸣，面白无华，爪甲不荣，视力减弱，手足麻木，舌淡苔白脉弦细。

2. 随症加减　若肝阴虚重者，可加枸杞、沙参、麦冬等以滋阴养血；若气短乏力者，可加党参、白术、五指毛桃以健脾益气；若兼有失眠重者，可加酸枣仁、龙骨、合欢花以安神除烦。

3. 使用注意　脾胃虚寒、有湿热证、实热证的需慎用。

4. 现代应用　适用于证属肝血阴虚证的慢性肝炎、肝硬化、甲状腺功能亢进、头晕等疾病。

三妙汤

【来源】《寿亲养老新书》卷三

【组成】地黄、枸杞子各取汁一升　蜜半升

【用法】银器中同煎如稀汤。每服一大匙，汤调、酒调皆可。

【功用】滋养阴血。

【主治】血虚所致头晕目眩，心悸气短，肢体倦怠，面色无华。

【方解】本方地黄、枸杞子能滋肾填精以生血；蜂蜜甘而滋润，能滋补脾胃，以助气血生化之源。故本方尤适宜于滋补保健，久服可益寿延年。

【临床应用】

1. 用方要点 头晕目眩，心悸气短，肢体倦怠，面色无华，舌淡苔白，脉细无力。

2. 随症加减 若头晕重者，可加黄芪、党参、白术等以健脾益气，升举阳气；若失眠心烦重者，可加酸枣仁、夜交藤、合欢皮等以除烦安神；若脾胃虚者，可加茯苓、甘草、砂仁等以和胃健脾。

3. 使用注意 若肝功能不全者，不可加酒调用；糖尿病者慎用。

4. 现代应用 使用于阴血不足证的慢性肝炎、肝硬化、贫血、慢性荨麻疹等疾病。

地黄煎

【来源】《景岳全书》卷五十一

【组成】大怀熟地（取味极甘者，烘晒干以去水气）八两　沉香（或白檀三分亦可）一钱　枸杞（用极肥者，亦烘晒以去湿气）四两

【用法】上约每药一斤，可用烧酒十斤浸之，不必煮，但浸十日之久，即可用矣。服完又加酒六斤再浸半月仍可用。宜常服之。

【功用】生精补血。

【主治】精血不足，营卫不充。

【方解】方中熟地入、肝、肾，滋阴补血；枸杞入肾，生精补血；沉香暖肾纳气；引熟地、枸杞入肾，生精养血。精血同源而互生，肾精足则可化生阴血。

【临床应用】

1. 用方要点 面白无华，唇甲淡白，手足发麻，须发早白，性功能减退。

2. 随症加减 若有干咳痰中带有血丝者，可加麦冬、百合、石斛等以润肺止咳；若素体阴虚者，可加女贞子、旱莲草、玄参等以滋阴降火；血虚重者，可加鹿角胶、阿胶等以增补血之功；若气虚重者，可加黄芪、党参以健脾益气。

3. 使用注意　肝功能不全、慢性酒精性肝硬化者须慎用。

4. 现代应用　适用于证属精血亏虚的疾病，如妇女月经不调、胎位不正、不孕不育症、贫血、荨麻疹、视网膜病、内分泌失调、神经衰弱、性功能减退等。

补血丸

【来源】《傅青主男科》

【组成】熟地八两　白芍八两　当归四两　山萸四两　麦冬三两　五味子一两　砂仁五钱　生枣仁一两　白芥子一两　肉桂五钱

【用法】炼蜜为丸，晚服一两，白水送下。

【功用】养血复脉。

【主治】血分之劳，左手脉大。

【方解】血分之劳，左手脉大，提示心肝血虚。方中熟地入肝、肾，滋阴养血；当归入心、肝养血行血；白芍入肝、肾，补血敛阴；三味相伍，四物汤之义，长于养血补虚；山萸入肾，麦冬入肺，二味滋阴生津；砂仁理气和胃，使补而不滞；生枣仁滋阴养血；白芥子辛温善通利；肉桂温通气血与白芥子相伍，能温阳复脉；五味子酸收，益气生津，可制肉桂、白芥子辛温之性。诸药相伍，滋阴养血与益气温阳共用，可使心气复而心阳通，心阴足而血脉充，气足血旺，则脉自平和。

【临床应用】

1. 用方要点　面白无华，唇甲淡白无泽，少气乏力，心悸，脉结代，左手脉大而无力。

2. 随症加减　若阳气虚重者，可加高丽参、黄芪、附子、干姜等以温肾助阳，鼓舞阳气；若血虚重者，可加鹿角胶、阿胶、龙眼肉等以增强补血之功；若舌有瘀斑，可加丹参、田七、赤芍等以通血脉祛瘀滞；若心悸重者，可加桂枝、薤白、藕节等以开血脉通胸阳。

3. 使用注意　如血热者，去肉桂，加地骨皮五钱。

4. 现代应用　适用于证属阴血不足，阳气虚弱证的疾病，如心律失常、冠状动脉粥样硬化性心脏病、病毒性心肌炎、病态窦房结综合征、肺源性心脏病、心绞痛、甲状腺功能低下、低血压、糖尿病等。

第三节 气血双补方

气血双补剂，适用于气血两虚证。症见面色无华，头晕目眩，心悸怔忡，食少体倦，气短懒言等。

八珍汤

【来源】《正体类要》

【组成】当归酒拌，10克　川芎5克　白芍药8克　熟地黄酒拌，15克　人参3克　白术炒，10克　茯苓8克　炙甘草5克

【用法】加生姜3片，大枣5枚，水煎食前服。

【功用】补益气血。

【主治】气血两虚证。面色苍白或萎黄，头晕耳眩，四肢倦怠，气短懒言，心悸怔忡，食欲减退，舌质淡、苔薄白，脉细弱或虚大无力。

【方解】方中人参与熟地黄为君药，人参大补元气，熟地补血滋阴。臣以白术补气健脾，当归补血和血。佐用茯苓健脾渗湿，芍药养血和营，川芎活血行气，以使补而不滞。炙甘草益气和中，调和诸药；煎加姜、枣调和气血，共为佐使。诸药相合，共奏益气补血之效。

【临床应用】

1. 用方要点　本方是治疗气血两虚之基础方。临床应用以气短乏力，头晕心悸，舌淡，脉细弱为辨证要点。

2. 随症加减　气虚偏重，当加大人参、白术用量，或酌加黄芪，以增补气之力；血虚偏重，当加大熟地用量，或加阿胶以增补血之力。若兼气滞者，配以木香、砂仁，行气解郁，且可使补而不滞。

3. 使用注意　服用期间忌食辛辣刺激食物，忌生冷，慢性腹泻者不宜；未成年女性忌用；经期忌用；感冒、发热者忌用。

4. 现代运用　本方常用于病后虚弱、各种慢性病，以及妇女月经不调等属气血两虚者。

5. 历代医家应用经验

（1）韦秋玲、韦麟使用八珍汤加味配合高效抗反转录病毒（HAART）治

疗晚期艾滋病贫血患者，患者症状、体征均得到改善，血红蛋白、白细胞明显上升。由此可见，八珍汤加味配合 HAART 治疗晚期艾滋病并发贫血能快速、有效地纠正患者贫血状况，临床疗效显著。

（2）刘爱荣等采用加减八珍汤配合放疗治疗宫颈癌患者 75 例，结果表明，宫颈癌放疗中配合口服加减八珍汤可明显减少胃肠道毒副反应，使既定放疗计划如期完成，明显提高了肿瘤近期有效率。

（3）陈洁生等使用八珍汤治疗术后疲劳 208 例，临床观察发现观察组的术后 7 天氮平衡、Christensen 疲劳评分及体重、血浆纤连蛋白、血浆转铁蛋白、血浆前白蛋白、血浆视黄醛结合蛋白均明显高于对照组，说明八珍汤能明显改善腹部手术患者术后疲劳状态，减轻术后疲劳程度，缩短其持续时间，促进患者康复。

（4）张聪在临床上将八珍汤用于治疗失血、贫血症，心血管疾病，妇科疾病，肿瘤治疗及肿瘤放化疗后不良反应控制，创伤愈合等疾病，均取得可喜疗效。

（5）陈安竹使用加味八珍汤治疗气血亏虚型高血压病，通过对照实验发现两组患者总有效率比较差异显著，观察组收缩压、舒张压改善程度从治疗第 2 周开始均较对照组明显，具有统计学意义。观察组未见不良反应，由此得出结论：加味八珍汤治疗气血亏虚型高血压病安全有效，值得临床推广应用。

（6）孟凡茹等发现八珍汤加味在治疗气虚血瘀型冠心病、抗血小板聚集、改善血流变指标、改善血管内皮功能、抗动脉硬化、减轻心肌缺血再灌注损伤时心肌缺血状况、改善心功能等方面效果显著。由此可见，八珍汤加味能明显改善气虚血瘀型冠心病患者的临床症状。

人参养荣汤

【来源】《三因极一病证方论》

【组成】白芍药 90 克　当归、陈皮、黄芪、桂心 去粗皮、人参、白术 煨、甘草 炙，各 30 克　熟地黄、五味子、茯苓各 4 克　远志 去心炒，15 克

【用法】锉散，每服 12 克，加姜 3 片，大枣 2 枚，水煎去滓温服。

【功用】益气补血，养心安神。

【主治】心脾气血两虚证。倦怠无力，食少无味，惊悸健忘，夜寐不安，

虚热自汗，咽干唇燥，形体消瘦，皮肤干枯，咳嗽气短，动则喘甚；或疮疡溃后气血不足，寒热不退，疮口久不收敛。

【方解】人参养荣汤所治乃气血两亏之证。肺主气，脾为肺之母；肝藏血，心为肝之子。肺虚则少气喘啜，脾虚则食少无味，肝虚则寝汗梦遗，心虚则惊悸健忘。总之，诸症皆由肺脾气虚、心肝血少所致。所以，方中既用熟地、当归、芍药养血益阴，以补心肝之血少；又用人参、黄芪、白术、茯苓、炙甘草补气健脾，以益肺脾之气虚，合而使气旺血生，亦即"阳生阴长"之义。补血之品，阴柔多滞；益气之品，甘温多壅，故更用陈皮行气化滞，以利气血速生。桂心引导诸药入营以生血；五味子合参芪固表而敛汗；远志交济心肾以安神；姜、枣鼓舞化源而和营卫。诸药相配，气血双补，补气生血，兼安心神，使气血两旺，诸症自除。

【临床应用】

1. 随症加减 梦遗加龙骨；咳嗽加阿胶，更佳。

2. 使用注意 由于阴虚阳旺而致心悸、自汗、失眠、健忘诸症者，不可用本方。

3. 现代应用 用于治疗原发性低血压，高血脂症、低营养创伤愈合障碍、慢性疲劳综合征之属气血两虚者，且能减轻癌症放疗副作用。

炙甘草汤

【来源】《伤寒论》

【组成】甘草12克，炙　生姜9克，切　桂枝9克，去皮　人参6克　生地黄50克　阿胶6克　麦冬10克，去心　火麻仁10克　大枣10枚，擘

【用法】上药加水及清酒（黄酒）各半，先煮八味去渣，再入阿胶烊化，分3次温服。

【功用】滋阴养血，益气温阳，复脉定悸。

【主治】

（1）气血阴阳不足证。症见脉结代，心动悸，虚羸少气，舌光少苔，或舌质干而瘦小。

（2）虚劳肺痿。症见咳嗽，涎唾多，形瘦短气，虚烦不眠，自汗盗汗，

咽干舌燥，大便干结，脉虚。

　　【方解】本方原治伤寒"脉结代，心动悸"。是由于阴血不足，阳气虚弱所致。阴血不足，血脉无以充盈；阳气虚弱，无力鼓动血脉，则脉气不相接续，故脉结代，心动悸。治宜滋心阴，养心血，温心阳，以复脉定悸。方中重用生地黄滋阴养血充脉体，为君药。配伍炙甘草、人参、大枣益心血，补脾气，以资气血生化之源；阿胶、麦冬、火麻仁助君药滋心阴，养心血，充血脉，共为臣药。桂枝、生姜辛温走散，温心阳，通血脉，为佐药。诸药合用，使阴血足，阴阳调和，悸定脉复，故本方又名"复脉汤"。用法中加酒煎服，以清酒辛热，可温通血脉，以行药力。

　　【临床运用】

　　1. 用方要点　本方为气血阴阳并补而以补气血为主的治疗脉率失常的著名方剂。以脉结代，心动悸，虚羸少气，舌光少苔为证治要点。方中滋阴血药与补阳气药的用量之比宜保持7∶3，便溏下利者可去火麻仁。

　　2. 随症加减　方中可加酸枣仁、柏子仁以增加养心安神定悸之力，或加龙齿、磁石以助重镇安神之功。

　　3. 使用注意　对阴伤肺燥较著者，方中姜、桂、酒应考虑减量或不用。本方能润肠通便，胃肠虚弱或腹泻下痢者暂不宜用。

　　4. 现代应用　本方常用于功能性心律不齐、期外收缩、冠心病、风湿性心脏病、病毒性心肌炎、甲状腺功能亢进等而有心悸、气短、脉结代等属阴血不足，阳气虚弱者。

薯蓣丸

　　【来源】《金匮要略》

　　【组成】薯蓣三十分　当归十分　桂枝十分　曲干地黄十分　豆黄卷十分　甘草二十八分　人参七分　川芎六分　芍药六分　白术六分　麦冬六分　杏仁六分　柴胡五分　桔梗五分　茯苓五分　阿胶七分　干姜三分　白蔹二分　防风六分　大枣一百枚（为膏）

　　【用法】上为末，炼蜜为丸，如弹子大。每服1丸，空腹酒送下，100丸为剂。

　　【功用】调理脾胃，益气和荣。

【主治】虚劳，气血俱虚，外兼风邪。头晕目眩，倦怠乏力，心悸气短，肌肉消瘦，不思饮食，微有寒热，肢体沉重，骨节酸痛。

【方解】方中以薯蓣为主，专理脾胃，上损下损至此可以撑持；再以人参、白术、茯苓、干姜、大豆黄卷、大枣、神曲、甘草以除湿益气；以当归、川芎、芍药、地黄、麦冬、阿胶以养血滋阴；以柴胡、桂枝、防风以升邪散热；以杏仁、桔梗、白蔹以下气开郁；唯恐虚而有热之人，滋补之药，上拒不受，故为散其邪热，开其逆郁，而气血平顺，补益得纳，亦至当不易之妙术也。

【临床运用】

1. 用方要点 本方为气血双补之良剂。适用于气虚、血虚、脾胃虚弱，及素体虚弱者，亦为调理养生的佳方。

2. 随症加减 若气虚甚者，重用白术、人参；食少不化，加山楂、神曲以消食化滞；若有口渴，加花粉、葛根、芦根、沙参以加强滋养阴液的之力。

3. 使用注意 忌油腻食物。感冒病人不宜服用。服用该品同时不宜服用藜芦、五灵脂、皂荚或其制剂；不宜喝茶和吃萝卜，以免影响药效。

4. 现代应用 用于抗衰老，治疗心力衰竭等气血俱虚者。

5. 历代名家的应用经验

（1）孙思邈在《千金要方》用薯蓣丸治头目眩晕、心中烦郁、惊悸狂癫诸症。

（2）现代医家多用以治疗各种虚弱性疾病而易感外邪者，涉及临床各科疾病，如白细胞减少症和神经衰弱；其中黄煌还曾用过薯蓣丸治疗肿瘤。

大补元煎

【出自】《景岳全书》卷五十一

【组成】人参少则用一至二钱，多则用一至二两　山药（炒）二钱　熟地少则用二至三钱，多则用二至三两　杜仲二钱　当归二至三钱　山茱萸一钱　枸杞二至三钱　炙甘草一至二钱

【用法】水二盅，煎七分，食远温服。

【功用】回天赞化，救本培元。

【主治】男妇气血大坏，精神失守。

【方解】 方中人参大补元气为君，气生则血长；山药、甘草补脾气，佐人参以益生化之源；熟地、当归、枸杞、山茱肉滋肝肾，益精血，补天一之真水，乃补血贵在滋水之意。全方配伍严谨，脾、胃、肝、肾同补，为救本培元第一要方。

【临床应用】

1. 用方要点 气血两亏，症见精神萎靡、汗出肢冷、心悸短气、脉细微。

2. 随症加减 元阳不足多寒者，加附子、肉桂、炮姜之类；气分偏虚者，加黄芪、白术，胃口多滞者不必用；血滞者，加川芎，去山茱萸；滑泄者，去当归，加五味、补骨脂之属；畏酸吞酸者，去山茱萸。

3. 使用注意 忌海藻、甘遂、大戟、芫花。

4. 现代应用 治疗肾虚型月经后期、隐匿性肾小球肾炎、产后恶露不绝、糖尿病等属于气血两虚型的病症。

5. 历代名家的应用经验

（1）张锡纯说："遇其人真阴大亏，不能支持外感之热者，于治寒温药中，放胆加熟地以滋其阴，恒能挽回人命于顷刻"。"凡人元气之脱，皆脱在肝。故人极虚者，其肝风必先动，肝风动，即元气欲脱之兆也。又肝与胆脏腑相依，胆为少阳，有病主寒热往来；肝为厥阴，虚极亦寒热往来，为有寒热多汗。茱肉既能敛汗，又能补肝，是以肝虚极而元气将脱者服之最效。"故张锡纯用大补元煎治疗由于气血双亏所致的动风的痉挛。

（2）现代·曾倩一：慢性肝炎，往往因急性肝炎失治误治或过用清热解毒药，耗伤阳气，累及多脏，致使肝肾亏虚，气血不足，脾失健运，病毒内生。故治疗中以温补肝肾，补益气血，健脾除湿，兼以解毒，故治以大补元煎气血双补。

秦艽扶羸汤

【来源】《杨氏家藏方》卷十

【组成】柴胡（去苗）60克　人参（去芦头）、鳖甲（米醋炙）、秦艽、地骨皮各45克　半夏（汤洗七遍）、紫菀茸、甘草各30克　当归（洗、焙）38克

【用法】上药用水400毫升，加生姜5片，乌梅、大枣各1枚，煎至280毫升，去滓，食后服。

【功用】 益气滋阴，退热除蒸。

【主治】 肺痿骨蒸，已成劳嗽，或寒或热，声嘎不出，体虚自汗，四肢怠惰，饮食减少。

【方解】 此手太阴、足少阳药也。柴胡、秦艽散表邪兼清里热，柴胡解肌热，秦艽退骨蒸；鳖甲、地骨滋阴血而退骨蒸，地骨皮凉血，退有汗骨蒸；参、草补气；当归和血；紫菀理痰嗽，润肺除痰；半夏发音声。肺属金，声之所从出也，有物实之，则金不鸣，燥湿除痰，则金清而声自开矣。有声嘶而哑者，是肺已损也，难治。表里交治，气血兼调，为扶羸良剂。

【临床运用】

1. 随症加减 热甚者，加青蒿；汗多，加黄芪，去半夏、生姜。

2. 现代应用 治疗风湿性关节炎，中风半身不遂，脑出血后遗症，小儿疳积发热，湿热黄疸，肩周炎，胎动不安，面神经炎，前列腺炎，流行性脑脊髓炎等证属阴虚痨热者。

可保立苏汤

【来源】《医林改错》卷下

【组成】 黄芪45克,生　党参9克　白术6克　甘草6克　当归6克　白芍6克　枣仁9克,炒　山萸3克　枸杞子6克　补骨脂3克　核桃1个,连皮打碎

【用法】 水煎服。

【功用】 大补元气，温养脾肾。

【主治】 小儿因伤寒、瘟疫或痘疹、吐泻等症。

【方解】 方中重用黄芪大补元气；党参、白术、甘草益气健脾；当归、白芍养血；山萸肉、枸杞子、补骨脂、核桃仁益肾；炒枣仁安神定惊。诸药合用，共奏益气养血，温补脾肾之功。

【临床运用】

1. 用方要点 病久气虚，致患慢惊，四肢抽搐，项背后反，两目天吊，口流涎沫，昏迷不省人事。

2. 随症加减 肢冷不温，甚或厥冷者加川附片、肉桂以温补肾阳；久泻脱肛者去木香，加黄芪、升麻、柴胡以升举阳气；面青腹痛者加吴茱萸、炙

艾叶以温中散寒止痛；大便滑脱失禁，便泻如注者加炙罂粟壳，或赤石脂以涩肠止泻；腹部、目眶凹陷，口咽干燥，舌光红少津者加乌梅、白芍、五味子等育阴生津之品；久泻伤阴，筋脉失养而手足蠕动（慢脾风）者可加天麻、全蝎等熄风镇痉之药。

3. 使用注意　此方分两，指四岁小儿而言。若两岁，分两可以减半；若一岁，分两可用三分之一；若两三个月，分两可用四分之一，又不必拘于剂数。

4. 现代应用　治疗小儿眼肌型重症肌无力、脑桥外上侧综合征、风湿性舞蹈病、慢惊风、小儿中毒性消化不良等。

琼玉膏

【来源】《洪氏集验方》卷一

【组成】新罗人参750克（捣1000下，为末）　　生地黄8000克（9月采，捣）雪白茯苓1470克（木捣千下，为末）　　白沙蜜5000克

【用法】上人参、茯苓为细末，蜜用生绢滤过，地黄取自然汁，捣时不得用铁器，取汁尽，去滓，用药一处拌，和匀，入银石器或好瓷器内，封用。如器物小，分两处盛，用净纸二三十重封闭，入汤内，以桑木柴火煮六日，如连夜火即三日夜，取出，用蜡纸数重包瓶口，入井内，去火毒，一伏时取出，再入旧汤内煮一日，出水气，取出开封。每晨服二匙，以温酒化服；不饮者，白汤化之。一料分五处，可救五人痈疾；分十处，可救十人痨瘵。

【功用】滋阴润燥，益气养血。填精补髓，发白变黑，返老还童，行如奔马，日进数食或终日不食亦不饥，通关强记，日诵万言，神识高迈，夜无梦想。补血补气。

【主治】阴虚痨瘵，口干咽燥，干咳咯血。痈疾、瘫痪、里燥，小便多而浊；吐利或病后胃中津液不足，大便不秘而消渴者。肺痿，干嗽咳涎滔。

【临床应用】

1. 随症加减　无寐，加枣仁、茯神；骨蒸甚，加制首乌、地骨皮；有郁痰，加白蒺藜、川贝母。

2. 使用注意 忌油腻食物，忌食葱、蒜、生萝卜及醋等物。凡脾胃虚弱，呕吐泄泻，腹胀便溏、咳嗽痰多者慎用。感冒病人不宜服用。

3. 临床应用 《洄溪医案》：平望镇张瑞五，素有血证，岁辛丑，余营葬先君，托其买砖灰等物，乡城往返，因劳悴而大病发，握手泣别，谓难再会矣。余是时始合琼玉膏未试也，赠以数两而去，自此不通音问者三四载。一日，镇有延余者，出其前所服方，问：何人所写？则曰：张瑞五。曰：今何在？曰：即在馆桥之右。即往候之，精神强健，与昔迥异。因述服琼玉膏后，血不复吐，嗽亦渐止，因涉猎方书，试之颇有效，以此助馆谷所不足耳。

麝香鹿茸丸

【来源】《三因极一病证方论》卷十三

【组成】鹿茸 45 克，酥炙　熟地 30 克　沉香 1 克　麝香 30 克，别研

【用法】上为末，入麝香，研匀，炼蜜为丸，如梧桐子大。空心服 30 丸，温酒、盐汤服。

【功用】补益精血。

【主治】诸虚百病，精气耗散，血少不增。

【方解】方中鹿茸酥炙，能大补精血，益气补虚；熟地入肾，长于生精补血；沉香体重性温，善降逆气，又可温中暖肾，麝香辛散走窜，能通诸窍之不利，开经络之壅遏，协助诸药达于病所，而增强补益精血、荣养机体之力。本方适用于诸虚病，精血亏损诸症。

【临床应用】

1. 用方要点 男子少精不育，女子闭经不孕，性功能减退，面白无华，双眼无神，脉微弱而软。

2. 随症加减 若失眠重者，可加夜交藤、合欢花、酸枣仁、石菖蒲、川芎等以养心安神；若畏寒肢冷阳虚重者，可加附子、干姜、巴戟天、锁阳等以温肾壮阳助火；若兼有五心烦热等阴虚症状，可加女贞子、旱莲草、枸杞子以滋阴养血；若腰膝酸软者，可加狗脊、骨碎补、怀牛膝等以补肾壮骨。

3. 使用注意 有高血压、肝功能不全的患者，服药时不需要温酒、盐汤

送服。

4. 现代应用 适用肾精亏虚证的疾病，如不育症、不孕症、成人早衰、糖尿病、再造障碍性贫血、血小板减少、功能性子宫出血等疾病。

驻世珍馐

【来源】《万病回春》卷四

【组成】当归、川芎、白芍、熟地黄、菟丝子、巴戟天、肉苁蓉、益智仁、牛膝、杜仲、山药、青盐、大茴香、山茱萸、枸杞子、川椒、干姜、甘草（炙）各等份

【用法】上为细末，用猪肉不拘多少，切片，酒炒熟，入药再炒，不可用水，瓷器收贮。空心好酒送下。

【功用】补虚。

【主治】虚劳羸瘦，面色萎黄，腰膝无力等症。

【方解】方中当归、川芎、白芍、熟地黄四物养血和血；菟丝子、巴戟天、肉苁蓉、山茱萸、枸杞子益肾生精补血；益智仁、杜仲、山药健脾温肾涩精；青盐滋阴降火；大茴香、川椒、干姜温阳益气，散寒除湿，与青盐相伍，寒热相宜；牛膝补虚损，强腰膝；炙甘草补中益气；诸药相伍，以益气生精养血为主，适用于虚劳诸症。

【临床应用】

1. 用方要点 虚劳羸瘦，面色萎黄或白而无华，神疲乏力。

2. 随症加减 若气短者，可加黄芪、五指毛桃、党参等以健脾益气；若眼睛干涩者，可加女贞子、旱莲草等以滋阴润燥；若失眠者，可加龙眼肉、茯神、石菖蒲、远志等以养心安神。

3. 使用注意 素体便溏、慢性酒精性肝硬化者须慎用。

4. 现代应用 广泛地应用于证属虚劳证的多种疾病及术后的身体调理，如贫血、糖尿病、慢性肝炎、慢性肾炎、肺结核等。

长春丹

【来源】《医便》卷一

【组成】 何首乌二斤　仙茅二斤　白茯苓、茅山苍术、牛膝各一斤

【用法】 上药各为末，和匀，炼蜜为丸，如梧桐子大。每服百丸，空心滚白汤送下。

【功用】 益精血，补脾气。

【主治】 肝肾不足，脾胃虚弱所致腰膝酸软，体倦少气，面色不华等。

【方解】 方中何首乌补肝肾，益精血，为滋补之良药。配牛膝补肝肾，壮筋骨，活血通络；仙茅温补肾阳；茯苓、苍术健脾补气。本方重在补肝肾，益精血，兼以健脾益气。其质柔性平，作用和缓，无寒热之弊，可作为养生保健剂长期服用。

【临床应用】

1. 用方要点　腰膝酸软，体倦乏力，面白无华或萎黄，失眠健忘，舌淡胖，脉微弱无力。

2. 随症加减　若须发早白者，可加黑芝麻、女贞子、黄精、桑椹等以补肾乌须黑发；若有吐酸者，可加海蛤壳、海螵蛸等以制酸止痛；若腰膝酸软重者，可加狗脊、骨碎补、桑寄生等以补肾强腰；若自汗重者，可加桂枝、白芍、麻黄根、防风等以调和营卫，固表止汗。

3. 使用注意　忌牛肉、萝卜、葱、蒜。

4. 现代应用　适用于证属肝肾不足、脾气虚衰的疾病，如少年型糖尿病、慢性胃炎、胃肠功能减弱、慢性肾炎、再生障碍性贫血、腰肌劳损、功能性子宫出血等。

大黄芪丸

【来源】《千金翼方》卷十二

【组成】 黄芪、柏子仁、天冬、白术、干地黄、远志、泽泻、山药、甘草（炙）、人参、石斛、麦冬、牛膝、杜仲、薏苡仁、防风、茯苓、五味子、茯

神、干姜、丹参、肉苁蓉、枸杞子、车前子、山茱萸、狗脊、萆薢、阿胶、巴戟天、菟丝子、覆盆子各30克

【用法】上药研末过筛，炼蜜为丸。每服10丸，酒送下。

【功用】益气养血，生精补髓。

【主治】虚劳百病。神疲乏力，形体羸瘦，面色萎黄，饮食不进，短气，心悸，腰膝酸软，男子遗精滑泄。

【方解】方中黄芪、人参、白术、山药、茯苓、炙甘草益气健脾，充卫固表；柏子仁、干地黄、阿胶、天冬、远志养血安神；石斛、麦冬、五味子养阴生津；杜仲、肉苁蓉、山茱萸、枸杞子、狗脊、巴戟天、菟丝子、牛膝、覆盆子滋肾阴，温肾阳，强壮筋骨；泽泻、车前子、萆薢、薏苡仁入脾肾，利水化湿，泻脾肾两虚所致之湿浊，使补中有泻；丹参通行血脉，防风辛散走表，助参、芪益气祛邪。诸药合用，则气血充足，阴阳和调，百病不生。

【临床运用】

1. 用方要点　气血两虚证：神疲乏力，头晕目眩，形体羸瘦，面色萎黄，饮食不进，短气，心悸，腰膝酸软，舌淡而嫩，脉细弱等。

2. 随症加减　怕冷者，加干姜、桂心、细辛，去车前子、麦冬、泽泻；多忘者，加远志、菖蒲；患风者，加独活、防风、川芎；老人，加牛膝、杜仲、萆薢、狗脊、石斛、鹿茸、白马茎。

3. 使用注意　内有燥热者，不宜用本方。

4. 现代应用　用于神经衰弱、风湿性心脏病、甲状腺功能低下、月经不调、闭经等，证属气血两虚者。

双和汤

【来源】《太平惠民和剂局方》卷五

【组成】白芍药225克　当归、黄芪、川芎、熟地黄各90克　甘草炙、肉桂各68克

【用法】上为细末，每用6克，水一盏半，加生姜3片，枣子1个，煎至6分，空心、食前服。

【功用】养血补虚，益气调中。

【主治】心肾俱虚，精血气少，遂成虚劳。百骸枯瘁，四肢倦怠，寒热往来，咳嗽咽干，行动喘乏，面色萎黄，略有所触，易成他疾；或伤于冷，则宿食不消，脾疼腹痛，泻痢吐逆；或伤于热，则头旋眼晕，痰涎气促，五心烦热；或因饥饱动作，喜怒惊恐，病随而至，或虚胀而不思食，或多食而不生肌肉，心烦则盗汗。

【方解】方中白芍药、当归、川芎、熟地黄，即四物汤，养血和血，主治血虚劳倦之症；黄芪、炙甘草补中益气，以资生血之源；肉桂温元阳，暖脾胃，既助黄芪健脾益气以生血，又助四物温通血脉，使补而不滞。本方主要适用于血虚兼见阳气不足。方中益气与补血相和，故名曰双和汤。

【临床运用】

1. 用方要点 气短乏力，头晕心悸，饮食减少，脚膝无力，面色萎黄，或疮疡不敛，舌淡而嫩，脉细弱等。

2. 随症加减 气虚重者，可加人参以增补气之力；血虚偏重者，当加大熟地黄用量，或加阿胶以增补血之力。若兼气滞者，配以木香、砂仁行气解郁，且可使补而不滞。

3. 使用注意 忌生冷、果子等物。

4. 现代应用 用于神经衰弱、心律失常、血液病、月经不调、闭经等，证属气血两虚者。

鹿茸大补汤

【来源】《太平惠民和剂局方》卷五

【组成】鹿茸制、黄芪蜜炙、当归、白茯苓、苁蓉、杜仲炒去丝，各60克 人参、白芍药、肉桂、石斛、附子炮、五味子、半夏、白术各45克 甘草15克 熟干地黄90克

【用法】上㕮咀。每服12克，加生姜3片，大枣1个，水一盏，煎七分，空心热服。

【功用】益气生精补血。

【主治】诸虚不足。

【方解】本方所治之证，为虚劳损伤，脏腑亏虚，气血阴阳俱不足所致。

方中鹿茸生精补髓，养血益阳，强筋健骨，善治一切虚损；另用黄芪、人参益气补虚；当归、熟地滋补阴血；白茯苓、白术、甘草、半夏均入脾胃，助参、芪健脾益气，补后天之本，资气血生化之源；白芍药、石斛、五味子长于滋养阴血，增归、地补益之力；苁蓉、杜仲温补肝肾，强健筋骨；肉桂、附子补命门之火，消阴翳而复阳气；方中石斛、五味子与桂、附同用，有阴阳双补，相制相生之意。本方气血并重，阴阳双补，兼顾先后天之本，适用于一切虚损劳怯之证。

【临床运用】

1. 用方要点 头晕目眩，少气懒言，乏力自汗，面色淡白或萎黄，心悸失眠，舌淡而嫩，脉细弱等。

2. 随症加减 失眠多梦者，可加酸枣仁、夜交藤。食欲不振者可加山药、山楂、麦芽、芡实。

3. 使用注意 阴虚燥热者忌用。

4. 现代应用 可用于各种神经衰弱、白血病、梦精、带下、冻伤、癌症辅助治疗等，证属气血两虚者。

经验养荣丸

【来源】《直指附遗》卷九

【组成】 白术炒、黄芪、芍药、远志各45克　当归身、山药、熟地黄、五味子、人参各30克　白茯苓60克　山茱萸、生地黄各15克　陈皮24克

【用法】 上为细末，用鸭子一只取血入蜜，炼和前药为丸，如梧桐子大。每服80丸，白盐送下；寒月盐汤送下。

【功用】 健脾胃，益气血。

【主治】 气血两虚，精神短少，脾胃不足，形体羸乏。

【方解】 方中人参、黄芪、白术、茯苓专于益气健脾；陈皮理气和胃，使补而不滞；当归、熟地、芍药、生地黄滋阴养血，另配远志、五味子养心安神；山茱萸可滋阴养血，且具收涩之性，可治虚劳不足、精关不固之症。

【临床运用】

1. 用方要点 气短乏力，脾胃不足，形体羸乏，面色萎黄，舌淡而嫩，

脉细弱等。

2. 随症加减 咳嗽，加麦冬、贝母、紫菀、款冬花各一两；热，加黄柏、知母各一两；遗精带浊，加牡蛎一两，真龙骨五钱；吐衄，加牡丹皮、赤芍药各一两。

3. 使用注意 忌生冷、黏滑，辛辣等物。

4. 现代应用 用于神经衰弱、慢性胃炎、心律失常、失眠、血液病、月经不调、闭经等，证属气血两虚者。

太和丸

【来源】《万病回春》卷二

【组成】人参15克 白术120克，炒 白茯苓15克 陈皮30克 半夏66克 枳实30克，炒 黄连30克，姜汁炒 当归30克 山楂30克 木香15克 白芍45克 香附30克 神曲45克，炒 麦芽45克，炒 白豆蔻39克 龙眼肉39克 大粉甘草21克，炙

【用法】上为末，荷叶一个煎汤，打仓米糊为丸，如梧桐子大。每服百丸，不拘时候，米汤送下。

【功用】补气生血，健脾养胃。

【主治】元气、脾胃虚损，不思饮食，肌体羸瘦，四肢无力，面色萎黄。

【方解】方中人参、茯苓、白术、甘草四君子汤益气补中，健脾养胃，更加陈皮、半夏，方名六君，兼以行气化滞，燥湿除痰，山楂、神曲、麦芽消食化滞；木香、香附、枳实理气调中；白豆蔻化湿行气，健脾温中；黄连以清中焦湿热；仓米补益脾胃；再以白芍滋阴补血，龙眼肉养血益脾。诸药同用，使脾虚得健，食积得消，气血双补，中焦气机和畅，则诸症自除。本方的主要功能为健脾养胃，故冠名曰"太和丸"。

【临床运用】

1. 用方要点 气短乏力，脾胃不足，形体羸乏，面色萎黄，舌淡而嫩，脉细弱等。食积气滞证：以脘腹胀满，嗳腐厌食，苔厚腻，脉滑为辨证要点。

2. 随症加减 年幼、壮者，去人参。若胀满重者，可加槟榔；食积化热者，可酌加黄芩；大便秘结者，可加大黄以泻下通便。

3. 使用注意 阴虚燥热者忌用。

4. 现代应用 用于消化不良、神经衰弱、急性胃炎、慢性胃炎、急性肠炎、慢性肠炎、慢性痢疾等，证属气血两虚、食积气滞者。

固真饮子

【来源】《医学入门》卷八

【组成】人参、山药、当归、黄芪、黄柏各3克 熟地黄4.5克 白术、泽泻、山茱萸、补骨脂各1.5克 五味子10粒 陈皮、茯苓各2.5克 杜仲、甘草各2克

【用法】水煎，温服。

【功用】养气血，理脾肾，充腠理，补五脏。

【主治】阴阳两虚，气血不足，饮食少，五心热，自汗，日晡潮热，精气滑脱，行步无力，腰胯酸痛，泄泻，脉沉弱。

【方解】方中人参、黄芪、白术、茯苓、甘草健脾益气；当归、熟地滋阴养血；山药、山茱萸、五味子健脾补肾，固护精气；黄柏善清下焦虚热，使虚热清，营阴得固；补骨脂、杜仲温肾壮阳，强腰膝；泽泻利湿以泻浊；陈皮理气和中。诸药相伍，补中有泻，消补结合，使补而不滞。

【临床运用】

1. 用方要点 气血不足，体倦，头目晕，饮食少，五心热，自汗，日晡潮热，精气滑脱，行步无力，腰胯酸痛，泄泻，脉沉弱。

2. 随症加减 如见心悸失眠者，为气血两亏，心神失养所致，加龙眼肉、柏子仁、夜交藤以养血安神。

3. 使用注意 有外感者慎用。

4. 现代应用 本方增强免疫力。用于病后虚弱、各种慢性病，以及妇女月经不调等属气血不足者。

黄芪四物汤

【来源】《济阴纲目》卷十三

【组成】黄芪、当归、川芎、熟地黄各等份

【用法】上锉，每服四钱，水煎服。

【功用】补益气血。

【主治】虚劳气血虚赢。

【方解】方中黄芪长于补益脾肺之气；当归、川芎、熟地黄有四物之妙，可养血和血以补虚；黄芪、当归同用，具补血之义，可使有形之血生于无形之气。本方用于虚老气血不足，以血虚为主者更为适宜。

【临床运用】

1. 用方要点 气血两虚证：肢体痿软无力，肌肉瘦削，饮食减少，神疲乏力，或头晕眼花，身重口苦，舌淡红，苔薄黄腻，脉细弦。

2. 随症加减 血瘀者可加加桃仁、红花；气虚甚者可加人参；气滞胁痛，腹痛者可加香附、延胡索。

3. 使用注意 阴虚血热者慎服。

4. 现代应用 可用于月经不调、痛经、功能失调性子宫出血、神经性头痛、肩周炎、荨麻疹、坐骨神经痛、产后感染、子宫肌瘤、崩漏、皮肤瘙痒症等。

第四节 补阴方

补阴剂，适用于阴虚证。症见形体消瘦，头晕耳鸣，潮热颧红，五心烦热，盗汗失眠，腰酸遗精，咳嗽咯血，口燥咽干，舌红少苔，脉细数等。

六味地黄丸

【来源】《小儿药证直诀》

【组成】熟地黄24克 山萸肉、干山药各12克 泽泻、牡丹皮、茯苓各9克

【用法】共为细末，炼蜜为丸，如梧桐子大，空心温水送下3丸，一日2次。亦可做汤剂水煎服。

【功用】滋阴补肾。

【主治】肾阴虚证。症见腰膝酸软，头晕目眩，耳鸣耳聋，盗汗，遗精，消渴，骨蒸潮热，心热，舌燥咽痛，牙齿动摇，足跟作痛，小便淋漓，以及小儿囟门不合，舌红少苔，脉细数。

【方解】方中重用熟地黄滋阴补肾，填精益髓，为君药。山萸肉补养肝肾，并能涩精；山药补益脾阴，亦能固精，共为君药。三药相配，滋养肝脾

肾，称为"三补"，但熟地黄的用量是山萸肉与山药之和，故以补肾阴为主，补其不足治根本。配伍泽泻利湿泄肾浊，并防熟地黄之滋腻恋邪；牡丹皮清泻肝火，并制山萸肉之温涩；茯苓淡渗脾湿，并助山药之健运。三药称为"三泻"，功可渗湿浊，清虚热，用以治标，均为佐药。六味合用，具有三补三泻，以补为主的配伍特点。

【临床运用】

1. 用方要点 本方是治疗肝肾阴虚证的基本方。以腰膝酸软，头晕目眩，口燥咽干，舌红少苔，脉细数为证治要点。

2. 随症加减 若虚火明显者，加知母、玄参、黄柏等以加强清热降火之功；兼脾虚气滞者，加白术、砂仁、陈皮等以健脾和胃。

3. 使用注意 阴虚内热或阳气素盛者忌服本方。脾虚泄泻者慎用。

4. 现代应用 本方常用于慢性肾炎、高血压病、糖尿病、肺结核、肾结核、甲状腺功能亢进、中心性视网膜炎及无排卵性功能性子宫出血、围绝经期综合征等属肾阴虚弱者。

5. 历代名家的应用经验

（1）明·李中梓：肾者水脏也，水衰则龙雷之火无畏而亢上，故启玄曰"壮水之主，以制阳光"。地黄味厚，为阴中之阴，主补肾填精，故以为君。山茱萸味酸归肝，乙癸同治之义，且肾主闭藏，而酸敛之性与之宜也。山药味甘归脾，安水之仇，故用为臣。丹皮亦入肝，其用主宣通，所以佐茱萸之涩也。茯苓亦入脾，其用主通利，所以佐山药之滞也。且色白属金能培肺部，又有虚则补母之义。至于泽泻有三功焉。一曰利小便以清相火；二曰行地黄之滞，引诸药速达肾经；三曰有补有泻，无喜补增气之虞，故用为使。此方为益肾之圣药，而昧者薄其功缓，盖用药者有四失也。一则地黄非怀庆则力浅；一则地黄非九蒸则不熟；一则疑地黄之滞而减之，则君主弱；一则恶泽泻之渗而减之，则使者缓，踏是四失而顾咎药之无功，毋乃愚乎。（《删补颐生微论》）

（2）明·赵献可：熟地黄、山茱萸，味厚者也，经曰味厚为阴中之阴，故能滋少阴、补肾水。泽泻味咸，咸先入肾。地黄、山药、泽泻，皆润物也，肾恶燥，须此润之。此方所补之水，无形之水，物之润者亦无形，故用之。

丹皮者，牡丹之根皮也。丹者，南方之火色，牡而非牝，属阳，味苦辛，故入肾而敛阴火，益少阴，平虚热。茯苓味甘而淡者也，甘从土化，土能防水，淡能渗泄，故用之以制水脏之邪，且益脾胃而培万物之母。壮水之主，以制阳光，即此药也。（《医贯》）

（3）明·龚居中：六味丸，古人制以统治痰火诸证，又谓已病、未病并宜服之，此盖深得病之奥者也。何则？痰火之作，始于水亏火炽金伤，绝其生化之源乃尔。观方中君地黄，佐山药、山茱萸，使以茯苓、牡丹皮、泽泻者，则主益水、清金、敦土之意可知矣。盖地黄一味，为补肾之专品，益水之主味，孰胜此乎？夫所谓益水者，即所以清金也，唯水足则火自平而金自清，有子令母实之义也；所谓清金者，即所以敦土也，唯金气清肃，则木有所畏，而土自实，有子受母荫之义也。而山药者，则补脾之要品，以脾气实则能运化水谷之精微，输转肾脏而充精气，故有补土益水之功也。而其山茱萸、茯苓、丹皮，皆肾经之药，助地黄之能。其泽泻一味，虽曰接引诸品归肾，然方意实非此也，盖茯苓、泽泻，皆取其泻膀胱之邪。古人用补药，必兼泻邪，邪去则补药得力。一辟一阖，此乃玄妙。后世不知此理，专一于补，所以久服必致偏胜之害，六味之设，何其神哉。经有亢则害、承乃制之论，正此谓也。（《红炉点雪》）

（4）清·柯韵伯：肾虚不能藏精，坎宫之火无所附而妄行，下无以奉春生之令，上绝肺金之化源。地黄禀甘寒之性，制熟味更厚，是精不足者补之以味也，用以大滋肾阴，填精补髓，壮水之主。以泽泻为使，世或恶其泻肾去之，不知一阴一阳者，天地之道，一开一阖者，动静之机。精者，属癸，阴水也，静而不走，为肾之体；溺者，属壬，阳水也，动而不居，为肾之用。是以肾主五液，若阴水不守，则真水不足，阳水不流，则邪水逆行，故君地黄以护封蛰之本，即佐泽泻以疏水道之滞也。然肾虚不补其母，不导其上源，亦无以固封蛰之用。山药凉补，以培癸水之上源；茯苓淡渗，以导壬水之上源；加以茱萸之酸温，藉以收少阳之火，以滋厥阴之液；丹皮辛寒，以清少阴之火，还以奉少阳之气也。滋化源，奉生气，天癸居其所矣。壮水制火，特此一端耳。（《古今名医方论》）

（5）清·汪讱庵：此足少阴、厥阳药也。熟地滋阴补肾，生血生精；山萸温肝逐风，涩精秘气；牡丹泻君、相之伏火，凉血退蒸；山药清虚热于肺脾，补脾固肾；茯苓渗脾中湿热，而通肾交心；泽泻泻膀胱水邪，而聪耳明目。六经备治，而功专肾肝，寒燥不偏，而补兼气血。苟能常服，其功未易殚述也。(《医方集解》)

(6) 清·王晋三：六味者，苦、酸、甘、咸、辛、淡也。《阴阳应象论》曰：精不足者，补之以味。五脏之精，皆赖肾气闭藏，故以地黄名其丸。地黄味苦入肾，固封蛰之本，泽泻味咸入膀胱，开气化之源，二者补少阴、太阳之精也。萸肉味酸入肝，补罢极之劳，丹皮味辛入胆，清中正之气，二者补厥阴、少阳之精也。山药味甘入脾，健消运之机，茯苓味淡入胃，利入出之器，二者补太阴、阳明之精也。足经道远，故制以大，足经在下，故治以偶。钱钟阳以肾气丸裁去桂、附，治小儿纯阳之体，始名六味。后世以六味加桂，名七味；再加附子，名八味，方义昧矣。(《绛雪园古方选注》)

(7) 清·沈金鳌：肾之蛰藏，必藉土封之力，《内经》所以谓肾合精，其主脾，不曰克，而反曰主也。罗淡生亦云：水藏土中。此前人补肾用六味，当知其入茯苓、山药之妙是已。但脾药甚多，而必用此二味者，实因补水故补土，水本湿土，又易生湿，故必须此二味能渗土中之湿，则上既无湿淫之患，而水之藏土中者，亦自若其性，而不至湿与湿并，多溃溢之病矣。此六味不用其他脾药，而必用茯苓、山药者，其旨更自深微，不可不知也。(《杂病源流犀烛》)

(8) 清·沈香岩：此为补阴之主方，补五脏之阴以纳于肾也。脏阴亏损，以熟地大滋肾阴，壮水之主以为君。用山萸肉之色赤入心，味酸入肝者，从左以纳于肾；山药之色白入肺，味甘入脾者，从右以纳于肾。又用三味通腑者，恐腑气不宣，则气郁生热，以致消烁脏阴，故以泽泻清膀胱，而后肾精不为相火所摇；又以丹皮清血分中热，则主血之心，藏血之肝，俱不为火所烁矣；又以茯苓清气分之热，则饮食之精，由脾输肺以下降者，亦不为火所烁矣。夫然后四脏之真阴无所耗损，得以摄纳精液，归入肾脏，肾受诸脏之精液而藏之矣。从来囫囵看过，未识此方之元妙，至于此极。今将萸肉、山药二味分看，一入心肝，一入肺脾，既极分明，而气味又融洽。将熟地、萸肉、山药三味总看，既能五脏兼入，不致偏倚，又能将诸脏之气，尽行纳入肾脏，以为统摄脏阴之主，而不致两歧。至泽泻、茯苓、丹皮与三补对看，其配合之妙，亦与三补同法。制方妙义，周备如此，非臻于神化者，其孰能之？唯其兼补五脏，故久服无虞偏胜，而为万世不易之祖方也。（《吴医汇讲》）

（9）清·费伯雄：此方非但治肝肾不足，实三阴并治之剂。有熟地之腻补肾水，即有泽泻之宣泄肾浊以济之；有萸肉之温涩肝经，即有丹皮之清泻肝火以佐之；有山药收摄脾经，即有茯苓之淡渗脾湿以和之。药止六味，而大开大阖，三阴并治，洵补方之正鹄也。（《医方论》）

（10）清·张秉成：此方大补肝脾肾三脏，真阴不足，精血亏损等证。古人用补，必兼泻邪，邪去则补乃得力。故以熟地之大补肾脏之精血为君，必以泽泻分导肾与膀胱之邪浊为佐；山萸之补肝固精，即以丹皮能清泄厥阴、少阳血分相火者继之；山药养脾阴，茯苓渗脾湿，相和相济，不燥不寒，乃王道之方也。（《成方便读》）

左归丸

【来源】《景岳全书》卷五十一

【组成】大怀熟 240 克　山药炒, 120 克　枸杞 120 克　山茱萸肉 120 克　川牛膝酒洗蒸熟, 90 克　菟丝子制, 120 克　鹿角胶敲碎炒珠, 120 克　龟板胶切碎炒珠, 120 克

【用法】上先将熟地蒸烂杵膏，炼蜜为丸，如梧桐子大。每服百余丸，食前用滚汤，或淡盐汤送下。

【功用】填补肝肾真阴。

【主治】真阴肾水不足，不能滋养营卫，渐至衰弱，或虚热往来，自汗盗汗；或神不守舍，血不归源；或虚损伤阴，或遗淋不禁；或气虚昏晕；或眼花耳聋；或口燥舌干；或腰酸腿软，凡精髓内亏，津液枯涸之证。

【方解】方中重用熟地滋肾以填真阴；枸杞益精明目；山茱萸涩精敛汗；龟、鹿二胶，为血肉有情之品，鹿胶偏于补阳，龟胶偏于滋肾，两胶合力，滋肾填阴，通任督二脉，益精填髓，有补阴中包涵"阳中求阴"之义。菟丝子配牛膝，强腰膝，健筋骨，山药滋益脾肾。共收滋肾填阴，育阴潜阳之效。

【临床运用】

1. 用方要点 本方为是治疗真阴不足证的常用方。以头目眩晕，腰酸脚软，舌光少苔，脉细为证治要点。

2. 随症加减 若真阴不足，虚火上炎者，去枸杞子、鹿角胶，加女贞子、麦冬以养阴清热；火烁肺金，干咳少痰者，加百合以润肺止咳；夜热骨蒸者，加地骨皮以清虚热，退骨蒸；小便不利、不清者，加茯苓以利水渗湿；大便燥结者，去菟丝子，加肉苁蓉以润肠通便；气虚者，加人参以补元气。

3. 使用注意 由于用药阴柔滋润，久服常服，每易滞脾碍胃，若脾虚泄泻者慎用。

4. 现代应用 本方常用于老年性痴呆症、围绝经期综合征、老年骨质疏松症、闭经、月经量少等属于肾阴不足，精髓亏虚者。

5. 历代名家的应用经验

（1）清·徐大椿：肾脏虚衰，真水不足，故见虚烦虚躁血气痿弱之证。熟地补阴滋肾，萸肉秘气涩精，枸杞填精补髓，山药补脾益阴，菟丝补肾脏以强阴，龟胶强肾水以退热，牛膝引药下行兼利二便也。然甘平之剂，不得阳生之力，而真阴之枯槁者，何以遽能充足乎？故少佐鹿胶以壮肾命精血，则真阴无不沛然矣，何虚躁虚烦之足患哉？其所去所加恰当。（《医略六书·杂病证治》）

（2）清·徐镛：左归宗钱仲阳六味丸，减去丹皮者，以丹皮过于动汗，阴虚必多自汗、盗汗也；减去茯苓、泽泻者，意在峻补，不宜于淡渗也。方用熟地之补肾为君；山药之补脾，山茱之补肝为臣；配以枸杞补精，川牛膝补血，菟丝子补肾中之气，鹿胶、龟胶补督任之元。虽曰左归，其实三阴并补，水火交济之方也。（《医学举要》）

（3）清·顾松园：此方壮水之主，以培左肾之元阴。凡精气大损，年力俱衰，真阴内乏，不能滋溉荣卫，渐至衰羸，即从纯补犹嫌不足，若加苓、泽渗利，未免减去补力，奏功为难，故群队补阴药中，更加龟、鹿二胶，取其为血气之属，补之效捷耳。景岳云：余及中年，方悟补阴之理，因推广其义而制左归丸、饮，但用六味之义，而不用六味之方，活人应手之效，不能尽述。凡五液皆主肾，故凡属阴分之药，亦无不皆能走肾，有谓必须引导者，

皆属不明耳。(《顾松园医镜》)

大补阴丸

【来源】《丹溪心法》

【组成】熟地黄120克 知母盐炒，80克 黄柏盐炒，80克 龟板制，120克
猪脊髓160克

【用法】以上五味，熟地黄、黄柏、龟板、知母粉碎成粗粉，猪脊髓置沸水中略煮，除去外皮，与上述粗粉拌匀，干燥，粉碎成细粉，过筛，混匀。每100克粉末加炼蜜10~15克与适量的水，泛丸，干燥，即得。

【功用】滋阴降火。

【主治】阴虚火旺证。骨蒸潮热，盗汗遗精，咳嗽咯血，心烦易怒，足膝疼热，或消渴易饥。

【方解】方中熟地益髓填精；龟板为血肉有情之品，擅补精血，又可潜阳，二药重用，意在大补真阴，壮水制火以培其本，共为君药。黄柏、知母清热泻火，滋阴凉金，相须为用，泻火保阴以治其标，并助君药滋润之功，同为臣药。再以猪脊髓、蜂蜜为丸，取其血肉甘润之质，助君药滋补精髓，兼制黄柏之苦燥，用为佐药。诸药合用，使水充而亢阳有制，火降则阴液渐复，共收滋阴填精，清热降火之功。

【临床应用】

1. 用方要点 以骨蒸潮热，盗汗遗精，咳嗽咯血，心烦易怒，足膝疼热，或消渴易饥，舌红少苔，尺脉数而有力为用方要点。

2. 随症加减 骨痛者，加蒲黄、五灵脂以活血化瘀止痛；贫血者，加当归、阿胶养血补血；咯血、吐血，加旱莲草、仙鹤草、侧柏叶；盗汗，加糯稻根、浮小麦、煅牡蛎。

3. 使用注意 本品滋腻而寒凉，凡脾胃虚弱、痰湿内阻、脘腹胀满、食少便溏者慎用。

4. 现代应用 西医学认为本方营养神经，提高免疫力，退热，抑菌。主要用于：肺结核、肾结核、骨结核、甲状腺功能亢进、糖尿病、红斑狼疮，见骨蒸潮热，盗汗遗精，腰酸腿软，眩晕耳鸣，或咳嗽咯血，或心烦易怒，

或足膝疼热，脉细数者。

5. 历代名家的应用经验

（1）大补阴丸为滋阴降火的代表方剂，张炳厚医师强调应在辨证施治的基础上应用本方。临症时应掌握同病异治、异病同治的灵活性，不可一概而论。本方适应范围广，在一定程度上可归因于阴虚体质及阴虚火旺病理变化的普遍存在。但由于本方药仅4味，在实际应用时宜适当加减化裁；可同时配合其他方剂，以提高疗效。此外，还应注意本方的应用宜忌。对实火证，或脾胃虚寒、食少便溏者，则不宜使用。张炳厚医师强调大补阴丸的配伍特点是滋阴药与清热降火药相配，培本清源，两者兼顾。其中熟地和龟板的用量较重，与知、柏的比例为3∶1，表明是以滋阴培本为主，降火清源为次。对于阴虚火旺证，若仅滋阴而不降火，则虚火难清；若只降火而不滋阴，即使火势暂息，犹恐复萌。故必须滋阴与降火合用，方可两全。张炳厚医师亦说，原方大补阴丸以相火旺为主，临证若见阴虚火旺不甚者，亦可只用炒知母、炒黄柏各3克，其缘由阴虚生内热，上工治未病，预防内热故也。

（2）周仲瑛说，阴常不足，阳常有余，故立大补阴丸以滋肾阴，泻相火。本方原用于治水亏火炎之咳血、痨瘵、咯血、吐血证。周师使用大补阴丸并不拘泥于原方原证，根据临床辨证，用于治疗失眠、崩漏及汗证，多获良效。

虎潜丸

【来源】《丹溪心法》

【组成】黄柏240克，酒炒　龟板酒炙，120克　知母酒炒，60克　生地黄60克　陈皮60克　白芍60克　锁阳45克　虎骨炙，30克　干姜15克

【用法】上为细末，炼蜜为丸，每丸重9克，每次1丸，日服2次，淡盐水或温开水送下。亦可水煎服，用量按原方比例酌减。

【功用】滋阴降火，强壮筋骨。

【主治】肝肾不足，阴虚内热之痿证。腰膝酸软，筋骨痿弱，腿足消瘦，步履乏力，或眩晕，耳鸣，遗精，遗尿，舌红少苔，脉细弱。

【方解】本方与大补阴丸均有熟地、龟板、黄柏、知母，有滋补肝肾之阴，清降虚火之功，用于肝肾阴虚火旺证。大补阴丸以猪脊髓、蜂蜜为丸，故滋补精血之功略胜；本方尚有锁阳、虎骨（狗骨代）、白芍、干姜、陈皮，故补血养肝之

力较佳，并有很好的强筋壮骨作用，且补而不滞，为治痿证的专方。

【临床运用】

1. 用方要点　用于肾虚骨瘦，筋骨缀弱，行步艰难，与熟地、牛膝等同用。

2. 随症加减　丹溪加干姜、白术、茯苓、甘草、五味子、菟丝子、紫河车，名补益丸，治痿。一方加龙骨，名龙虎济阴丹，治遗泄。

3. 使用注意　阴虚阳亢、脾虚泄泻、实热便秘均忌服。

4. 现代应用　脾胃不足，虚损。

阴分生阳汤

【来源】《丹溪心法附余》卷二十四

【组成】白术七分　白芍六分　当归一钱　甘草二分　苍术五分　陈皮八分

【功用】健脾益阴，化湿清热。

【主治】脾阴不足，湿浊不化所致不思饮食，食后腹胀，消瘦，口干唇燥，倦怠乏力，手足烦热，大便燥结，舌淡红少津，苔薄白，甚或干呕呃逆，脉濡或细数。

【方解】内伤虚损日久，脾阴亏损，运化失司，气血生化乏源，不能滋养五脏六腑、四肢百骸，且脾虚湿盛，故发此症。治疗应着重养阴和营，健脾利湿。方中白术甘淡而补脾阴，芍药、甘草相伍，酸甘化阴，养阴以清热；伍以当归，更增养阴和营、润燥生血之效；苍术、陈皮健脾行滞，淡渗利湿。本方配伍严谨，遣药精当，用于虚劳日久、脾阴受损而发热者佳。

【临床应用】

1. 用方要点　腹胀、纳呆、便结与阴虚见症为要点。

2. 随症加减　若喜叹息、胸胁疼痛者，可加香附、柴胡以舒畅气机；若大便溏、头晕、四肢无力者，加党参、茯苓以健脾益气；若口苦、两眼胀涩发红，可加龙胆草、栀子、石膏等以清泻肝火；若兼有牙龈嫩红肿、牙齿酸痛，可加生地、麦冬、枸杞以滋肾阴，润元阴。

3. 使用注意　实热火亢者，需慎用。

4. 现代应用　适用于证属脾阴虚证的慢性胃炎、糖尿病、小儿厌食等疾病。

补损百验丹

【来源】《摄生众妙方》卷二

【组成】菟丝子500克　生地黄250克

【用法】上为细丸。每服八九十丸，空心、食前用米汤、淡盐汤送下。

【功用】滋阴生津，健脾益胃。

【主治】脾胃不健，大肠不实，头眩目花，四肢倦怠，血少无精神。

【方解】本方主治脾虚运化不及，饮食不化，气血生成减少。方中菟丝子性味甘平，用之入肾，善补而不峻，益阴而固阳，又因味甘，疗脾虚久泻，饮食不化，四肢困倦，脾气渐旺，则气血自生，肌肉得养。生地滋养脾胃之阴，以助运化。药仅两味，功专效捷，是素体脾胃阴虚，身体虚弱者的较好补养方剂。

【临床应用】

1. 用方要点　面色萎黄无泽，纳呆不思食，头晕眼花，舌红干苔少或光剥，脉细数或细涩。

2. 随症加减　若脾气虚重者，伴有食后脘腹隐痛，日行大便数次、溏样，可加茯苓、白术、党参、砂仁、山药、白扁豆等以健脾益气；若有遗精白浊者，可加牡蛎、龙骨、海螵蛸以清湿浊止遗滑；若有腰膝酸软，夜尿频多者，可加狗脊、金樱子、淫羊藿以强筋壮骨、温肾止遗。

3. 注意事项　有高血压史的患者需慎用。

4. 现代应用　可用于男科的精液不化、精子活性下降的不育患者，以增强精子活力。

地黄煎丸

【来源】《太平圣惠方》卷二十六

【组成】生地黄4000克，洗净晾干，捣绞取汁　大麻仁250克，以水研滤取汁　牛髓500克　白蜜1000克　无灰酒五升　大枣50枚，煮取肉，烂研　生天冬200克，捣绞取汁，500克，上七味，同于银锅中熬成膏，入后药末　鹿角胶150克，捣碎，炒令黄燥　石斛30克覆盆子60克　酸枣仁30克，微炒　肉苁蓉60克　人参60克　附子60克，炮　牛膝30克　白茯苓60克　五味子60克　熟干地黄90克　补骨脂90克，微炒　干漆60克，捣碎，炒令烟出　肉桂90克　菟丝子90克，酒浸一宿，晒干，别捣罗为末

【用法】上为末，入前地黄煎汁，以慢火熬，候可丸，即丸如弹子大。每服一丸，空心、午前、晚饭后以温酒化下。若丸如梧桐子大，每次服二十丸。其药腊月合弥佳。

【功用】补肾填精。

【主治】肾脏劳伤，力气不足，羸瘦无力，肢节酸疼，腰脚多痛，不能久立。

【方解】本方为补肾填精，强筋壮骨之良剂。药取生地、熟地、火麻仁、牛髓、白蜜、天冬、鹿角胶、石斛、酸枣仁、五味子、覆盆子、牛膝等大队滋腻之品，滋阴养血，益肾补精，填髓强骨。精血之化生，赖于阳气之充足，故用人参、大枣、附子、肉桂、肉苁蓉、菟丝子、补骨脂、无灰酒等温阳益气，鼓舞精血生长，补肾益髓。佐用茯苓健脾利湿泄浊；干漆破血祛瘀以利气血，通经络以舒筋骨。诸药相合，大补阴精，填精益髓。

【临床应用】

1. 用方要点　腰膝酸软，眩晕耳鸣，失眠多梦，不能久立，舌红少津，脉细数。

2. 随症加减　若腰膝酸软重者，可加狗脊、骨碎补以强腰固肾；若胃纳差，食后腹胀，可加白术、山药以健脾益气，而纳差更甚者，可加羌活、独活等以鼓舞胃气；若夜尿、遗精频多者可加金樱子、白果等以固涩止遗。

3. 使用注意　服药期间，忌食萝卜、葱、蒜及豆类；肝功能不全者慎用。

4. 现代应用　用于男女的不孕不育症，证属肾阴不足的糖尿病、高血压、心脏早搏等疾病。同时也适用于证属肾精不足的疾病。

枸杞煎

【来源】《太平圣惠方》卷九十五

【组成】枸杞根（切）三斗　生地黄汁二升　鹿髓一升　枣膏半升

【用法】上先将枸杞根，以水五斗，煎去一斗，去滓澄清；纳铜锅中，煮取汁三升；纳地黄汁、鹿髓、枣膏，以慢火煎如稀饧。每服半匙，温酒调服，

一日三次。

【功用】补肾精，填骨髓，补虚劳，益颜色。

【主治】肾阴不足，精髓亏虚，腰膝酸软，脚腿无力，目暗昏花，耳鸣耳痒，早衰等。

【方解】肾阴为一身阴液之源泉，肾中阴精不足，则骨髓空虚，诸虚遂生。当以填精益髓，补肾滋阴为治。方用枸杞根为君，取其滋阴养精之功，以滋补肝肾，填养骨髓。臣以生地滋阴生津，补肾养精。佐以鹿髓、枣膏，滋补精髓以充先天，益气补中以健后天，使先后天互为充养而诸虚自愈。本方以膏滋为剂，滋养之功更强，尤宜于慢性虚损性疾病，以及年老体弱者服用。本方久服可延年益寿，轻身明目。

【临床应用】

1. 用方要点　腰膝酸软，脚腿无力，目暗昏花，男子精少不育，女子闭经不孕，性功能减退，发脱齿摇，耳鸣耳聋。

2. 随症加减　若肾精亏虚严重者，可加紫河车、熟地、锁阳、海狗肾以温肾填精，起再造之功；若手足怕冷，性欲淡漠，可加鹿茸、淫羊藿、巴戟天以暖肾助阳；若兼有肾阴不足者，可加女贞子、旱莲草以补益肾阴。

3. 注意事项　临床上可用鹿角胶代鹿髓，另可加羊髓或猪髓；素体脾胃虚弱、大便稀溏者宜从小量始服；若是小儿出现发育迟缓的肾精不足证者，应咨询医师，不可随意服用。

4. 现代应用　用于不育不孕症、性功能减退、成人早衰，证属肾精不足的老年痴呆症、糖尿病、高血压、帕金森综合征的患者。

补阴丸

【来源】《丹溪心法》卷三

【组成】龟板60克　黄柏30克

【用法】上细切地黄；酒蒸熟，捣细为丸服。

【功用】补阴降火。

【主治】真阴亏虚之腰膝酸软，眩晕耳鸣，口干咽燥，潮热盗汗，颧红烦热，舌红少津，脉沉细。

【方解】腰为肾之府，肾虚阴亏，经脉失养，故腰膝酸软；肾阴下亏，虚火上炎故颧红烦热，口干咽燥；肾阴亏乏，髓海不足；脑失所养，则眩晕耳鸣。本方重用龟板咸寒味重，滋阴填精，固本扶元；配以苦寒之黄柏，泻阴分之伏火而保阴。三药相伍，使真阴得补，虚火得降，阴阳相济。

【临床应用】

1. 用方要点 腰膝酸软，眩晕耳鸣，口干咽燥，潮热盗汗，颧红烦热，舌红少津，脉沉细。

2. 随症加减 真阴亏甚可酌加熟地、枸杞子、山药以滋补元阴；虚火较甚，加知母、地骨皮泻火保阴；足痿者加紫河车以填补精血；兼有气喘乏力、纳呆者，可加党参、白术、茯苓以健脾益气。

3. 注意事项 方中的龟板可为普通水龟或陆龟，不应以金钱龟等珍稀龟类为选材用药。

4. 现代应用 用于证属肾阴不足的糖尿病、高血压、牙龈肿痛、咽喉肿痛等疾病。

黄芪鳖甲散

【来源】《太平惠民和剂局方》卷五

【组成】人参、肉桂、苦桔梗各49.5克 干地黄99克 制半夏、炙紫菀、知母、赤芍、黄芪、炙甘草、桑白皮各75克 天冬、醋炙鳖甲各150克 秦艽、白茯苓、地骨皮、柴胡各99克

【用法】上为粗末。每服6克，水一盏，煎至七分，去滓，食后温服。

【功用】滋阴清热，益气固表。

【主治】虚劳客热，肌肉消瘦，四肢倦怠，五心烦热，口燥咽干，颊赤心忡，暮晚潮热，夜有盗汗，胸胁不利，减食多渴。

【方解】本方以鳖甲配黄芪治为君，滋阴益气，除热固表；以人参、干地黄、天冬、赤芍以加强滋阴补气，养血活血之力；以地骨皮、秦艽、柴胡、知母以退阴分之虚热；以桑白皮泻肺中之伏火；紫菀辛散苦泄，下气化痰止咳；茯苓健脾益气，培土生金；佐以甘草调和诸药，兼有泻火养阴之效。

【临床运用】

1. 用方要点 虚劳客热，肌肉消瘦，四肢倦怠，五心烦热，口燥咽干，颊赤心忡，暮晚潮热，夜有盗汗，胸胁不利，减食多渴。舌红少苔，脉细数。

2. 随症加减 若兼肺气不足可加沙参、西洋参以补肺气而不助热；阴虚重者加麦冬、百合；胸闷痰多，加瓜蒌、贝母。

3. 使用注意 内有实热者，不宜用本方。

4. 现代应用 用于慢性气管炎、支气管扩张、支气管哮喘等，证属阴虚有热者。

润燥饮

【来源】《辨证录》卷九

【组成】 麦冬 30 克 熟地 30 克 苏子 3 克 白芥子 6 克 甘草 3 克 桔梗 9 克 天冬 9 克 山茱萸 15 克 北五味子 1.5 克 人参 3 克

【用法】 水煎服，日服 1 剂。

【功用】 滋阴润肺，清化痰热。

【主治】 阴虚枯槁，肺气困乏，嗌塞喉干，咯痰动嗽。

【方解】 此方用麦冬、天冬以润肺，熟地、山萸肉以补肾，肺肾相通，金水相生，共成滋水之源，壮水之主之功效；加人参、五味子以益气培本，取其气旺而津生之意；又恐过于补肾而不上走益肺，故用桔梗升提之味，使益肺多于益肾；更入苏子、甘草调和于上焦之间，同白芥子以消胸膈之痰，又不动火增燥。是方补泻兼顾，补中有清，肺肾双补，气阴双调，实为治疗阴虚咳嗽之佳方。

【临床运用】

1. 用方要点 肺阴亏虚证：肺阴亏虚，虚热内扰，干咳少痰，或痰黏不易咯出，或痰中带血，口燥咽干，或音哑，潮热颧红，或有盗汗，舌红少津，脉细数等。

2. 随症加减 若阴虚盗汗、骨蒸、潮热者，加银柴胡、白薇、知母、地骨皮之类；形体瘦削，肺肾虚损太甚者，加紫河车、蛤蚧、龟板、杜仲等，或制成丸剂，缓以培本。

3. **使用注意** 若属阳虚者不宜服用。

4. **现代应用** 可用于治疗慢性支气管炎、支气管扩张症、支气管哮喘、肺结核、慢性咽喉炎等。

天门冬汤

【来源】《圣济总录》卷九十一

【组成】天冬、麦冬、柴胡、桑白皮、炙甘草各二两　山芋、人参各一两五钱 熟干地黄焙、生干地黄焙，各三两　枇杷叶去毛、枳壳、石斛、白茯苓各一两

【用法】上为粗末。每服三钱匕，水一盏，煎至七分，食后去滓温服，一日二次。

【功用】生津益气，除热清肺。

【主治】肺阴不足，阴亏火旺，气道清肃失畅所致口舌干燥，津液减耗；及口疮，牙齿宣露。

【方解】方用天冬、麦冬滋阴生津，润肺清热为君；配以生干地黄、熟干地黄、石斛以增滋阴润燥之功，桑白皮、枇杷叶清热泻火，清肃肺气，柴胡轻疏气机，泻热以保阴，共为臣药；佐以人参、山芋（山药）、白茯苓健脾益气，生津开源，枳壳理气下行，甘草调中为使药。诸药合用，津生气足，气机调畅，上述诸症自除。

【临床运用】

1. **用方要点** 干咳无痰或痰少而黏，甚或痰中带血，伴有潮热、盗汗、颧红、消瘦、五心烦热、大便干、小便少、舌红少津、脉细数。

2. **随症加减** 若干咳，痰中带血者，去柴胡，加阿胶、白茅根、杏仁；若频频咳嗽，影响睡眠者，加百部、款冬花；如骨蒸、潮热、盗汗重者，加银柴胡、白薇、地骨皮；形气瘦削，气阴虚损太甚者，酌加紫河车、龟板、蛤蚧等。

3. **使用注意** 若外感肺气郁闭之热则忌用。

4. **现代应用** 可用于治疗慢性支气管炎、支气管扩张症、支气管哮喘、慢性咽喉炎等。

调肝散

【来源】《症因脉治》卷二

【组成】当归　生地　白芍药　川芎　柴胡　山栀　黄芩　广陈皮　甘草

【用法】上为细散。每服 9 克，日 2 次，温开水送服。

【功用】滋阴养血，疏肝清热。

【主治】肝虚劳伤，筋挛烦闷，眼目赤涩，毛焦色夭，腹痛，指甲痛，筋骨酸疼，寒热咳逆，肝血不足而有火者。

【方解】肝虚劳伤，阴血不足，久则虚热内生，治当滋养阴血，兼清虚热。方用当归、生地、白芍、川芎，仿四物汤养血和血，以调补肝脏；柴胡、山栀、黄芩疏肝清热，除烦闷，退寒热；陈皮、甘草补气调中，理气健脾，以生气血，补肝虚。诸药相合，则阴血得补，虚热得清。

【临床运用】

1. 用方要点　肝阴虚证：头晕耳鸣，两目干涩，面部烘热，胁肋灼痛，五心烦热，潮热盗汗，口咽干燥，或见手足蠕动。舌红少津，脉细数或虚弦。

2. 随症加减　大便秘者加瓜蒌仁、火麻仁、郁李仁；不眠者加柏子仁、酸枣仁、五味子；虚热多汗者加地骨皮、石斛。

3. 使用注意　若证属停痰积饮，或实热积滞，则不宜使用。

4. 现代应用　可用于肝硬化、脂肪肝、贫血、营养不良、慢性肝炎、慢性胃炎、胃及十二指肠溃疡、神经症、带状疱疹、中心性视网膜炎等，证属肝阴虚者。

补肝汤

【来源】《脉症正宗》卷一

【组成】生地二钱　当归一钱　白芍八分　柴胡八分　枣仁一钱　车前八分牛膝八分

【用法】水煎服。

【功用】滋补肝阴。

【主治】 肝阴不足，体倦乏力，视物昏花等。

【方解】 本方以滋养肝中阴血为治。方选生地为君，大补肝肾之阴，兼清虚热，以奏滋阴养血柔肝之功。当归、白芍为臣，养血敛阴，柔肝止痛，平抑肝阳。佐以枣仁养血，柴胡疏肝，车前清肝明目，牛膝滋补肝肾。诸药相合，滋中有清，清中寓补，使肝阴得滋，虚热得清，肝阳得疏，诸症自除。

【临床运用】

1. 用方要点 头晕耳鸣，两目干涩，面部烘热，胁肋灼痛，五心烦热，潮热盗汗，口咽干燥，或见手足蠕动。舌红少津，脉弦细数。

2. 随症加减 视物不清较甚者，倍白芍、枣仁。

3. 使用注意 若证属停痰积饮，则不宜使用。

4. 现代应用 可用于慢性肝炎、慢性胃炎、胃及十二指肠溃疡、神经症、带状疱疹、中心性视网膜炎等，证属肝阴虚者。

柏子仁丸

【来源】《鸡峰普济方》卷九

【组成】 柏子仁1.2克　人参、半夏、茯苓、牡蛎、五味子、白术、净麸各0.9克　木香0.3克

【用法】 上为细末，枣肉为丸，如梧桐子大。每服20丸，米饮送下，不拘时候。

【功用】 益气养阴，固表止汗。

【主治】 虚劳多汗。

【方解】 虚劳气虚肌表不固，则易出汗；汗出过多则易耗伤心血。治宜益气固表，补养阴津为主。方中柏子仁气味清香，体多润滑，长于养心安神，润肠通便；凡补脾药多燥，柏子仁润药而香能舒脾，燥脾药中兼用最良；人参、茯苓、白术健脾益气，气旺能固，则汗自止；半夏、木香行气理滞，助参、苓健脾和胃；五味子酸收，能益气生津止汗；牡蛎、净麸收敛固摄，与益气之品相伍，共奏固表止汗之功。

【临床运用】

1. 用方要点 食欲不振，久咳不止，气短而喘，声低懒言，乏力少气，或吐痰清稀而多，或见面白无华，舌质淡，苔白滑，脉细弱。

2. 随症加减 若气虚甚者，可加黄芪、甘草；咳嗽甚者加紫菀、杏仁。

3. 使用注意 若外感风邪，营卫失和之实证自汗，则非所宜。

4. 现代应用 常用于过敏性鼻炎、慢性胃炎、慢性支气管炎、消化不良、汗症等，证属表虚易感外邪者。

第五节　补阳方

补阳剂，适用于阳虚证。症见面色苍白，形寒肢冷，腰膝酸痛，下肢软弱无力，小便不利，或小便频数，尿后余沥，少腹拘急，男子阳痿早泄，女子宫寒不孕，舌淡苔白，脉沉细，尺部尤甚等。

金匮肾气丸

【来源】《金匮要略》

【组成】干地黄240克　山药120克　山茱萸120克　泽泻90克　茯苓90克　牡丹皮90克　桂枝、附子炮，各30克

【用法】上八味，末之，炼蜜和丸梧子大，酒下十五丸，加至二十五丸，日再服。

【功用】温补肾阳，化气行水。

【主治】肾阳不足证。腰痛脚软，身半以下常有冷感，少腹拘急，小便不利，或小便反多，入夜尤甚，阳痿早泄，舌淡而胖，脉虚弱，尺部沉细，以及痰饮，水肿，消渴，脚气等。

【方解】方中附子大辛大热，为温阳诸药之首；桂枝辛甘而温，乃温通阳气之要药，二药相合，补肾阳之虚，助气化之复，共为君药。然肾为水火之脏，内寓元阴元阳，若单补阳而不顾阴，则阳无以附，无从发挥温升之能，正如张介宾所说："善补阳者，必于阴中求阳，则阳得阴助，而生化无穷"，故重用干地黄滋阴补肾；配伍山茱萸、山药补肝脾而益精血，共为臣药。再以泽泻、茯苓利水渗湿，丹皮清火，三药寓泻于补，俾使邪去而补药得力。诸药合用，助阳之弱以化水，滋阴之虚以生气，使肾阳振奋，气化复常，则诸症自除。

【临床运用】

1. 用方要点 本方为补肾助阳常用方。临床应用以腰痛脚软，小便不利

或反多，舌淡而胖，脉虚弱而尺部沉细为辨证要点。

2. 随症加减　若气虚甚者，可加人参或黄芪以补气而助阳；若阳虚精滑或便溏者，加补骨脂、五味子以温肾涩精止泻；若阳痿不举者，加巴戟天、肉苁蓉等以助阳。

3. 使用注意　如有咽干、口燥、潮热、盗汗、舌红苔少等肾阴不足、虚火上炎症状者忌服本方。

4. 现代应用　可用于腰痛病、骨关节炎、慢性腰肌劳损、腰椎骨质增生、老年人骨质疏松、性功能减退等。

右归丸

【来源】《景岳全书》

【组成】熟地黄 240 克　山药 120 克　山茱萸 90 克　枸杞子 90 克　鹿角胶 120 克　菟丝子 120 克　杜仲 120 克　当归 90 克　肉桂 60 克　制附子 60～180 克

【用法】上为细末，先将熟地蒸烂杵膏，加炼蜜为丸，如弹子大。每服二至三丸，以白开水送下。（现代用法：大蜜丸剂，每丸重 9 克，成人每次服 1 丸，每日 2～3 次。7 岁以下儿童用量减半。）

【功效】温补肾阳，填精益髓。

【主治】肾阳不足，命门火衰证。临证以神疲乏力、畏寒肢玲、腰膝酸软、脉沉迟为证治要点。

【方解】本方以附子、肉桂、鹿角胶为君药，温补肾阳，填精补髓。臣以熟地黄、枸杞子、山茱萸、山药滋阴益肾，养肝补脾。佐以菟丝子补阳益阴，固精缩尿；杜仲补益肝肾，强筋壮骨；当归补血养肝。诸药配合，共奏温补肾阳，填精止遗之功。

【临床应用】

1. 用方要点　主治肾阳不足引起的命门火衰，神疲气怯，畏寒肢冷，阳痿遗精，不能生育，腰膝酸软，小便自遗，肢节痹痛，周身浮肿；或火不能生土，脾胃虚寒，饮食少进，或呕恶腹胀，或翻胃噎膈，或脐腹多痛，或大便不实，泻痢频作。

2. 随症加减　若阳衰气虚，加人参、黄芪；阳虚滑精，大便溏泻者，加补骨脂、覆盆子；肾虚泄泻不止者，加肉豆蔻、五味子；饮食减少或不易消化，或反胃吞酸，加干姜。

3. 使用注意 忌食生冷，肾虚有湿浊者不宜应用。

4. 现代应用 乳糜尿，性功能减退、肾病综合征、老年骨质疏松症、坐骨神经痛、肥大性脊椎炎、慢性支气管炎、腰肌劳损、贫血、白细胞减少症等属于肾阳不足者。

赞育丹

【来源】《景岳全书》卷五十一

【组成】熟地（蒸，捣）、白术各240克 当归、枸杞各180克 杜仲（酒炒）、仙茅（酒蒸一日）、巴戟肉、甘草（炒）、山茱萸、淫羊藿（羊脂拌炒）、肉苁蓉（酒洗去甲）、韭子、炒黄各120克 蛇床子（微炒）、制附子、肉桂各60克

【用法】上为末，炼蜜为丸服。若作汤剂，则用量按原方比例酌减。

【功用】温肾壮阳，益精补血。

【主治】肾阳不足，阳痿精衰，虚寒无子。

【方解】本方为张介宾所拟的著名补肾方剂。方中群集附子、肉桂、杜仲、仙茅、巴戟、淫羊藿、肉苁蓉、韭子、蛇床子等大队辛温入肾壮阳之品，以温壮元阳，补益命火；再配熟地、当归、枸杞子、山茱萸等填精补血，"阴中求阳"，制阳药之温燥；又有白术一味，益气健脾，先后天并补。诸药配伍，共成温壮肾阳，填精补血之功。

【临床运用】

1. 用方要点 肾阳亏虚，下元虚寒，畏寒肢冷，阳痿精衰无子，精神萎靡，脉弱。

2. 随症加减 阳气大虚者，可加人参、鹿茸。

3. 使用注意 阴虚内热或阳气素盛者忌服本方。

4. 现代应用 用于治疗男子阳痿精衰、虚寒不育等疾病。

斑龙丸

【来源】《景岳全书》

【组成】 鹿角胶（炒成珠子）、鹿角霜、菟丝子（酒浸，研细）、柏子仁（取仁，洗净）、熟地黄各250克　白茯苓、补骨脂各120克

【用法】 先将鹿角胶溶化，余药共研细末，以酒打糊为丸，如梧桐子大。每服2～3克，日服2～3次，空腹淡盐汤或酒送下。也可改作汤剂水煎服，用量须酌减至汤剂常规用量。

【功用】 补益元阳。

【主治】 肾阳不足，腰膝疼痛，阳痿早泄，或小便增多，淋漓不尽，耳鸣，体倦心烦，或老年阳虚，时常畏寒，气力衰微。

【方解】 鹿与游龙相戏，必生异角，故得称龙；鹿有文，故称斑。用其角为方，故名斑龙。鹿卧则口朝尾闾，故为奇经督脉之方。凡入房竭精，耗散其真，形神俱去，虽温之以气、补之以味，不能复也。故以有情之品，专走督脉，复以少阴、太阳之药治其合，乃能搬运精髓，填于骨空，大会于督脉之囟会而髓海充盈。鹿角霜通督脉之气也，鹿角胶温督脉之血也，补命门，大补精髓，最能补精生血而益元阳。菟丝子、骨脂温肾中之气也，助肾阳。熟地黄滋补肾阴，益阴以配阳，补肾中之精也。柏仁属木性润，养心安神，骨脂属火性燥，非但有木火相生之妙，而柏仁通心，骨脂通肾，并有水火既济之功。使以茯苓性上行而功下降，用以接引诸药，归就少阴、太阳，达于督脉，上朝髓海，而成搬运之功。

【临床应用】

1. 用法要点　主要用于治疗肾阳不足，遗精阳痿，尿频尿多症。

2. 随症加减　临床如见阳损及阴者，加龟板、鳖甲、枸杞子；心肾两虚者，加麦冬、人参、远志；脾肾两虚者，加淮山药、芡实、石莲肉。

3. 使用注意　凡见咽干口燥、舌红苔黄等属阴虚火旺者，忌用本方；纳呆口苦、胸闷苔腻者，也不宜服用。

4. 现代应用　用于阳痿，早泄，遗精，性欲减退，前列腺肥大症，精液

异常症，夜尿增多症等证属肾阳虚者。

5. 古代名家应用经验

（1）《医方集解》：此手、足少阴药也。鹿角胶霜、菟丝、熟地皆肾经血分药也，大补精髓；柏子仁入心而养心气，又能入肾而润肾燥，使心肾相交。心志旺而神魂安，精髓充而筋骨壮，去病益寿，不亦宜乎？

（2）《医方论》：鹿角、菟丝阴中之阳也；地黄阴中之阴也，用以补肾，不偏不倚。

（3）《澹寮集验方》（元·僧人继洪）："昔西蜀市中，尝有一道人货斑龙丸，一名茸珠丹。梅大醉高歌曰：尾闾不禁沧海竭，九转灵丹都慢说，惟有斑龙顶上珠，能补玉堂阙下穴。"此方是在《医学正传》斑龙丸的基础上加了鹿茸、阳起石、肉苁蓉、酸枣仁、黄芪、黑附子而来的。

（4）《证治要诀》（戴原礼）："治头眩运，甚屋转眼黑，或如飞物，或见一为二，用茸珠丹甚效。"其中茸珠丹即指斑龙丸。

健固汤

【来源】《傅青主女科》

【组成】人参15克　白术30克　茯苓9克　薏苡仁9克　巴戟天15克

【用法】水煎服。

【功效】温补脾肾，固肠止泻。

【主治】肾阳虚弱，不能温煦脾土，水湿下注所致之证。临床多表现为经行或经后，大便泄泻，或黎明之际泄泻，并可伴见头晕耳鸣，畏寒喜温，手足发冷，腰膝酸软，经色淡，质清稀，色淡苔白，脉沉迟而弱等。

【方解】方中以党参、白术、茯苓、薏苡仁益气健脾，渗湿止泻，巴戟天温肾壮阳。共奏温补脾肾，固肠止泻之功效。

【临床应用】

1. 用方要点　本方为肾虚之证而设。

2. 随症加减　临床可酌加补骨脂、肉桂、赤石脂等，以增强温肾固肠之力；脾虚明显者，加淮山药、炒扁豆、砂仁；肾阳虚五更泻为主，加制附子、补骨脂、吴茱萸、五味子；兼肝郁者，加白芍、防风、陈皮、香附；痛经者，合失笑散；经量多，泻不止者，加益母草、赤石脂。

3. 现代应用　经前期紧张综合征、慢性肠炎、肠功能紊乱等。

阳起石丸

【来源】《妇科玉尺》

【组成】阳起石30克　菟丝子30克　鹿茸9克　炮天雄15克　韭子15克　肉苁蓉15克　覆盆子15克　桑寄生15克　石斛9克　沉香6克　蚕娥9克

【用法】共为细末，炼蜜为丸，如梧桐子大，每服9~15克，日2次，空腹淡盐汤送下。亦可以作汤剂，按原方比例酌定用量，水煎服。

【功用】温肾壮阳，益精种子。

【主治】肾劳虚损，腰脚酸疼，少腹急痛，小便滑数，面色黧黑。及阴部冷痛瘙痒，或生疮出黄脓水。元气虚寒，精滑不禁，大便溏泄，手足厥冷。

【方解】方中阳起石温肾壮阳振痿，《本草经疏》谓其"补助阳气，并除积寒宿学留滞下焦之圣药"，韭子、肉苁蓉、菟丝子、覆盆子温肾益阴生精；天雄温补肾命，以助元阳；沉香暖肾而行气滞；鹿茸、蚕蛾为血肉有情之品，温肾填髓生精；桑寄生益肾养血生精；石斛凉润，养脾肾之阴，以防辛热之品伤阴之弊。共奏温肾壮阳，益精种子之功效。使肾阳得壮，命火得补，生精功能得复而病愈。

【临床运用】

1. 用方要点　用于肾阳虚证，以腰膝酸软而折，阳痿早泄，遗精滑精，胸中短气，盗汗自汗为辨证要点。

2. 随症加减　若强壮人服，觉火热，去天雄，加肉苁蓉。

3. 使用注意　服药后，忌热食少时。

4. 现代应用　现在常用于治疗男性肾虚，不育等症，均具有一定疗效。

龙虎饮

【来源】《魏氏家藏方》卷四

【组成】鹿茸（酒浸，酥炙）、附子（炮）各二两　人参、草薢、金钗石斛、杜仲、肉苁蓉、木瓜、当归、黄芪（蜜炙）各半两

【用法】上咬咀。每服三钱，水一盏半，加生姜三片，枣子一枚，煎七分，去滓，食前服。

【功用】补益精血，强壮筋骨。

【主治】虚劳脚弱。

【方解】道家以龙比作人之元阳，以虎比作人之肾水，本方名曰龙虎饮，是取阴阳相合，水火既济之意。方中鹿茸生精补髓，养血益阳，强筋健骨；附子峻补元阳，益火之源，助鹿茸补益荣养机体之力；人参、黄芪健脾益气；当归养血行血；石斛养胃生津；杜仲、肉苁蓉补肝肾，强筋骨；萆薢祛风湿而通络；木瓜味酸入肝，疏利筋脉。诸药相伍，阴阳相交，水火相济，则精充血足，筋脉得养，虚劳脚弱自愈。

【临床应用】

1. 用方要点　面白无华，胸闷少气，足痿无力，形寒肢冷，舌淡胖苔白滑，脉沉细弱。

2. 随症加减　若腰膝酸者重者，可加牛膝、骨碎补、狗脊、川断等以强筋健骨；若夜尿多重者，可加覆盆子、金樱子、海狗等以温肾固涩；若四肢运动僵硬，可加桑寄生、穿筋藤、威灵仙等以舒筋活络。

3. 使用注意　脾虚者须慎用，忌牛肉、萝卜、葱、蒜。

4. 现代应用　适用于证属虚劳脚弱的疾病，如糖尿病足、退行性肌萎缩、下肢肌无力等。

秃鸡散

【来源】《千金要方》卷二十

【组成】蛇床子、菟丝子、远志、防风、巴戟天、五味子、杜仲、肉苁蓉各60克

【用法】上为末，酒下方寸匕，每日2次，常服勿绝。

【功用】温肾壮阳，补益精髓。

【主治】肾阳虚所致腰膝冷疼，遗精尿频，阳痿早泄。

【方解】方中蛇床子、巴戟天、肉苁蓉、杜仲均为温肾壮阳之品，是治疗肾虚阳虚所致遗精、早泄等病症之要药；配菟丝子既补肾阳，又补肾阴，且

能固精缩尿；五味子酸能收敛，性温而润，为固肾涩精之佳品，诸药相合，温肾壮阳，固肾涩精，本方可用于中年早衰，性功能低下，或肾元不足，阳气亏损，症见阳痿、遗精、早泄者。

【临床运用】

1. 用方要点 腰膝酸软、畏寒怕冷、精神不振、舌淡胖苔白、脉沉弱无力，可兼见男子阳痿早泄，妇女宫寒不孕；或大便久泻不止，完谷不化，五更泄泻；或浮肿，腹部胀满；或心悸、咳喘等症。

2. 随症加减 若兼气虚者可加人参、白术、茯苓、黄芪；若阳虚精滑或便溏者，可加补骨脂。

3. 使用注意 湿热下注或阴虚火旺者，禁用。

4. 现代应用 可用于性功能减退、精子缺乏症、男子不孕症、坐骨神经痛、腰肌劳损、慢性肾炎、慢性肾衰竭、腰痛。

青娥丸

【来源】《太平惠民和剂局方》卷五

【组成】胡桃20枚　蒜（熬膏）120克　补骨脂240克　杜仲480克

【用法】上药四味为细末，熬膏为丸。每服30丸，空心温酒下，妇人淡醋汤下。

【功用】补肾阳，壮腰膝。

【主治】肾虚腰痛如折，起坐艰难，难以转侧俯仰者。

【方解】此为肾虚腰痛的常用方剂。方中补骨脂、胡桃肉皆为补肾助阳壮腰之品，二药一润一燥，起相须相使作用，加强补肾功效、壮筋骨、活血脉；以大蒜熬膏为丸，取其辛热助阳止痛。四药合用，共起补肾壮腰，益精助阳之功。故原书云"常服壮筋骨，活血脉，乌髭须，益颜色"。

【临床运用】

1. 用方要点 腰膝酸软而折，畏寒肢冷，起坐艰难，难以转侧俯仰，头目眩晕，精神萎靡，舌淡胖苔白，脉弱。

2. 随症加减 若气虚甚者，可加人参或黄芪以补气而助阳；若阳虚精滑或便溏者，加补骨脂、五味子以温肾涩精止泻；若阳痿不举者，加巴戟天、肉苁蓉等以助阳。

3. 使用注意　阴虚内热或阳气素盛者忌服本方。

4. 现代应用　可用于腰痛病、骨关节炎、慢性腰肌劳损、腰椎骨质增生、老年人骨质疏松、性功能减退等。

巩堤丸

【来源】《景岳全书》卷五十一

【组成】熟地、菟丝子、白术（炒）各60克　北五味、益智仁、补骨脂、附子（制）、茯苓、家韭子各30克

【用法】上药九味，研为末，山药糊丸，如梧桐子大。每服百余丸，空心开水或温酒送下。

【功用】温补脾肾，固肾缩尿。

【主治】命门火衰、小便失禁或溺后余沥不尽，形寒怯冷，腰酸脚弱。

【方解】本方所治为肾阳不足，气化无权，膀胱固摄失约而成。方用菟丝子、补骨脂、附子、家韭子温补肾阳，以助膀胱气化；配白术、山药、茯苓补气健脾，以助肾固摄，脾肾并补；熟地滋补肾阴，以求"阳得阴助则生化无穷"，以上诸药以治本为主。益智仁既能温脾暖肾，又可固摄缩尿，与五味子相合，共起补肾缩尿之功，兼以治标。综观全方，其配伍特点为标本兼顾，重在治本，以补为主，补中有涩。因本方能补肾固涩，缩尿止遗，犹如巩固堤防，故命名巩堤丸。本方对老年肾阳亏虚，命门火衰所致小便淋漓不尽者有良效。

【临床运用】

1. 用方要点　面色白，畏寒肢冷，腰膝或下腹冷痛。或泄泻，或下利清谷，小便失禁或尿后余沥不尽。舌淡胖，苔白滑，脉沉细。

2. 随症加减　气虚者加人参二两，体虚者加黄芪以益气。若困痳不醒者加菖蒲以醒神。泄泻不止者加石榴皮、乌梅、诃子肉等。

3. 使用注意　阴虚内热或阳气素盛者忌服本方。

4. 现代应用　可用于遗尿症、尿失禁、尿频、乙肝相关性肾炎等证属脾肾阳虚者。

附术汤

【来源】《重订严氏济生方》

【组成】附子炮、白术各一两　杜仲半两

【用法】上㕮咀。每服四钱，水一盏半，生姜七片，煎至七分，去滓，温服，空心食前。

【功用】温肾阳，逐寒湿，强腰膝。

【主治】湿伤肾经，腰肿冷痛，小便自利。

【方解】本方是由《金匮》白术附子汤去甘草、大枣，加杜仲而成。附子温肾助阳，散寒止痛，白术益气健脾，燥湿除痹，两药合之，共逐肾经之寒湿，前人有"附子以白术为佐，乃除寒湿之圣药"之说；杜仲善补肝肾，强腰膝，生姜辛温而散，可助附子、白术除寒湿。四药配伍，共奏温肾阳，逐寒湿，强腰膝之功。本方适用于肾阳不足，寒湿痹阻者，以腰膝冷痛、沉重无力、活动不利等为主症。

【临床运用】

1. 用方要点　面色白，畏寒肢冷，腰膝或下腹冷痛。或泄泻，或下利清谷，小便失禁或尿后余沥不尽。舌淡胖，苔白滑，脉沉细。

2. 随症加减　气虚者加人参二两，体虚者加黄芪以益气。若畏寒肢冷，阳虚明显者加鹿角胶、菟丝子、续断。

3. 使用注意　阴虚内热或阳气素盛者忌服本方。

4. 现代应用　本方可用于治疗心力衰竭、低血压、风湿病、肠胃病、头晕等。

鸡肠散

【来源】《赤水玄珠全集》卷十五

【组成】肉桂、龙骨各4.5克　白茯苓、桑螵蛸、牡蛎粉各9克　鸡肠1具

【用法】分2剂，水煎，姜3片，枣2枚。空心温服。

【功用】温补肾阳，固涩止遗。

【主治】肾与膀胱虚冷，遗尿失禁或唾自出。

【方解】鸡肠"主遗尿"（《本经》），专治"小便数不禁"（《别录》），与肉桂、桑螵蛸、龙骨、牡蛎、茯苓等药配伍，可温补肾阳，固涩止遗，以治疗肾阳虚衰，膀胱不约所致的遗尿失禁，或夜尿。此外，尚可用于遗精、滑精等属肾阳虚衰者。

【临床运用】

1. **用方要点**　肾精不固：肾虚不固之遗精。遗精滑泄，神疲乏力，四肢酸软，腰痛，耳鸣，舌淡苔白，脉细弱。

2. **随症加减**　肾阴虚者，加女贞子、龟板等滋养肾阴；阴虚火旺，加生地、丹皮、知母、黄柏以滋阴降火；肾阳虚损，加鹿角霜、补骨脂、巴戟天以温肾固涩；肾精亏虚，加熟地、紫河车以填补肾精。

3. **使用注意**　本方收敛固涩有恋邪之弊，故外感发热者须停药。

4. **现代应用**　用于治疗慢性前列腺炎、精囊炎、神经衰弱等，以及某些慢性消耗性疾病、慢性功能衰退性疾病。

草还丹

【来源】《济阴纲目》卷六十四

【组成】山茱萸 500 克　补骨脂 250 克　当归 120 克　麝香 3 克

【用法】上为末，炼蜜丸，如桐子大。每服八十丸，临卧酒、盐汤服下。

【功用】益元阳，补元气，固元精，壮元神。

【主治】虚损诸症。

【方解】元气为人体根本之气，它根于肾，与肾阳一样，赖肾中精气所化生。肾阳虚衰，精气亏损，常致元气不足，而百病乃生，早衰折寿。本方重用酸涩微温之山茱萸为君药，补精助阳，收敛精气；臣以性温之破补骨脂温肾壮阳固精；合之则益精壮阳，以补元气。阳衰气弱，温煦失职，推动无力，必致气血运行不畅，故又佐以辛温之当归、麝香调畅气血。四药配伍，益精壮阳，调和气血，温而不燥，补中有行，使肾精充，阳气旺，元气充沛，气血冲和，则百病不生，延年益寿，老而还少，犹如枯草返青，故方名"草还丹"，原书云"此延年嗣续之至药也"。本方适用于老人及未老先衰者，属阳虚精亏证。

【临床运用】

1. 用方要点 肾气不足，腰酸脚软，肢体畏寒，少腹拘急，小便不利或频数，舌质淡胖，苔薄白，脉沉细无力。

2. 随症加减 气虚者可加人参、黄芪；腰痛甚者加杜仲；水肿者加猪苓、泽泻。

3. 使用注意 阴虚火旺，实热伤津者慎用。

4. 现代应用 用于慢性肾炎、甲状腺功能低下、前列腺肥大、糖尿病、高血压、神经衰弱、慢性支气管哮喘、房室劳伤。

壮阳丹

【来源】《赤水玄珠》卷十

【组成】 肉苁蓉、五味子、蛇床子、远志、莲心、菟丝子、益智仁各30克 山药60克 沉香15克

【用法】 上为细末，炼蜜为丸，如梧桐子大。每服五十丸，空心以温酒送下。宜二三日用一剂。

【功用】 温肾壮阳，补血固精。

【主治】 男子腰背冷疼，畏寒肢冷，遗精阳痿，多尿或不禁，面色苍白或淡晦，或有下利清谷者。

【方解】 方名壮阳丹，以壮肾中真元之阳而立方。腰为肾之府，督脉贯脊络肾而督诸阳。肾阳不足，失于温煦，故腰背酸痛，畏寒肢冷；阳气衰微，精关不固，故遗精、阳痿；肾关不固，开合失司，故二便自利或失禁。面色苍白、淡晦为阳气亏虚，阴寒内盛之象。治以强壮肾阳，兼养精血。方用肉苁蓉、菟丝子以温补肾阳；益智仁、五味子、莲心以收涩固精，且能助上二药温阳之效；山药健脾益气，培补后天，以滋化源；远志滋阴养神以助阳；沉香、蛇床子以引经归源。诸药相合，共奏温肾壮阳，补血固精之功。

【临床运用】

1. 用方要点 肾气不固证：面白神疲，听力减退，腰膝酸软，小便频数而清，或尿后余沥不尽，或遗尿，或小便失禁，或夜尿频多。舌淡苔白，

脉弱。

2. 随症加减　若阳虚甚者可加鹿茸、炮附子；养血补精可加熟地、枸杞子、当归等；遗精甚者加金樱子、桑螵蛸。

3. 使用注意　凡见咽干口燥、舌红苔黄等属阴虚火旺者，忌用本方；纳呆口苦、胸闷苔腻者，也不宜服用。

4. 现代应用　用于治疗前列腺肥大症，精液异常症，性功能减退症，不孕症，夜尿增多症，糖尿病等病症。

苍术黑豆饮

【来源】《先醒斋医学广笔记》

【组成】苍术十斤　黑豆

【用法】用黑豆一层，蒸二次，再用蜜酒蒸一次，加水，砂锅内熬浓汁，去滓，隔汤煮滴水成珠为度，每膏一斤，和炼蜜一斤。白汤调服。

【功用】健脾补肾，祛风湿，强筋骨。

【主治】脾肾虚寒所致腰膝冷痛，关节疼痛，屈伸不利。

【方解】本方以苍术气香辛烈，性温而燥，能健脾燥湿；黑豆补肾、活血、利水、祛风。二者相伍，加蜂蜜调制，共奏健脾补肾，祛风湿，强筋骨之效。主要适用于久病脾肾不足，风寒湿内侵，腰膝酸软、疼痛者。

【临床运用】

1. 用方要点　脾肾虚寒证：症见面色白，畏寒肢冷，腰膝冷痛，关节疼痛，屈伸不利，或下利清谷，或小便不利，面浮四肢肿。舌淡胖，苔白滑或白腻，脉沉细。

2. 随症加减　若腰膝酸软者，加牛膝、杜仲以补肝肾，强筋骨；若健忘者，加龙眼肉、远志、石菖蒲以开窍安神；若肌肤麻木者，加黄芪、当归以益气养血等。

3. 使用注意　若素体阳盛者，慎用本方。忌辛辣、油腻、煎炸等食物。

第六节　阴阳双补方

阴阳双补剂，适用于阴阳两虚证。症见头晕目眩，腰膝酸软，阳痿遗精，畏寒肢冷，午后潮热等。

七宝美髯丹

【来源】《本草纲目》引《积善堂方》

【组成】赤何首乌、白何首乌各500克（米泔水浸三四日，瓷片刮去皮，用淘净黑豆二升，以砂锅木甑，铺豆及首乌，重重铺盖，蒸之。豆熟取出，去豆暴干，换豆再蒸，如此九次，暴干，为末） 赤茯苓、白茯苓各500克（去皮，研末，以水淘去筋膜及浮者，取沉者捻块，以人乳十碗浸匀，晒干，研末） 牛膝250克（酒浸一日，同何首乌第七次蒸之，至第九次止，晒干） 当归250克（酒浸，晒） 枸杞子250克（酒浸，晒） 菟丝子250克（酒浸生芽，研烂，晒） 补骨脂120克（以黑脂麻炒香）

【用法】为蜜丸，每服9克，日2服，淡盐水送服。

【功用】补益肝肾，乌发壮骨。

【主治】肝肾不足证。须发早白，脱发，齿牙动摇，腰膝酸软，梦遗滑精，肾虚不育等。

【方解】方中重用赤首乌、白首乌补肝肾，益精血，乌须发，壮筋骨，为君药。赤茯苓、白茯苓补益脾气，宁心安神，以人乳制用，其滋补之力尤佳，《随息居食谱·水饮类》谓人乳能"补血、充液、填精、化气、生肌、安神、益智"，而为臣药。佐以枸杞子、菟丝子补肝肾，益精血；当归补血养肝；牛膝补肝肾，坚筋骨，活血脉。少佐补骨脂，补肾温阳，并固精止遗，兼有"阳中求阴"之意。诸药相合，补肝肾，益精血，壮筋骨，乌须发，故以"美髯"名之。

【临床应用】

1. 用方要点 本方为平补肝肾，兼顾阴阳之剂。临床应用以须发早白，脱发，腰膝酸软为辨证要点。

2. 随症加减 脾胃虚弱者，酌配山药、白术、砂仁等健脾和胃之品。

3. 现代应用 常用于早衰之白发、脱发、神经衰弱、贫血、牙周病、附睾炎、男子不育、病后体虚等证属肝肾不足者。

4. 历代医家的应用经验

（1）季铁铮医生认为痴呆一症，病位在脑，病根却在肾肝两脏。肝肾同源，精血互生，生髓者精也，精之源血也，肝养血藏血，因此治痴呆必补其血，补血必养其肝。地黄饮子功在补肾，而缺少养肝补血之药为其治疗该病的不足之处，单纯使用该方，肾虽得治，而肝却失补，必成养血藏血不足。血不足，既匮精髓之源，无藏魂之质，亦乏养心之物。心不得养，神亦不守。因此在服地黄饮子汤剂的同时以七宝美髯丹丸剂配服，可收补缺增效之功。临床观察两方合用治疗老年痴呆症有明显疗效。

（2）吴利群医生研究表明，本研究结果提示交泰丸合七宝美髯丹随症加减治疗老年人不寐与复方枣仁胶囊相比总有效率相近，但临床痊愈和显效率明显要高。复方枣仁胶囊文献报道的疗效，和本组结果相近。因此，说明本研究的两方合用，并根据中医辨证分型，随症加减，可明显改善老人睡眠差、夜尿多，以及睡眠不足所致的头晕、耳鸣、疲乏无力、腰膝酸软等症状。在临床上运用交泰丸合七宝美髯丹对于老年人的失眠不寐症有较好的疗效。

（3）张晓芬等研究表明，七宝美髯丹加减方药能够补养肾精、化生气血，使精血充盈、气血和调、使肾中阴阳平秘；同时能增加局部血液灌流量，从而促进卵泡发育成熟，使子宫内膜容受性与卵泡发育同步，卵巢排卵率明显增高，妊娠率升高。综观全方以补肾阴、滋肝血为主，同时以养肾阳、阴中求阳，畅气血，诸药合用，补肾之阴阳气血，使肾精充而化卵，肾气足而摄精，使卵泡健康发育而受孕。故而在治疗肾虚排卵障碍性不育方面有较好疗效。

鹿茸地黄煎

【来源】《魏氏家藏方》卷四

【组成】鹿茸（去毛，酥炙）、肉苁蓉、熟干地黄、羊脊髓各一两

【用法】上以鹿茸、地黄二味为细末，以苁蓉、羊脊髓入醇酒一大盏，石器内慢火煮，候酒干，研成膏，和前药末。每服一匙，温酒化下。

【功用】益精养血，强健筋骨。

【主治】精血不足，腰脚无力。

【方解】方中鹿茸壮肾阳，益精血，强筋骨；肉苁蓉体润性温，能补肾壮阳，强阴益髓；熟干地黄生精填髓，滋阴养血；羊脊髓乃血肉有情之品，以

髓补髓。诸药相伍，生精补血，肾精足则骨强，气血充则筋舒。

【临床应用】

1. 用方要点 爪甲不荣，面色萎黄或苍白无华，腰膝酸软，齿摇发脱，性功能下降。

2. 随症加减 若腰膝酸软重者，可加杜仲、桑寄生、川断、狗脊、骨碎补等以强筋健骨；若肾阳虚重者，可加附子、干姜、紫河车、巴戟天等以温肾补火助阳；若兼有阴虚者，可加女贞子、枸杞、旱莲草等以滋阴养血；如失眠重者，可加夜交藤、合欢花、酸枣仁等以安神养血。

3. 使用注意 肝功能不全患者不应用酒炮制，平时大便溏者须慎用。

4. 现代应用 适用于证属精血不足证的疾病，如妇科月经不调、不育不孕症、老年痴呆症、脑萎缩、贫血、脊髓疾病、神经衰弱、性功能减退等。

第二章　调理类

调理类方剂具有调和人体气、血、阴、阳，使之恢复动态平衡的作用。调理类方剂则往往既祛邪又扶正，所以应用范围较为广泛，分为九种体质调养方、女性保健方、老人保健方、失眠心烦调养方、脾胃不和调养方、清热方、药食同用方共七类。

第一节　九种体质调养方

体质现象是人类生命活动的一种重要表现形式，是指人体生命过程中，在先天禀赋和后天获得的基础上所形成的形态结构、生理功能和心理状态方面综合的、相对稳定的固有特质。是人类在生长、发育过程中所形成的与自然、社会环境相适应的人体个性特征。中医体质学以生命个体的人为研究出发点，旨在研究不同体质构成特点、演变规律、影响因素、分类标准，从而应用于指导疾病的预防、诊治、康复与养生。

中医对体质的论述始于西汉时期的《黄帝内经》，但长期以来，有关中医体质内容，仅散见于一些医著和文献，并未形成专门的学科体系。上个世纪70年代，王琦教授开始从事中医体质学说的理论、基础与临床研究，并逐步确立了中医体质理论体系，提出了许多独创性的理论，提出中医体质九分法——包括平和质、气虚质、阳虚质、阴虚质、痰湿质、湿热质、瘀血质、气郁质、特禀质等9种基本类型，其中平和质未阴阳气血调和之人，故不设体质调理方剂，其他类型体质调理方将在下面的篇章一一介绍。

一、气虚质

总体特征：元气不足，以疲乏、气短、自汗等气虚表现为主要特征。
形体特征：肌肉松软不实。
常见表现：平素语音低弱，气短懒言，容易疲乏，精神不振，易出汗，舌淡红，舌边有齿痕，脉弱。

心理特征：性格内向，不喜冒险。

发病倾向：易患感冒、内脏下垂等病；病后康复缓慢。

对外界环境适应能力：不耐受风、寒、暑、湿邪。

参苏饮

【来源】《太平惠民和剂局方》

【组成】人参、紫苏叶、干葛（洗）、半夏（汤洗七次，姜汁制，炒）、前胡（去苗）、茯苓（去皮）各6克　木香、枳壳（去瓤，麸炒）、桔梗（去芦）、甘草（炙）、陈皮（去白）各15克

【用法】上药㕮咀，每服12克，水一盏半，姜7片，枣1个，煎六分，去滓，微热服，不拘时。若因感冒发热，以被盖卧，连进数服，微汗即愈；面有余热，更宜徐徐服之，自然平治；若因痰饮发热，但连日频进此药，以退为期，不可预止。

【功用】益气解表，宣肺化痰。

【主治】虚人外感风寒，内伤痰饮，恶寒发热，头痛鼻塞，咳嗽痰多，胸膈满闷，或痰积中脘，眩晕嘈杂，怔忡哕逆。

【方解】方中苏叶辛温，归肺脾经，功擅发散表邪，又能宣肺止咳，行气宽中，故用为君药。臣以葛根解肌发汗，人参益气健脾，苏叶、葛根得人参相助，则无发散伤正之虞，大有启门驱贼之势。半夏、前胡、桔梗止咳化痰，宣降肺气；木香、枳壳、陈皮理气宽胸，醒脾畅中；茯苓健脾渗湿以助消痰。如此化痰与理气兼顾，既寓"治痰先治气"之意，又使升降复常，有助于表邪之宣散、肺气之开合，七药俱为佐药。甘草补气安中，兼和诸药，为佐使。煎服时，少加生姜、大枣，协苏、葛可解表，合参、苓、草能益脾。诸药配伍，共成益气解表、理气化痰之功。本方的配伍特点：一为散补并行，则散不伤正，补不留邪；二是气津并调，使气行痰消，津行气畅。

【临床运用】

1. 用方要点　恶寒发热，无汗，咳嗽痰白，胸闷，体倦脉弱。

2. 随症加减　外感多者去枣，加葱白；肺中有火，去人参，加杏仁、桑白皮；泄泻加白术、扁豆、莲肉；恶寒发热、无汗等表寒证重者，宜将荆芥、

防风易葛根；头痛甚者，可加川芎、白芷、藁本以增强解表止痛作用；气滞较轻者，可去木香以减其行气之力。

3. 现代应用 上呼吸道感染，慢性支气管炎或肺气肿合并感染等属于气虚外感风寒，内有痰湿者。

4. 历代名家的应用经验

（1）清·罗美：此少阳中风而寒湿内着之证也。仲景于表剂不用人参，唯少阳寒热往来，虽有口苦、咽干、目眩之相火，亦用人参以固中气。此咳嗽声重，痰涎稠黏，涕唾交流，五液无主，寒湿积留于胸胁，中气不固可知矣，故以人参为君；然非风寒之外邪来侮，则寒热不发，而痰涎不遽生，故辅以紫苏、干葛；凡正气虚者，邪气必盛，故胸胁满闷，辅以陈皮、枳壳，少佐木香以降之；痰涎壅盛于心下，非辛燥不除，故用茯苓、半夏，少佐桔梗以开之；病高者宜下，故不取柴胡之升，而任前胡之降；欲解表者，必调和营卫，欲清内者，必顾及中宫，此姜、枣、甘草之所必须也。名之曰饮，见少与缓服之义。本方去人参、前胡，加川芎、柴胡，即芎苏散，则治头痛、发热、恶寒、无汗之表剂矣。

（2）清·汪切庵：此手、足太阴药也。风寒宜解表，故用苏、葛、前胡；劳伤宜补中，故用参、苓、甘草；橘、半除痰止呕；枳、桔利膈宽肠；木香行气破滞。使内外俱和，则邪散矣。

（3）清·汪绂：此为中气本虚者设，发表而兼补中也。然治以辛凉，佐以苦甘，以甘缓之，以辛散之，治风淫之法，亦此方备矣。苏叶辛温，而干葛、前胡则皆辛凉，参、橘、枳、桔皆苦，参、葛、甘、枣皆甘。《元戎》云：前胡、葛根自能解肌，枳、橘辈自能宽中快膈，毋以性凉为疑。凡中气虚弱而感冒者，此为良方。

（4）近·何廉臣：本方治虚人感冒，偏于气分者。如平素气虚，屡用汗药不得汗，加人参于解表药中，如参苏饮、人参败毒散等，复杯即汗。

牡蛎散

【来源】《太平惠民和剂局方》

【组成】煅牡蛎、黄芪、麻黄根各30克 浮小麦15克

【用法】水煎服。

【功用】固敛止汗，益气固表。

【主治】体虚自汗，盗汗证。自汗，夜卧尤甚，久而不止，心悸惊惕，短气烦倦，舌淡红，脉虚弱。

【方解】本方证是表虚不固，营阴不能内守所致。方中牡蛎敛阴止汗镇惊为主药；黄芪益气固表，为辅药；浮小麦敛心阴，止虚汗；麻黄根专于止汗，二药协助黄芪、牡蛎益气固表，敛阴止汗之效，共为佐使药。

【临床应用】

1. 用方要点 本方对于体虚自汗或盗汗之症，均可应用。

2. 随症加减 如属阳虚，可加白术、附子以助阳固表；如属阴虚，可加干地黄、白芍以养阴止汗；如属血虚，可加熟地黄、首乌以养血止汗。

4. 现代应用 可用于治疗结核病，妇女产后体虚，植物神经功能失调以及其他慢性疾病属于体虚卫外不固之多汗。

5. 历代名家的应用经验

（1）清·汪昂：此手太阴、少阴药也。陈来章曰：汗为心之液，心有火则汗不止。牡蛎、浮小麦之咸凉，去烦热而止汗。阳为阴之卫，阳气虚则卫不固，黄芪、麻黄根之甘温，走肌表而固卫。（《医方集解》）

（2）清·张秉成：夫自汗、盗汗两端，昔人皆谓自汗属阳虚，盗汗属阴虚立论。然汗为心液，心主血，故在内则为血，在外则为汗。不过自汗、盗汗，虽有阳虚、阴虚之分，而所以致汗者，无不皆由郁蒸之火，逼之使然。故人之汗，以天地之雨名之，天地亦必郁蒸而后有雨，但火有在阴在阳之分，属虚属实之异。然二证虽有阴阳，其为卫虚不固则一也。此方用黄芪固卫益气，以麻黄根领之达表而止汗；牡蛎咸寒，潜其虚阳，敛其津液，麦为心谷，其麸则凉，用以入心，退其虚热耳。此治卫阳不固，心有虚热之自汗者也。（《成方便读》）

（3）清·费伯雄：固表清烦，即以止汗，此法是也。（《医方论》）

二、特禀质

总体特征：先天失常，以生理缺陷、过敏反应等为主要特征。

形体特征：过敏体质者一般无特殊；先天禀赋异常或有畸形，或有生理缺陷。

常见表现：过敏体质者常见哮喘、风团、咽痒、鼻塞、喷嚏等；患遗传性疾病者有垂直遗传、先天性、家族性特征；患胎传性疾病者具有母体影响胎儿个体生长发育及相关疾病特征。

心理特征：随禀质不同情况各异。

发病倾向：过敏体质者易患哮喘、荨麻疹、花粉症及药物过敏等；遗传性疾病如血友病、先天愚型等；胎传性疾病如五迟（立迟、行迟、发迟、齿迟和语迟）、五软（头软、项软、手足软、肌肉软、口软）、解颅、胎惊等。

对外界环境适应能力：适应能力差，如过敏体质者对易致过敏季节适应能力差，易引发宿疾。

消风散

【来源】《外科正宗》卷四

【组成】当归、生地、防风、蝉蜕、知母、苦参、胡麻、荆芥、苍术、牛蒡子、石膏各6克　甘草、木通各3克

【用法】水煎，空腹服。

【功用】疏风养血，清热除湿。

【主治】风疹，湿疹。皮肤疹出色红，或遍身云片斑点，瘙痒，抓破后渗出津水，苔白或黄，脉浮数。

【方解】荆芥、防风为君药，荆芥味辛性温，善祛血中之风。防风，能发表祛风，胜湿，长于祛一切风，二药相伍，疏风以止痒。苦参、苍术为臣，苦参性寒，善能清热燥湿，止痒，苍术燥湿、辟秽、发汗、健脾，两者相配，燥性尤强，即燥湿止痒，又散风除热。佐以牛蒡子疏散风热、透疹、解毒，蝉蜕散风热、透疹，此二味不仅可增荆芥、防风祛风之力，更能疏散风热透疹。石膏、知母清热泻火，木通利湿热，胡麻仁、生地、当归滋阴养血润燥，且生地善清血中之热，与清气分热之石膏、知母共除内热。当归兼可活血，有治风先行血，血行风自灭之理。甘草清热解毒，又可调和诸药，用为佐使。诸药合用，于祛风之中伍以除湿、清热、养血之品，使风邪去，湿热除，血脉和，则瘙痒自止。

【临床运用】

1. 用方要点　本方是治疗风疹、湿疹的常用方剂。以皮肤瘙痒，疹出色

红，或遍身云片斑点为证治要点。

2. 随症加减　若风热偏盛，而见口渴，烦躁，大便干结者，酌加金银花、连翘、大黄等以疏风清热、解毒通腑；若湿热偏盛，表现为胸脘痞满，身重乏力，舌苔黄厚而腻者，酌加地肤子、车前子、栀子等以清热利湿；若血分热甚，症见五心烦热，舌红或绛者，酌加赤芍、牡丹皮、紫草等以清热凉血；若瘙痒尤甚，病情迁延难愈或反复发作者，酌加乌梢蛇、全蝎、僵蚕等以搜风止痒。

3. 使用注意　服药期间不宜食辛辣、鱼腥、烟酒、浓茶等，以免影响疗效。

4. 现代应用　荨麻疹、过敏性皮炎、稻田性皮炎、药物性皮炎、神经性皮炎、复发性口腔溃疡、肠道易激综合征等属风湿热邪为患者，均可加减运用。

5. 历代名家的应用经验

（1）消风散在《外科正宗·卷四》、《儒门事亲》、《太平惠民和剂局方》等医药著作中均有记载，主要具有抗过敏和免疫抑制等药理作用。在不同的医学著作中体现不同的治疗特点，如《外科正宗》卷四、《儒门事亲》卷十二、《太平惠民和剂局方》卷一、《外科启玄》卷十二、《医宗必读》卷六、《普济方》卷一三、《幼科金针》卷上所体现不同的应用方面。

（2）今·裴正学：方中荆芥、防风、牛蒡子、蝉蜕疏散风邪，开发腠理而为主药。苦参、苍术、木通，皆主除湿而为辅药。风湿搏郁，久则化热，方中石膏、知母清热泻火而为兼治。治风先治血，当归养血活血；郁久化热则血燥，生地、麻仁养血润燥，同为兼治。甘草调和诸药，而为引和。（《新编中医方剂学》）

当归饮子

【来源】《丹溪心法》

【组成】当归、川芎、白芍药、生地黄、防风、白蒺藜、荆芥各30克　何首乌、黄芪、甘草各15克

【用法】水煎服。每日1剂，服2次。

【功用】养血润燥，祛风止痒。

【主治】丘疹、皮肤瘙痒、干燥或红肿等。

【方解】本方由四物汤加味而成。主要用于治疗血虚风燥所致的缠绵日久之各种皮肤病。故方用当归、白芍、川芎、生地、首乌养血活血，养阴生津；配以白蒺藜、荆芥、防风祛风止痒；黄芪益气固表，合当归则益气生血；甘草调和诸药。诸药合用，共奏养血润燥，祛风止痒之功。

【临床运用】

1. 用方要点　风热血燥证之皮肤肿或痒，或发赤疹。

2. 随症加减　可适当加入宁心安神之品，如酸枣仁、朱茯神、夜交藤、合欢皮、远志或牡蛎、灵磁石、代赭石等以增强其疗效。凡气虚者，加党参、白术；阴虚者，加丹皮、玄参；湿热甚者，加黄芩、土茯苓；寒湿甚者，加吴茱萸、肉桂；血瘀者，加赤芍、丹参。

3. 使用注意　非血虚之风疹者不宜用之。

4. 现代应用　当归饮子出自《严氏济生方》卷六，具有养血润肤、祛风止痒之功，常用于治疗慢性荨麻疹、玫瑰糠疹、银屑病、慢性湿疹、皮肤瘙痒症、痒疹以及其他干燥性皮肤病等证属血虚风燥者。近年来用当归饮子治疗白癜风、斑秃等难治性皮肤病，也取得了较好的效果。

三、阴虚质

总体特征：阴液亏少，以口燥咽干、手足心热等虚热表现为主要特征。

形体特征：体形偏瘦。

常见表现：手足心热，口燥咽干，鼻微干，喜冷饮，大便干燥，舌红少津，脉细数。

心理特征：性情急躁，外向好动，活泼。

发病倾向：易患虚劳、失精、不寐等病；感邪易从热化。

对外界环境适应能力：耐冬不耐夏；不耐受暑、热、燥邪。

地魄汤

【来源】黄坤载方（《血证论》卷八）

【组成】甘草3克　半夏9克　麦冬9克　芍药9克　玄参9克　牡蛎9克

五味子3克

【用法】水煎服。

【功用】清火降逆，养阴生津。

【主治】吐血、咯血、咯血日久，肺脏气阴两伤者。

【方解】水为阴，而阴生于肺胃，胃逆而肺金不敛，君相升泄，则心液消亡，而阴无生化之原。麦冬、芍药双清君相之火，半夏、五味降摄肺胃之逆，玄参清金而益水，牡蛎敛神而藏精。

【临床运用】

1. 用方要点 以腰膝酸软头晕目眩，口燥咽干，舌红少苔，脉沉细为辨证要点。

2. 随症加减 若热伤肺气，不能化水，则用人参、黄芪益气生水，以培阴精之原；肝肾阴虚重者，可酌加枸杞子、龟板胶；骨蒸潮热盗汗明显者，酌加玄参、龟板以益阴潜阳。

3. 使用注意 脾胃虚寒者忌用。

4. 现代应用 常用于肾炎，高血压，糖尿病，前列腺炎，神经衰弱，甲状腺功能亢进，红斑狼疮，中心性视网膜炎和视神经炎等，证属阴虚者。

保阴煎

【来源】《景岳全书》卷五十一

【组成】生地黄、熟地黄、芍药各6克 山药、续断、黄芩、黄柏各4.5克 甘草3克

【用法】水煎，食后温服。

【功效】养阴清热，补益肝肾。

【主治】妇人阴虚内热，带下淋浊，色赤带血，血崩便血，月经前期，脉滑者。

【方解】方中生地养血生津、凉血清热；熟地养血滋阴，补精益髓，为补血要药；黄芩清热燥湿，泄火解毒，清热止血安胎；黄柏清热燥湿、泻火解毒，退虚热，制相火，配地黄可滋肾阴；白芍养血敛阴，柔肝止痛，平抑肝阳，能养血调经，缓急止痛，为妇科常用药；山药补气养阴而止渴；续断补

肝肾，行血脉，续筋骨，固肾安胎，补而不滞，配伍生地等可治崩漏经多、胎漏下血、胎动欲坠（治崩漏下血宜炒用）；甘草能补脾益气，润肺止咳，缓急止痛，调和诸药；因其既有滋阴养血之功，又有清热凉血之效，故可治疗崩漏、胎漏、胎动不安、产后恶露不绝、月经过多之属阴虚血热者。

【临床运用】

1. 用方要点　肝肾阴虚内热，以致尿血、便血，或月经先期，经量过多，赤白带下，内热口干，舌红，脉数。

2. 随症加减　出血量多如崩加仙鹤草、海螵蛸；出血日久、气阴两伤者去黄芩、黄柏，加党参、黄芪、麦冬、阿胶；偏血瘀者加桃仁、三七粉。

3. 使用注意　阳脏多火之人不可用。

4. 现代应用　用于治疗上环后经期延长，先兆流产，崩漏，胎漏，胎动不安，月经过多，不孕症，功能性子宫出血，产后恶露不绝等证属阴虚内热者。

秦艽鳖甲汤

【来源】《卫生宝鉴》

【组成】地骨皮 30 克　柴胡 30 克　鳖甲 30 克　秦艽 15 克　知母 15 克　当归 15 克

【用法】上药研为粗末。每次 15 克，用水 200 毫升，加青蒿 5 叶，乌梅 1 个，煎至 140 毫升，去滓，临卧、空腹各 1 剂。

【功用】滋阴养血，清热除蒸。

【主治】风劳病。

【方解】方中鳖甲、知母、当归滋阴养血，秦艽、柴胡、地骨皮、青蒿清热除蒸，乌梅敛阴止汗。诸药合用，既能滋阴养血以治本，又能退热除蒸以治标。

【临床运用】

1. 用方要点　本方用于风劳病，骨蒸盗汗，肌肉消瘦，唇红颊赤，午后潮热，咳嗽困倦，脉象微数。

2. 随症加减　口干咽燥、五心烦热加麦冬、天花粉；便秘加玄参、生地黄；低热柴胡改银柴胡，加白薇；失眠加栀子、柏子仁、远志；痰黄稠加黄芩、鱼腥草、桑白皮，痰黏难咯者加川贝母、马兜铃。

3. 使用注意 服药期间忌食辛温燥热之品。

4. 现代应用

（1）临床上常用于结核病的潮热，温热病后期阴亏津伤，余热未尽，以及原因不明的长期反复低热属于阴虚型者。

（2）本方可用于治疗病毒性感冒、呼吸道感染、活动性结核等病。有报道本方加减治疗小儿反复呼吸道感染疗效满意，对产后发热、化脓性扁桃体炎及寒热不清等病症亦有较好疗效。提示：本方长于解除结核病发热，并有镇静的作用。

（3）临床上报道本方加减可治疗阴虚型顽固性咳嗽、肺痨骨蒸潮热、阴虚型咳嗽、围绝经期综合征等。

地骨皮饮

【来源】 方出《医垒元戎》，名见《医宗金鉴》卷二十六

【组成】 当归（去芦，酒浸炒）、熟地（酒蒸）各三钱 白芍（酒炒）二钱 川芎一钱五分 地骨皮、牡丹皮各三钱

【用法】 上为粗末，每服三钱，水半盏，煎至七分，空心热服。（现代用法：水煎服。）

【功用】 养血滋阴，清热凉血。

【主治】 治阴虚火旺，骨蒸发热，日静夜剧者；妇人热入血室，胎前发热者。

【方解】 熟地黄为君，其性甘温滋腻，善能滋补营血。当归为臣，味辛性温，主入血分，力能补血，又补中有行。芍药为佐，味酸性寒，养血敛阴，柔肝和营，使已补之血有所藏。川芎辛温走窜，上行头目，下行血海，善能活血行气，祛瘀止痛，配于熟地黄、白芍、当归之滋补药中，非但补而不滞，且使已补之血布满全身，亦为佐药。地骨皮、牡丹皮皆性寒，且凉而不润，以滋补阴血的同时能清热凉血，也为佐药。六药合用，不但拥有四物汤活血散瘀，补血和血之调血功效，还具有血热能清的作用。

【临床应用】

1. 用方要点 以手足心热，骨蒸潮热，心烦易怒，舌红少苔，脉数为用方要点。

2. 随症加减 发热甚者加红藤、败酱草、鱼腥草；妇女经来内热加胡黄连；关节、腹部疼痛明显者加大白芍用量；伴有血尿者加小蓟、白茅根；皮肤紫斑较重者加地肤子、白鲜皮；血热胎动不安者加黄芩；高原皮肤病者，熟地改为生地以滋阴润燥，白芍改为赤芍以活血化瘀。

3. 使用注意 若火热属于实证者，则非所宜。

4. 现代应用 妇科术后低热，妇女围绝经期综合征，高原皮肤病，丘疹性荨麻疹，急性湿疹，神经性皮炎，银屑病，小儿过敏性紫癜，血小板减少性紫癜。

5. 历代名家的应用经验

（1）清·柯琴曰：阴虚者阳往乘之，发热也。当分三阴而治之：阳邪乘入太阴脾部，当补中益气以升举之，清阳复位而火自熄也；若乘入少阴肾部，当六味地黄丸以对待之，壮水之主而火自平也；乘入厥阴肝部，当地骨皮饮以凉补之，血有所藏而火自安也。四物汤为肝家滋阴调血之剂，加地骨皮清志中之火以安肾，补其母也；加牡丹皮清神中之火以凉心，泻其子也。二皮凉而不润，但清肝火不伤脾胃，与四物加知、柏之湿润而苦寒者不同也。故逍遥散治肝火之郁于本脏者也，木郁达之，顺其性也；地骨皮饮，治阳邪之乘于肝脏者也，客者除之，勿纵寇以遗患也。二方皆肝家得力之剂。

（2）刘大庚医师认为，地骨皮饮能改皮肤微血管功能及血液流变学特点，而达到治疗高原皮肤病的作用。同时据病情偏颇酌情加入清热解毒、燥湿止痒、祛风止痒等药物，而使疗效更加快捷有效。

（3）张琪教授认为，对于血小板减少性紫癜，因肝阴不足血虚而发热者，在地骨皮饮的基础上再加上凉血清热止血之品，从而达到标本兼治，以巩固其疗效而不易复发。

二冬膏

【来源】《摄生秘剖》卷四

【组成】天冬（去心）一斤　麦冬（去心）一斤

【用法】以上二味，加水煎煮三次，第一次 3 个小时，第二三次各 2 小时，合并煎液，滤过，滤液浓缩成相对密度为 1.21～1.25（80℃）。每 100 克清膏加炼蜜 50 克，混匀，即得。

【主治】肺胃燥热，咳嗽痰少，痰中带血，咽痛音哑。虚损痰咳，烦渴热燥。咳逆上气，咽喉疼痛，燥渴音哑。燥咳痰少，痰中带血，鼻干咽痛。

【功效】清心润肺，降火消痰。清肺益肾，生津止渴。

【方解】方中天冬、麦冬均为甘寒养阴佳品。天冬是滋补强壮、抗衰老药，《神农本草经》列为上品，长期服用"轻身益气，延年不饥"，《日华子本草》称其"润五脏，益皮肤，悦颜色，补五劳七伤"。

【临床应用】

1. 用方要点　本品适用于肺阴不足所致的咳嗽，临床表现为干咳，咳声短促，痰少黏白，或痰中夹血，或声音逐渐嘶哑，常伴有手足心热，夜寐盗汗，口干咽燥，舌质红，少苔，脉细数。

2. 使用注意　忌食辛辣之物；风寒咳嗽忌服；消化不良，便溏者不宜。

3. 现代应用　西医学明确诊断为慢性支气管炎者可参照上述中医证候及临床表现合理使用本品。

资生汤

【来源】《医学衷中参西录》上册

【组成】生山药30克　玄参15克　于术9克　生鸡内金（捣碎）6克　牛蒡子（炒，捣）9克

【用法】水煎服。

【功用】补脾健胃，润肺止咳。

【主治】治阴虚劳热。痨瘵羸弱已甚，饮食减少，喘促咳嗽，身热，脉虚

数者。亦治女子血枯经闭。

【方解】此汤用于术以健脾之阳，脾土健壮，自能助胃。山药以滋胃之阴，胃汁充足，自能纳食（胃化食赖有酸汁）。特是脾为统血之脏，《内经》谓"血生脾"，盖谓脾系血液结成，故中多函血。西人亦谓脾中多回血管，为血汇萃之所。此证因心思怫郁，心血不能调畅，脾中血管遂多闭塞，或如烂炙，或成丝膜，此脾病之由。而脾与胃相助为理，一气贯通，脏病不能助腑，亦即胃不能纳食之由也。鸡内金为鸡之脾胃，中有瓷、石、铜、铁，皆能消化，其善化有形郁积可知。且其性甚和平，兼有以脾胃补脾胃之妙，故能助健补脾胃之药，特立奇功，迥非他药所能及也。方中以此三味为不可挪移之品。玄参《神农本草经》谓其微寒，善治女子产乳余疾，且其味甘胜于苦，不至寒凉伤脾胃可知，故用之以去上焦之浮热，即以退周身之烧热；且其色黑多液，《神农本草经》又谓能补肾气，故以治痨瘵之阴虚者尤宜也。牛蒡子体滑气香，能润肺又能利肺，与山药、玄参并用，大能止嗽定喘，以成安肺之功，故加之以为佐使也。地黄生用，其凉血退热之功，诚优于玄参。西人谓其中含铁质，人之血中，又实有铁锈。地黄之善退热者，不但以其能凉血滋阴，实有以铁补铁之妙，使血液充足，而蒸热自退也。又痨瘵之热，大抵因真阴亏损，相火不能潜藏。生山药，即坊间所鬻之干山药，而未经火炒者也。此方若用炒熟山药，则分毫无效。于术色黄气香，乃浙江于潜所产之白术也。色黄则属土，气香则醒脾，其健补脾胃之功，迥异于寻常白术。若非于潜产者，但观其色黄气香，即其价值甚廉，用之亦有殊效，此以色味为重，不以地道为重也。

【临床应用】

1. 用方要点　痨瘵羸弱已甚，饮食减少，喘促咳嗽，身热，脉虚数。

2. 随症加减　热甚者，加生地黄五六钱。

3. 使用注意　脾肾阳虚患者慎用。

4. 现代应用　脾阴虚，结核性腹膜炎，慢性肾炎，小儿多动综合征，慢性支气管炎，眩晕，闭经，心悸失眠，内伤咳嗽，胃脘痛，重症哮喘，肺痨，尿浊，痿证，泄泻，消渴，小儿盗汗，小儿厌食症，神经性厌食症，疰夏。

5. 历代医家的应用经验

（1）《医学衷中参西录·医方》载有一案：族嫂年三十五岁，初患风寒咳嗽，因懒于服药，不以为事。后渐至病重，始延医诊治。所服之药，皆温散燥烈之品，不知风寒久而化热，故越治越剧，几至不起。后生于腊底回里，族兄邀为诊视。脉象虚而无力，身瘦如柴，咳嗽微喘，饮食减少，大便泄泻，或兼白带，午后身热，颧红，痨瘵已成。授以资生汤，加薏苡仁、茯苓片、生龙骨、生牡蛎各三钱，茵陈、炙甘草各钱半。服二剂，身热、颧红皆退，咳嗽泄泻亦见愈。后仍按此方加减，又服六剂，诸病皆痊。嘱其每日用生怀山药细末煮粥，调以白糖服之，以善其后。

（2）司国才用资生汤加减治愈结核性腹膜炎一例，慢性肾炎一例。他认为，资生汤是张锡纯先生治阴虚劳热首方，实有阴生阳长，阳生阴应，阴阳兼补，气血并生之妙，且补而不滞，至善至稳，故能救后天濒绝之胃气，培先天将竭之真阴。近年来，他用此方加阿胶、白及、藕节、生地治肺结核咯血；加当归、丹参、水蛭治血虚经闭；加三棱、莪术、水经治血瘀经闭；加焦三仙、木香、炙甘草、乌梅肉、大枣治小儿厌食症；用生山药、白术、鸡内金合金铃子散、左金丸治疗慢性胃炎，均收到满意效果。他认为，方中生山药、白术、鸡内金三味诚如张锡纯先生所言，确为不可挪移之品，余可临症加减，且当审病之缓急，急则用汤剂，取其效速，病情缓解后，作散连绵服之，药力衔接，源源相济，且为病家节资避免用药停辍多能事半功倍。（《张锡纯资生汤临床应用》）

（3）顾植山治疗阴虚火旺型小儿多动综合征，以养阴健脾为主，佐以安神定志。在选方上，以资生汤为主。在情志方面症状较突出时，顾植山多合孔圣枕中丹之意，加炙远志、石菖蒲、花龙骨化痰宁神。（《顾植山用资生汤治小儿多动综合征》）

（4）刘兰英等临床常用资生汤加减治疗慢性支气管炎反复发作，久治不愈者，疗效不凡。（《资生汤的临床应用》）

（5）张殿龙用资生汤加减治疗各种常见的虚弱性疾患，疗效满意。他认为，本方中，有健脾益气之品与滋养胃阴之品并用之神工鬼斧，也有补益药与消导药同伍之精琢妙用；诸药合则脾气旺、胃气充、出入畅、升降调；气血盛，精髓足；盛勿壅，补勿滞。凡心、脾、肺、肾、胃之虚损疾患，皆可辨证应用。（《资生汤的运用体会》）

慎柔养真汤

【来源】《慎柔五书·虚损秘诀》

【组成】党参三钱　甘草一钱半　茯苓三钱　白术三钱　黄芪三钱　山药三钱
莲子三钱　白芍三钱　五味子八分　麦冬三钱

【用法】脾阴虚患者所服方剂应"煎去头煎不用，只服第二煎、第三煎"，盖煮去头煎则燥气尽，遂成甘淡之味，淡养胃气，微甘养脾阴。

【功用】养脾阴。

【主治】脾阴虚，不思饮食，食不入化，干呕呃逆，嘈杂胃痛，口干而渴，大便干结，肌肉消瘦。舌红少津，苔黄或无苔，脉细数。

【方解】此方为四君子汤去人参易党参，加黄芪、山药、莲肉、白芍、五味子、麦冬组成。以党参为主，补气、健脾又养胃；配以白术健脾燥湿，还能加强党参的补气健脾之力；再加上有健脾渗湿作用的茯苓，补气的作用更加明显；配以炙甘草能协调诸药而使它们共同发挥补气健脾的作用。山药、莲肉滋养脾阴，白芍、五味子、麦冬敛阴，养阴，黄芪补气。

【临床运用】

1. 用方要点　脾阴不足，脏腑失养之证。脾阴虚多见于不思饮食，食后腹胀，大便干燥，稍有不慎则易便泄，口干不欲饮，烦满，手足烦热，舌红少苔或光剥苔，脉濡而微数。

2. 随症加减　正气不足，常感外邪，致肺气宜肃失职，渐为肺络受损，以致咳嗽咳痰，痰中带血，去五味子，加陈皮、半夏、冬瓜子、仙鹤草、白及、谷芽、焦神曲；气虚明显者增加党参、黄芪用量；中气下陷明显者，加升麻、柴胡；阴虚明显者加山药、白芍、麦冬；夹肝气郁者，加枳壳、川楝子。

3. 使用注意　此为滋阴药物，脾阳虚患者禁用。

4. 现代应用　早期糖尿病肾病，糖尿病性胃轻瘫，功能性便秘，慢性胃炎，小儿夏季炎热，复发性口腔溃疡。

5. 历代医家应用经验

（1）丁学屏用此方和二至丸复合治疗早期糖尿病肾病实验中证实，慎柔养真汤治疗早期糖尿病肾病具有很好的疗效。

（2）白长川对糖尿病胃轻瘫进行了系统的评价，归纳出了八类治法，而后曹魏经常用慎柔养真汤治疗糖尿病胃轻瘫的疾病。

（3）毛炯是用慎柔养真汤对功能性便秘的治疗进行临床研究，也得到很好的效果，他与杨碧龙、杨伟明都用此药治疗胃下垂。

（4）李艳嫦教授对慢性胃炎脾阴虚证进行观察研究，也得出慎柔养真汤有很好的治疗效果。

（5）朱炳林是选用慎柔养真汤加竹叶、生石膏治疗脾胃气阴两虚型小儿夏季热。

玉液汤

【来源】《张锡纯医方精要》

【组成】生山药30克　黄芪15克　知母18克　鸡内金6克　葛根4.5克　五味子9克　天花粉9克

【用法】水煎，每日1剂，分早晚2次温服。

【功用】益气滋阴，固肾止渴。

【主治】气阴两虚，消渴。症见口常干渴，饮水不解，小便数，困倦气短，脉弱细无力。

【方解】方中以黄芪为主，配伍葛根使元气充足而又能正常升举。佐以山药、知母、天花粉取其滋阴之效，使之阳升而阴应。鸡内金可助脾胃强健，五味子酸收而封固肾关。现代认为本方黄芪益脾气，山药补肾为君药；知母、天花粉滋热润燥止渴为臣药；君臣相合益气养阴，生津布津以裕源。佐以葛根助黄芪升发脾胃清阳之气，输布津液以止渴；鸡内金化水谷为津液，兼能缩尿；五味子固肾生津。诸药相配，共奏补脾益肾、益气生津、润燥止渴、固肾摄津之功。

【临床应用】

1. 用方要点　本方适用于元气不升，真阴不足，脾肾两虚，津液不能上达于肺之消渴者。以口渴尿多，困倦气短，脉虚细无力为辨证要点。

2. 随症加减　气虚较甚，脉虚细者，加人参以补气；小便频数者，加山黄肉以固肾。

3. 使用注意　湿盛中满而有积滞者忌用，忌食甜物，辛辣之物。

4. 现代应用　糖尿病，甲状腺功能亢进，乳腺增生病，干燥综合征等。

当归六黄汤

【来源】《兰室秘藏》

【组成】当归6克　生地黄6克　熟地黄6克　黄芩6克　黄柏6克　黄连6克　黄芪12克

【用法】水煎服。食前服，小儿减半服之。

【功用】滋阴泻火，固表止汗。

【主治】阴虚火扰之盗汗。发热，盗汗，面赤心烦，口干唇燥，大便干结，小便黄赤，舌红苔黄，脉数。

【方解】方中当归养血增液，血充则心火可制；生地、熟地入肝肾而滋肾阴。三药合用，使阴血充则水能制火，共为君药。盗汗因于水不济火，火热熏蒸，故臣以黄连清泻心火，合以黄芩、黄柏泻火以除烦，清热以坚阴。君臣相合，热清则火不内扰，阴坚则汗不外泄。汗出过多，导致卫虚不固，故倍用黄芪为佐，一以益气实卫以固表，一以固未定之阴，且可合当归、熟地益气养血。诸药合用，共奏滋阴泻火，固表止汗之效。

【临床应用】

1. 用方要点　盗汗面赤，心烦溲赤，舌红，脉数。

2. 随症加减　当归六黄汤加减方中生地黄、熟地黄滋阴补肾，壮骨填髓；当归、赤芍药活血补血，充盈血脉；柴胡、黄芩疏肝解郁，条达气机；黄连、黄柏、地骨皮清除虚热，配以黄芪、酸枣仁益气宁心安神。

3. 使用注意　阴虚火旺，中气未伤者适用。若脾胃虚弱，纳减便溏者不宜使用。

4. 现代应用　据临床报道，用本方加减治疗盗汗、慢性骨髓炎、白塞病、慢性口腔溃疡、慢性咽炎、化脓性扁桃体炎、植物神经功能紊乱、甲状腺功能亢进、结核病、围绝经期综合征、心肌炎、心律失常、月经过多、慢性尿路感染等多种疾病，均取得了一定疗效。

5. 历代名家的应用经验

（1）李东垣创立此方，方中黄芪、当归、生地黄、熟地黄补气益血填精以治虚，三黄清三焦之火以治实，为补阴泻火之剂，主治阴虚有火，发热盗汗之症。

（2）黄保中以此方治疗顽固性失眠，他认为此病因劳伤心脾，伤于心则阴血暗耗，伤于脾则食少形瘦而致气阴两虚，阴虚火旺之顽固性失眠。固应益气养血，滋阴降火，运用当归六黄汤化裁。

（3）刘永年先生治疗顽固性汗症，在治疗过程中巧妙地使用此方，当患者出现浴后燥热，尿少色黄，则当以此方滋阴清热，固表止汗。

（4）王文远在临症中发现，以当归地黄汤随症加减治疗内科杂病多获佳效。他认为盗汗之起由于气虚，盗汗之成由于阴火，结果是气阴耗伤。治疗时，泄阴火即可止盗汗，但气虚，血虚也当顾及，说明此方对气虚、热中、阴火皆有效。

（5）张炳厚应用此方治高血压，复发性泌尿系感染，慢性荨麻疹，失眠多种疾病，均获佳效。他认为凡是阴虚有火者，皆可用此方。在应用中不泥古人的剂量，随症加减，正虚卫表不固者重用黄芪，阴血不足者加大当归、生地、熟地用量，阴虚火旺黄芩、黄连、黄柏用量加大。

镇肝熄风汤

【来源】《医学衷中参西录》

【组成】怀牛膝30克　生赭石30克，轧细　生龙骨15克，捣碎　生牡蛎15克，捣碎　生龟板15克，捣碎　生杭芍15克　玄参15克　天冬15克　川楝子6克，捣碎　生麦芽6克　茵陈6克　甘草4.5克

【用法】水煎服。

【功用】镇肝熄风，滋阴潜阳。

【主治】治内中风，脉弦长有力。头晕目眩，上盛下虚，脑中热痛，目胀耳鸣，心中烦热，肢体不利，口角渐㖞斜，甚至眩晕颠仆，昏不知人，肢体痿废，或成偏枯。

【方解】以牛膝为治标主药，重用而引上冲止血下行。龙骨、牡蛎、龟

板、芍药镇熄肝风；赭石降胃平冲；玄参、天冬清肃肺气，镇制肝木；生麦芽、茵陈、川楝子疏肝柔肝，引肝气下达。

【临床应用】

1. 用方要点 头目眩晕，脑部胀痛，面色如醉，心中烦热，脉弦长有力。

2. 随症加减 心中热甚者，加生石膏；痰多者，加胆星；尺脉重按虚者，加熟地黄、净萸肉；大便不实者，去龟板、赭石，加赤石脂。

3. 使用注意 因血虚、气虚、肾虚、痰湿所致的眩晕及肾阴阳俱虚的高血压不宜用。

4. 现代应用 帕金森病、围绝经期综合征、出血性脑卒中、早泄、顽固性失眠、脑梗死、血管性头痛、原发性高血压、中风、顽固性呃逆、脑血栓、老年性半身舞蹈病。

5. 历代名家的应用经验 国医大师朱良春指出："镇肝熄风汤并非对所有高血压有效，其适应证为肝肾阴虚、肝阳上亢或肝风内动、气血逆乱并走于上、上盛下虚之高血压。"结合清代刘鸿恩善用乌梅敛肝的经验，因为白芍敛肝力微，用乌梅代替白芍，重用乌梅敛肝熄风，让镇肝熄风汤添加猛将，颇能提高疗效。

猪苓汤

【来源】《伤寒论》

【组成】 猪苓（去皮）、茯苓、泽泻、阿胶、滑石（碎）各一两

【用法】 以水四升，先煮四味，取二升，去滓，入阿胶烊化，分二次温服。

【功用】 滋阴清热利水。

【主治】 水热互结，邪热伤阴所致的发热，渴欲引水，或下利，咳而呕渴，心烦不得眠者。

【方解】 本方原治伤寒之邪，传入阳明或少阴，化而为热，与水相搏，以致水热互结，邪热伤阴而致小便不利。水热相搏，水气不化，津液不升，兼热邪伤阴，所以口渴欲饮；水气不从小便出而反渗于大肠，故而下利；水气上逆于肺，则为咳逆；中攻于胃，则为呕吐，阴虚邪热上扰，则心烦

不寐。治之之法，当须利其小便，佐以清热养阴。故方以猪苓、茯苓、泽泻渗利小便，滑石清热通淋，阿胶滋阴润燥。五药合方，利水而不伤阴，滋阴而不敛邪，使水气去，邪热清，阴液复，诸症自除。但总以渗利为主，清热养阴为辅。

【临床运用】

1. 用方要点 本方以利水为主，兼以清热养阴。以小便不利，口渴，身热，舌红，脉细数为证治要点。

2. 随症加减 本方亦可用于热淋、血淋而兼阴虚者。若治热淋，宜加栀子、车前子以清热利水通淋；血淋者，宜加白茅根、大蓟、小蓟以凉血止血。

3. 使用注意 内热盛，阴津大亏者忌用。

4. 现代应用 主要用于治疗慢性肾炎、糖尿病性肾炎、慢性肾盂肾炎、小儿肾炎、肾积水、肝硬化腹水、急性膀胱炎、前列腺增生性尿潴留、产后尿潴留、尿道综合征、流行性出血热休克期等疾病。

5. 历代名家的应用经验

（1）赵羽皇曰：仲景制猪苓一汤，以行阳明、少阴二经水热，然其旨全在益阴，不专利水。盖伤寒在表，最忌亡阳，而里虚又患亡阴。亡阴者，亡肾中之阴与胃家之津液也。故阴虚之人，不但大便不可轻动，即小水亦忌下通，倘阴虚过于渗利，津液不致耗竭乎？方中阿胶养阴，生新祛瘀，于肾中利水，即于肾中养阴。滑石甘滑而寒，于胃中去热，亦于胃中养阴。佐以二苓之淡渗者行之，既疏浊热，而又不留其瘀壅，亦润真阴，而不苦其枯燥，源清而流有不清者乎？顾太阳利水用五苓者，以太阳职司寒水，故急加桂以温之，是暖肾以行水也。阳明、少阴之用猪苓，以二经两关津液，特用阿胶、滑石以润之，是滋养无形以行有形也。利水虽同，寒温迥别，唯明者知之。

（2）陈亦人：关于猪苓汤证，少阴病篇所载的临床表现与阳明病篇的不同，但阴虚有热，水气不利的病机是一致的，所以都用猪苓汤清热滋阴利水。

（3）沈明宗曰：黄连阿胶汤之心烦不得眠，较此条颇同而治异，何也？盖此条乃少阴风热，转入阳明而致下利，故以猪苓汤祛导水邪，还从膀胱而去，急救胃中津液为主；彼条之心烦不得眠而无下利，乃肾水枯少，故用黄连阿胶汤滋阴清火，急救肾阴为主也。

（4）魏荔彤曰：咳而咽不痛，渴而口不渴，则知邪虽为传经而入之热，唯其有水饮相混，故热势不能甚肆。其猛烈虽上冲为咳呕，而不致咽痛，隔阻正津为口渴，而不致干燥，兼以心烦不得眠，于少阴但欲寐，阴证中见阳证，岂非传经之热兼水湿者乎？其所以不发黄者，以少阴病原有下利，湿不能留，热不能蓄故也。由此观之，热邪兼水饮昭然矣。

（5）柯韵伯：二苓不根不苗，成于太空元气，用以交合心肾，通虚无氤氲之气也。阿胶味浓，乃气血之属，是精不足者，补之以味也。泽泻气味轻清，能引水气上升，滑石体质重坠，能引火气下降，水升火降，得既济之理矣。且猪苓、阿胶黑色通肾，理少阴之本；茯苓、滑石白色通肺，滋少阴之源；泽泻、阿胶咸先入肾，培少阴之体；二苓、滑石淡渗膀胱，利少阴之用。五味皆甘淡，得土中冲和之气，是水位之下，土气承之也。五物皆润下，皆滋阴益气之品，是君火之下，阴精承之也。以此滋阴利水而升津，诸症自平矣。

三才封髓丹

【来源】《医学发明》卷七

【组成】天冬（去心）半两　熟地黄半两　人参（去芦）半两　黄柏三两　缩砂仁一两半　甘草（炙）七钱半

【用法】上为细末，水糊为丸，如梧桐子大。空心服50丸，用苁蓉半两，切作片子，酒一大盏，浸一宿，次日煎三至四沸，去滓，送下前丸。

【功用】降心火，益肾水，泻火坚阴，固精封髓。滋阴养血，润补下燥。

【主治】肾虚舌音不清。肾经咳嗽，真阴涸竭，梦遗走泄。

【方解】方中人参补脾益气；天冬滋阴补肺生水；熟地补肾滋阴；黄柏坚阴泄火；砂仁行滞醒脾；甘草既助人参宁尽益气，又缓黄柏苦燥之弊。

【临床运用】

1. 用方要点　本方适用于肾阴虚较重者，多用于阴虚火旺、相火妄动、扰动精室之梦遗滑精、失眠多梦、腰膝酸软、五心烦热、口舌干燥等症。

2. 随症加减　肝经湿热下流阴器，疏泄失常，封藏不固，以致遗精、早泄，胫酸，耳鸣，口苦，心烦，尿黄，便干，苔黄，脉浮大弦数者可加龙胆草、山栀、柴胡，将人参改为党参，将熟地改为生地。

3. 使用注意 实热证者忌服本方。

4. 现代应用 遗精早泄、糖尿病、口腔溃疡、空调病综合征，虚火上冲所致牙疼，乳糜尿，再生障碍性贫血等疾病。

5. 历代名家的应用经验 问曰：眼中常见五彩光华，气喘促者，何故？答曰：此五脏之精气发于外也。夫目窠乃五脏精华所聚之地，今病人常见五彩光华，则五气之外越可知；而兼气喘，明系阴邪上干清道，元阳将欲从目而脱，诚危候也。法宜收纳阳光，仍返其宅，方用三才封髓丹。（《医理真传》）

百合固金汤

【来源】《医方集解》

【组成】百合一钱半 生地黄二钱 熟地黄、当归身各三钱 芍药炒、甘草各一钱 贝母、麦冬各一钱半 桔梗、玄参各八分

【用法】水煎服。

【功用】养阴润肺，化痰止咳。

【主治】肺肾阴虚。咳嗽带血，咽喉燥痛，手足心热，骨蒸盗汗，舌红少苔，脉细数。适用于肺阴不足，肾水亏虚，虚火上炎所致咽干咳嗽，痰中带血诸症。

【方解】方中以生地黄、熟地黄为君，滋阴补肾，生地黄又能凉血止血；以麦冬、百合、贝母为臣，润肺养阴，且能化痰止咳；佐以玄参滋阴凉血清虚火，当归养血润燥，白芍养血宜阴，桔梗宣利肺气而止咳化痰；使以甘草调和诸药，与桔梗合用，更利咽喉，合而用之，虚火自清，肺肾得养，诸症自消。

【临床运用】

1. 用方要点 肺结核、慢性支气管炎、支气管扩张、慢性咽炎、自发性气胸等肺肾阴虚者。

2. 随症加减 若痰稠难咯，加瓜蒌仁、桑白皮、天花粉以清润化痰；若咳血甚者，加侧柏叶、仙鹤草、白茅根以凉血止血。

3. 使用注意　本方中药物多属甘寒滋润，故对脾虚便溏者慎用。

4. 现代应用　肺结核、慢性支气管炎、支气管扩张、慢性咽炎、自发性气胸等肺肾阴虚者。

滋培汤

【来源】《医学衷中参西录》

【组成】 生山药30克　于术9克,炒　广陈皮6克　牛蒡子6克,炒,捣　生杭芍9克　玄参9克　生赭石9克,轧细　炙甘草6克

【用法】 水煎服。

【功用】 清痰涎，利肺气，健脾胃，滋阴分。

【主治】 虚劳喘逆，饮食减少，或兼咳嗽，并治一切阴虚羸弱诸症。

【方解】 痰郁肺窍则作喘，肾虚不纳气亦作喘，是以论喘者恒责之肺、肾二脏，未有责之于脾、胃者。不知胃气宜息息下行，有时不下行而转上逆，并迫肺气亦上逆即可作喘。脾体中空，能容纳诸回血管之血，运化中焦之气，以为气血宽闲之地，有时失其中空之体，或变为紧缩，或变为胀大，以致壅激气血上逆迫肺，亦可作喘。且脾脉缓大，为太阴湿土之正象，虚劳喘嗽者，脉多弦数，与缓大之脉反对，乃脾土之病脉也。故重用山药以滋脾之阴，佐以于术以理脾之阳，脾脏之阴阳调和，自无或紧缩、或涨大之虞。脾与胃脏腑相根据，凡补脾之药皆能补胃。而究之脏腑异用，脾以健运磨积，宣通津液为主；胃以熟腐水谷、传送糟粕为主。若但服补药，壅滞其传送下行之机，胃气或易于上逆，故又宜以降胃之药佐之，方中之赭石、陈皮、牛蒡是也。且此数药之性，皆能清痰涎利肺气，与山药、玄参并用，又为养肺止嗽之要品也。用甘草、白芍者，取其甘苦化合，大有益于脾胃，兼能滋补阴分也。并治一切虚劳诸证者，诚以脾胃健壮，饮食增多，自能运化精微以培养气血也。

【临床运用】

1. 用方要点　一切阴虚羸弱诸证，虚劳喘逆，饮食减少，或兼咳嗽，脉数。

2. 随症加减　对干咳少痰或痰黏难咯的患者常加生龙骨、生牡蛎以利痰，

治肺中痰饮咳嗽，咳逆上气，其味微辛，收敛中仍有开通之力。

3. 使用注意 不宜过量。

4. 历代名家的应用经验 张氏认为山药生用可存其本性，"借其所含之元阳以翕收此欲涣之元阳，则功效立也。若煅用之，其元阳之气因煅伤损，纵其质本黏涩，煅后其黏涩增加，而其翕收之力则顿失矣"。又曰："宜用生者煮汁饮之，不可炒用，以其含蛋白质甚多，炒之则其蛋白质焦枯，服之无效，若作丸散，可轧细蒸熟用之"。

养阴清肺汤

【来源】《重楼玉钥》

【组成】 大生地6克　麦冬4克　生甘草2克　玄参5克　贝母3克，去心　丹皮3克　薄荷2克　炒白芍3克

【用法】 水煎服。质虚加大熟地，或生熟地并用；热甚加连翘去白芍；燥甚加天冬、茯苓。如有内热及发热，不必投表药，照方服去其热自除。

【功用】 养阴清肺。

【主治】 白喉。喉间起白如腐，不易拔去，咽喉肿痛，初起发热或不发热，鼻干唇燥，或咳，或不咳，呼吸有声，似喘非喘。

【方解】 本方为治白喉之方，白喉一症，乃古今重病。关于本病之病因病机，郑氏已有明论，"此证属少阴一经，热邪伏其间，盗其肺金之母气，故喉间起白，缘少阴遇燥气流行，或多食辛热之物，感触而发"，当知本病总为肺肾本质不足，间有伏热所发，治宜滋养肺肾为主，清其伏热为辅，方中以大生地为君，滋养少阴本质不足。臣以麦冬养阴润肺；玄参既滋阴又降火。佐以白芍敛阴和营，助生地、麦冬、玄参滋阴润燥，丹皮去血中伏火，凉血消痈。再少佐薄荷，以其辛凉宣散之性，可清热祛邪，宣肺利咽，更可防甘寒滋润之凝滞。佐以甘草和药解毒。全方合力，既滋补肺肾之阴，又降伏火，祛邪热，消痈肿，故对白喉病有较好的疗效。

【临床应用】

1. 随症加减 发热者，加金银花、连翘、板蓝根；便秘加大黄、玄明粉；口干加天花粉；咽喉症状明显者，局部加用锡类散；肾阴虚者，原方加大熟

地或生熟地并用；燥甚者加天冬。

2. 使用注意 如有内热及发热，不必投表药，照方服法，其热自除。

3. 现代运用 治疗白喉，急性扁桃体炎，慢性咽炎，声带小结以及鼻咽癌等属于阴虚燥热者。

4. 历代医家的应用经验 郑梅涧：喉间发白之症，予经历十余俱已收工……按白腐一证，即所谓白缠喉是也，诸书皆未论及，唯《医学心悟》言之，至于论治之法，亦未详备。缘此证发于肺肾，凡本质不足者，或遇燥流行，或多食辛热之物，感触而发，初起发热，或不发热，鼻干唇燥，或咳或不咳，鼻通者轻，鼻塞者重，音声清亮气息调匀易治，若音哑气急即属不治。近有好奇之辈，一遇此症，即用象牙片动手于喉中，妄刮其白，益伤其喉，更速其死，岂不哀哉。余与既均三弟疗治以来，未尝误及一人，生者甚众，经治之法，不外肺肾，总要养阴清肺，兼辛凉而散为主。

滋阴降火汤

【来源】《医便》卷二

【组成】 当归 3 克　川芎 1.5 克　白芍药、黄芩各 2.1 克　生地黄、黄柏、知母各 2.4 克　柴胡 2.1 克　熟地黄 2.4 克　麦冬 2.4 克

【用法】 上用生姜 1 片，大枣 1 枚，水煎服。别以附子为末，唾津调贴涌泉穴。

【功用】 滋阴降火，养血益精。

【主治】 阴虚火动，症见骨蒸潮热，心烦多梦，盗汗颧红，口干咽燥，或见头晕眼花，心悸，身倦，舌红，脉细数。

【方解】 本方为阴亏火旺，血少津亏所设。方中熟地黄滋阴生津，补真阴不足为君药；臣以生地、麦冬养阴清热，助熟地滋补真阴；当归、川芎、白芍药助熟地养血生血补血；黄柏、知母泻热存阴，导热下行；柴胡清热退蒸，与生姜、大枣相伍调和营卫共为佐使。全方阴血充足，火热下降，诸症悉除。

【临床运用】

1. 用方要点 阴虚火旺：虚劳阴亏血虚，相火旺盛，症见发热盗汗，心悸、咳嗽、倦怠，口干失眠、咽燥、消瘦，大便干燥，舌质红，脉沉数。

2. 随症加减 气虚加人参、黄芪各八分；咳嗽加阿胶、杏仁各七分，五味子三分；咯吐衄血，加牡丹皮八分，藕节自然汁三匙。

3. 使用注意 阳虚或有寒者忌服本方。忌食辛辣动火之品。

4. 现代应用 肺结核、肾结核、动脉硬化、高血压、糖尿病、肾盂肾炎、支气管炎等病属阴虚火旺者。

四、气郁质

总体特征：气机郁滞，以神情抑郁、忧虑脆弱等气郁表现为主要特征。

形体特征：形体瘦者为多。

常见表现：神情抑郁，情感脆弱，烦闷不乐，舌淡红，苔薄白，脉弦。

心理特征：性格内向不稳定、敏感多虑。

发病倾向：易患脏躁、梅核气、百合病及郁证等。

对外界环境适应能力：对精神刺激适应能力较差；不适应阴雨天气。

四磨汤

【来源】《济生方》

【组成】 人参10克 槟榔15克 沉香5克 乌药10克

【用法】 上四味，各浓磨水，取300毫升，煎三五沸，放温服，或下养正丹尤佳。

【功用】 破滞降逆，补气扶正。

【主治】 七情伤感，上气喘息，胸膈满闷，不思饮食。

【方解】 本方所治上气喘急，是因七情所伤，肝气郁结，横逆犯肺所致。方中乌药行气疏肝以解郁，为君药；沉香顺气降逆以平喘，槟榔下气化滞以除满，为臣药；然破气之品易损耗人之正气，故佐人参益气扶正，使郁结之气散而正气不伤，诸症平而无遗患。

【临床应用】

1. 用方要点 本方是治疗肝郁气逆证的基本方，临床表现以胸膈胀闷，上气喘急，舌淡，苔薄白，脉沉弦为辨治要点。

2. 随症加减 若肝郁甚者，加柴胡、香附以疏肝解郁；若心腹疼痛者，加川芎、白芍以活血行气，缓急止痛；若热结便干者，加大黄、芒硝以泻热通下；若心下痞满甚者，加半夏、生姜降逆和胃散结等。

3. 使用注意　肺气虚弱者慎用本方。

4. 现代应用　西医学认为本方调节精神情绪，增强心肺功能，改善胃肠功能，用于神经官能症、慢性胃炎、慢性胆囊炎。

5. 历代名家的应用经验

（1）《历代名医良方注释》：此方乃醒气、散气、降气、纳气，而又维护正气之方也。气喘分两大纲，一在上为实，乃肺气不通调；一在下为虚，乃肾气不归根。本方证治，兼而有之，盖七情感伤，郁滞菀结，气喘而急，上而不下，留滞膈间空膜之地，形成气膈。方制槟榔以开之，乌药以异之，沉香以降之纳之。又用人参之大有力者，主持其间，俾气有统摄，不致散漫耗蚀，上下循环，营周不休，以归复于生理正常。尤妙在四药皆磨，既取其气味之全，又取其缓缓斡旋，不过攻过补，致令转变气损气滞反应之嫌。一本磨上三药，倍人参煎汤，入盐调下，对于虚甚不能运药，义求人参补力之早达，未为不可。然煎则补住气痰，恐诸气药反难以奏功。观喻嘉言《寓意草》，治痰喘夹虚，用人参切则效，人参用煎则不效，其意殊耐深思。要之须恰符病窍病机，斯可耳。

（2）张秉成：大抵此方所治，皆为忧愁思怒得之者多。因思则气结，怒则气上，忧愁不已，气多厥逆，故为上气喘急，胸闷不食等症。然气之所逆者，实也，实则泻之，故以槟榔、沉香之破气快膈峻利之品，可升可降者，以之为君药；而以乌药之宣行十二经气分者助之。其所以致气逆者，虚也。若元气充足，经脉流行，何有前证？故以人参辅其不逮，否则气暂降而郁暂开，不久已闭矣。是以古人每相需而行也。若纯实无虚者，即可去参，加枳壳。

（3）单兆伟认为四磨汤治实防虚，邪正兼顾，气实气滞可用，气虚气滞亦可用，关键是人参的用量要把握好，临证应用重在辨证而非辨病，要紧紧抓住气滞、气逆这一病机关键，并根据证之兼夹，随症加减。气虚明显者，加黄芪、山药、白术等益气健脾之品；正气不虚者，可少用人参，加枳壳、木香等；夹湿者，加苍术、厚朴；夹食积者，加莱菔子、鸡内金、山楂等；

气郁化热者，加黄连、黄芩；气滞血瘀者，加当归、丹参、川芎；大便秘结不通者，酌加大黄、枳实、芒硝；若夹痰热者，加瓜蒌皮、冬瓜子、贝母等。

半夏厚朴汤

【来源】《金匮要略》

【组成】 半夏12克　厚朴9克　茯苓12克　生姜15克　苏叶6克

【用法】 水煎服。

【功用】 行气散结，降逆化痰。

【主治】 梅核气。咽中如有物阻，咯吐不出，吞咽不下，胸膈满闷，或咳或吐，舌苔白润或白滑，脉弦缓或弦滑。

【方解】 方中半夏辛温入肺胃，化痰散结，降逆和胃，为君药。厚朴苦辛性温，下气除满，助半夏散结降逆，为臣药。茯苓甘淡渗湿健脾，以助半夏化痰；生姜辛温散结，和胃止呕，且制半夏之毒；苏叶芳香行气，理肺疏肝，助厚朴行气宽胸，宣通郁结之气，共为佐药。全方辛苦合用，辛以行气散结，苦以燥湿降逆，使郁气得疏，痰涎得化，则痰气郁结之梅核气自除。

【临床应用】

1. 用方要点 本方主治因痰气郁结阻滞咽喉所致的梅核气，每因情绪精神因素而诱发或加重。以咽中如有梅核阻滞，吞之不下，吐之不出，伴有胸胁满闷，舌淡苔白滑，脉弦为证治要点。

2. 随症加减 因情志刺激发病，伴有胸胁胀满，善太息者，加香附、陈皮、瓜蒌；气郁化火，伴急躁易怒，口苦舌红者，加黄连、黄芩等；病久气阴两虚，伴有神疲乏力、心烦失眠等症，加黄芪、沙参、丹皮、酸枣仁等；中脘痞满，上气喘急，呕逆恶心，或治痰湿不甚或伴有中虚的气郁痰滞证，加大枣，如四七汤。

3. 使用注意 本方药物多属辛温苦燥之品，仅适用于痰气互结而无热者，如见有颧红口苦，舌红少苔，属于气郁化火，阴伤津少者，虽具有梅核气特征，亦不宜使用本方。肝胆火热偏盛者亦应慎用。

4. 现代应用 本方现代常用于治疗咽异感症、瘿症、癫狂症、食物逆流症、慢性浅表性胃炎及肿瘤放化疗、术后所致的恶心呕吐等属痰气郁结者。

5. 历代名家的应用经验

（1）黄煌教授曾用半夏厚朴汤加味成功治疗声带麻痹案、顽固性失眠案、顽固性绞痛案等，更在对焦虑性神经官能症的治疗上用了半夏厚朴汤合四逆散加减，取得了颇为显著的疗效，这使本方在运用上突破了"治疗梅核气专方"这一陈规，扩大了本方的临床适用范围。

（2）吴谦等在《医宗金鉴·订正金匮要略注》卷二十三中说到：咽中如有炙脔，谓咽中有痰涎，如同炙肉，咯之不出，咽之不下者，即今之梅核气病也。此病得于七情郁气，凝涎而生。故用半夏、厚朴、生姜，辛以散结，苦以降逆；茯苓佐半夏以利饮行涎；紫苏芳香，以宣通郁气，俾气疏涎去，病自愈矣。此证男子亦有，不独妇人也。

（3）陈无择的《三因极一病证方论》中以半夏厚朴汤为基础方，改变了半夏、厚朴、茯苓、紫苏的分量，并把生姜移至用法中，名曰"大七气汤"，用于行气开郁，降逆化痰。《太平惠民和剂局方》中在原方的基础上加入了大枣一枚，剂量减轻，同样将生姜移至用法中，名曰"四七汤"。"大七气汤"和"四七汤"在组成上与原方无明显区别，主治亦与原方基本相同，唯辛散开结、降逆化痰之力较原方略弱，且四七汤因加入大枣而和胃之功稍优。

逍遥散

【来源】《太平惠民和剂局方》卷九

【组成】甘草（微炙赤）15克　当归（去苗，锉，微炒）、茯苓（去皮，白者）、白芍药、白术、柴胡（去苗）各30克

【用法】上为粗末，每服6克，水一大盏，烧生姜一块切破，薄荷少许，同煎至七分，去渣热服，不拘时候（现代用法：共为散，每服6~9克，煨姜、薄荷少许，共煎汤温服，日3次。亦可作汤剂，水煎服，用量按原方比例酌减。亦有丸剂，每服6~9克，日2次。

【功用】疏肝解郁，养血健脾。

【主治】肝郁血虚脾弱证。两胁作痛，头痛目眩，口燥咽干，神疲乏力、或往来寒热，或月经不调，乳房胀痛，舌质淡红，脉弦而虚者。

【方解】方中以柴胡疏肝解郁，使肝气得以调达为君药。当归甘辛苦温，

养血和血；白芍酸苦微寒，养血敛阴，柔肝缓急；归、芍与柴胡同用，补肝体而助肝用，使血和则肝和，血充则肝柔，共为臣药。木郁不达致脾虚不运，故以白术、茯苓、甘草健脾益气，既能实土以御木侮，且使营血生化有源，共为佐药。用法中加薄荷少许，疏散郁遏之气，透达肝经郁热；烧生姜温运和中，且能辛散达郁，亦为佐药。甘草能调和诸药，兼为使药。诸药合用，使肝郁得疏，血虚得养，脾弱得复，气血兼顾，肝脾同调，立法周全，组方严谨，故为调肝养血之名方。

【临床应用】

1. 用方要点 本方为调肝养血的代表方，又是妇科调经的常用方。临床应用时应以两胁作痛，神疲食少，月经不调，脉弦而虚为证治要点。

2. 随症加减 肝郁气滞较甚，加香附、郁金、陈皮以疏肝解郁；血虚甚者，加熟地以养血；肝郁化火者，加丹皮、栀子以清热凉血。

3. 现代应用 本方常用于慢性肝炎、肝硬化、胆石症、胃及十二指肠溃疡、慢性胃炎、胃肠神经官能症、经前期紧张症、乳腺小叶增生、围绝经期综合征、盆腔炎、不孕症、子宫肌瘤等属肝郁血虚脾弱者。

5. 历代名家的应用经验

（1）吴谦《医宗金鉴·删补名医方论》卷四，录赵羽皇的论述："经云：木郁则达之。遂其曲直之性，故名曰逍遥。若内热、外热盛者，加丹皮解肌热，炒栀清内热，此加味逍遥散之义也。"

（2）汪昂《医方集解·和解之际》：舒逆和中，诸症自已，所以有逍遥之名。

（3）费伯雄《医方论》：逍遥散于调营扶土之中，用条达肝木、宣统胆气之法，最为解郁之善剂。

（4）夏德馨弟子陈建杰认为慢性肝病以脾虚为本，治疗当以固中州为大发。运用逍遥散治疗慢性肝病临床经验丰富，效验颇丰。

（5）赵清理对逍遥散领悟较深，临证喜用逍遥散加减治疗多种疾病，疗效卓著。

疏肝解郁汤

【来源】《中医妇科治疗学》

【组成】 香附、川芎、丹参、郁金、泽兰各10克　青皮、柴胡、延胡索、川楝子炭各6克

【用法】 水煎，温服。

【功用】 疏肝理气，解郁调经。

【主治】 抑郁伤肝，疏泄失职。症见月经延后，量少或正常，行而不畅或有小血块，小腹胀痛按之不减，精神郁闷，胸胁不舒，时欲太息，乳房胀痛。舌红苔薄，脉弦。

【方解】 方中香附、青皮、郁金、柴胡解郁行气疏肝，丹参、川芎、泽兰活血化瘀通经，延胡索、川楝子炭行气疏络以止痛。全方集疏肝行气和养肝活血两者之长，体用兼调，以复条达之性，而畅冲任气机，临证颇有良验。

【临床运用】

1. 用方要点　本方以月经行而不畅，情绪郁闷，经前胸乳胀痛，时欲太息，小腹胀痛，矢气少快，脉弦为辨证要点。

2. 随症加减　经行量多，去川芎、丹参，加益母草、茜草根炭、地榆炭；急躁易怒，苔黄脉弦数，郁已化火，本方加黄芩、丹皮、栀子；月经瘀块较多，本方合失笑散。

3. 使用注意　本方辛温性燥，易于伤津，助热生火，使用时当中病即止，慎勿过剂。

4. 现代应用　可用于治疗冠心病心绞痛，肝炎病，中风后抑郁症，功能性消化不良症等。

5. 历代名家的应用经验　陈可冀认为老年人冠心病心绞痛常常是多脏腑有病，治疗时应标本兼治。陈氏认为老年冠心病心绞痛常与情志抑郁不畅，或耗伤心气有关，若条达不畅郁闷日久，可损及心肾。用疏肝解郁汤（柴胡、郁金、香附、川楝子、延胡索、青皮、红花、丹参、川芎、泽兰）对心绞痛伴烦躁易怒，失眠多梦者，可心肝并治，方用血府逐瘀汤或通窍活血汤。

解肝煎

【来源】《景岳全书》卷五十一

【组成】陈皮4.5克　半夏4.5克　厚朴4.5克　茯苓4.5克　苏叶3克　芍药3克　砂仁2.1克

【用法】上药加水500毫升，先浸30分钟，文火煎取药汁300毫升，再加水400毫升，煎取药汁300毫升，分2次空腹温服。每日1剂。

【功用】疏肝理气，和胃降逆。

【主治】暴怒伤肝，气逆胀满等证。景岳曰：内伤肝胆，气逆不顺而胁痛者，宜排气饮、木香调气散之类主之；若暴怒伤肝，气逆胀满，胸胁疼痛者，宜解肝煎。

【方解】解肝煎能疏肝理气，和胃降逆，使气机上下通行。方中白芍苦酸微寒，能养血敛阴，平抑过亢之肝气，且可柔肝止痛；陈皮、半夏、茯苓取二陈汤之意，以健脾化湿和中；厚朴行气除痞消滞；砂仁、苏叶醒脾消积。另外，近年来对中药的现代药理研究发现，陈皮、半夏、枳壳、白芍等对缓解胃肠平滑肌的痉挛，解除胃肠痉挛性疼痛，增强胃肠蠕动，排除胃肠积气积滞，增加消化液分泌，抑制溃疡形成均有很好的作用。

【临床应用】

1. 用方特点　凡脾虚不能健运阴阳不得升降，脾有湿滞而生痰涎；以及肝气郁结而成伏火，气结痰聚及成疾者，均可应用。

2. 随症加减　胁肋胀痛，加白芥子；胸膈气滞，加枳壳、香附、藿香。

3. 现代应用　可用于妇女围绝经期综合征、闭经、慢性胃炎（胃脘痛），急性胃肠炎（急性吐泻），小儿厌食。

4. 历代名家的应用经验

（1）王荫卿：在临床实践中王老中医一般凡遇肝胃郁滞所致的胸胁胃脘疼痛、胀满、恶心、吞酸、嘈杂，头痛头晕，口苦、周身窜痛，腹泻，月经不调，赤白带下，行经腹痛，经闭，妊娠恶阻诸症，皆可用本方辨证加减治之。

（2）张炳厚：在临床上应用此方加减治疗慢性胃炎。

（3）韩玉辉：解肝煎是笔者多年来用治肝胃郁滞证的通方，根据临床辨证，灵活加减。细致观察肝胃郁滞的脉象及舌苔的特征，对于本病的诊断，有一定的帮助。本证脉象多见左脉沉牢，右脉弦滑，前者为肝气郁结，后者为脾虚有湿，舌质淡紫，舌苔白腻，前者为肝郁，后者为脾胃宿滞，秽浊郁伏之象。

升肝舒郁汤

【来源】《医学衷中参西录》

【组成】生黄芪18克　当归9克　知母9克　柴胡4.5克　生明乳香9克　生明没药9克　川芎4.5克

【用法】水煎服。

【功用】疏肝调肝。

【主治】治妇女阴挺，亦治肝气虚弱，郁结不疏。

【方解】方中黄芪与柴胡、川芎并用，补肝即以疏肝，而肝气之陷者可升。当归与乳香、没药并用，养肝即以调肝，而肝气之郁者可化。又恐黄芪性热，与肝中所寄之相火不宜，故又加知母之凉润者，以解其热也。

【临床应用】

1. 用方要点　阴挺自阴中挺出，形状类筋之所结。

2. 随症加减　若有少气懒言，体倦肢软，面色㿠白，加黄芪以补中气；若面色萎黄，形体消瘦，胸脘痞闷，饮食不化，加人参、白术以健脾。

3. 使用注意　并不是所有的阴挺都用此方，大部分阴挺发生的主要病因病机是多产、产伤等，导致中气下陷或肾虚不固，此时不能用此方，要用补中气或者补肾的方药。

4. 现代应用　加减运用治疗子宫脱垂，乳腺增生。

5. 历代名家的应用经验

（1）一妇人，年三十余，患阴挺，用陈氏《女科要旨》治阴挺方，治之不效。因忆《傅氏女科》有治阴挺之方，其证得之产后，因平时过怒伤肝，产时又努力太过，自产门下坠一片，似筋非筋，似肉非肉，用升补肝气之药，其证可愈。遂师其意，为制此汤服之。数剂即见消，十剂痊愈。

（2）一室女，年十五。因胸中大气下陷，二便常觉下坠，而小便尤甚。

乃误认为小便不通，努力强便，阴中忽坠下一物，其形如桃，微露其尖，牵引腰际下坠作疼，夜间尤甚，剧时号呼不止。投以理郁升陷汤，将升麻加倍，二剂疼止，十剂后，其物全消。盖理郁升陷汤，原与升肝舒郁汤相似也。（《医学衷中参西录》）

瓜蒌牛蒡汤

【来源】《医宗金鉴》卷六十六

【组成】瓜蒌仁3克　牛蒡子3克,炒,研　天花粉3克　黄芩3克　生栀子3克,研　连翘3克,去心　皂刺3克　金银花3克　甘草3克　陈皮3克　青皮3克　柴胡1.5克

【用法】用水400毫升，煎至320毫升，入煮酒适量和匀，空腹时服。

【功用】理气疏肝，清热解毒，消肿排脓。

【主治】治肝气郁结，热毒壅滞，致成乳疽、乳痈，初起憎寒壮热者。症见乳房肿胀疼痛，皮肤微红或不红，乳汁排出不畅，或伴有畏寒发热，头痛，胸闷不舒，舌红苔黄，脉弦数。

【方解】本方中金银花、连翘、牛蒡子、生栀子清热解毒，散结消痈；瓜蒌、柴胡、陈皮、青皮宽胸疏肝理气，以疏通乳络瘀滞；皂角刺、花粉、通乳散结；黄芩清胃和中，以清上焦之热；甘草调和诸药缓和药性。

【临床应用】

1. 用法要点　乳房肿胀疼痛，肿块质硬，乳络不通，舌红苔黄，脉弦数为应用要点。

2. 随症加减　气郁加橘叶、川楝子；发热明显加生石膏，重用黄芩；肿胀痛者加乳香、没药、赤芍；乳汁壅滞者加鹿角霜、漏芦、王不留行、路路通；乳汁过多者加生山楂、生麦芽；有肿块者加赤芍、川芎、当归；偏热盛者加生石膏、鲜生地；新产妇恶露未尽者加当归、益母草，减黄芩、山栀；便秘者加大黄；表寒重者加荆芥、防风；成脓期加黄芪。

3. 使用注意　孕妇慎用，易流产。

4. 现代应用　用于治急性乳腺炎。

5. 历代医家应用经验　周国芳用瓜蒌牛蒡汤治疗急性乳腺炎，炎症初起

用瓜蒌牛蒡汤，乳头破裂的，用鸡蛋黄熬油外涂。有乳汁瘀滞的，给予手法揉抓排乳。局部病灶处外敷金黄散，每日3次。局部红肿热痛消除，肿块消除，体温正常，血象正常者即愈。

五、痰湿质

总体特征：痰湿凝聚，以形体肥胖、腹部肥满、口黏苔腻等痰湿表现为主要特征。

形体特征：体形肥胖，腹部肥满松软。

常见表现：面部皮肤油脂较多，多汗且黏，胸闷，痰多，口黏腻或甜，喜食肥甘甜黏，苔腻，脉滑。

心理特征：性格偏温和、稳重，多善于忍耐。

发病倾向：易患消渴、中风、胸痹等病。

对外界环境适应能力：对梅雨季节及湿重环境适应能力差。

平 胃 散

【来源】《太平惠民和剂局方》卷三

【组成】苍术（去粗皮，米泔浸二日）五斤　厚朴（去粗皮，姜汁制，炒香）、陈皮（去白）各三斤二两　甘草（炒）三十两

【用法】上为细末。每服二钱，以水一盏，入生姜二片，干枣二枚，同煎至七分，去姜、枣，带热服，空心、食前入盐一捻，沸汤点服亦得。

【功用】燥湿健脾，消胀散满，行气和胃。

【主治】

（1）湿滞脾胃证：湿困脾胃，脘腹胀满，不思饮食，口淡无味，呕吐恶心，嗳气吞酸，常多泄泻，肢体沉重、怠惰嗜卧，舌苔白腻而厚，脉缓。伤食，嗳气有腐食气。

（2）脾胃不和，湿滞中阻；脘腹胀满，食少口淡，呕哕恶心，嗳气吞酸，大便泄泻，肢体困重。

（3）心腹胁肋胀满刺痛，口苦无味，胸满短气，面色萎黄，肌体瘦弱，怠惰嗜卧，或发霍乱，及五噎八痞，膈气反胃。

（4）皱脚病：妊娠两足浮肿，名曰皱脚；肠胃寒，受湿下血；小儿乳食过伤，肠鸣呕吐或米谷不化；妊娠饮食停滞，或肚腹作痛；山岚瘴雾，令人不服水土而腹胀。

【方解】 方中苍术苦辛温燥，最善燥湿健脾，故重用为君。厚朴苦温芳香，行气散满，助苍术除湿运脾，是为臣。陈皮理气化滞，合厚朴以复脾胃之升降；炙甘草、姜、枣调补脾胃，和中气以助运化，都是佐使。诸药相配，共奏燥湿运脾，行气和胃之功。用治消化不良、慢性胃炎、溃疡病及胃肠神经官能症等，均有一定疗效。唯方中诸药多苦辛温燥，易耗阴血，故孕妇不宜。

【临床运用】

1. 用方要点 脾肾虚寒证：症见面色白，畏寒肢冷，腰膝冷痛，关节疼痛，屈伸不利，或下利清谷，或小便不利，面浮四肢肿。舌淡胖，苔白滑或白腻，脉沉细。

2. 使用注意 脾虚无湿或阴虚之人，症见舌红少苔，口苦而渴，或脉数者，都禁用。

3. 现代应用 主要有健胃助消化，抗溃疡，抗炎，抗病原微生物等作用。

4. 历代名家的应用经验

（1）《医方考》：此湿土太过之证，经曰敦阜是也。苍术味甘而燥，甘则入脾，燥则胜湿；厚朴性温而苦，温则益脾，苦则燥湿，故二物可以平敦阜之土。陈皮能泄气，甘草能健脾，气泄则无湿郁之患，脾强则有制湿之能，一补一泄，又用药之则也。

（2）《景岳全书》：夫所谓平胃者，欲平治其不平也。此为胃强邪实者设，故其性味从辛从燥从苦，而能消能散，唯有滞有湿有积者宜之。今见方家每以此为常服健脾之剂，动辄用之，而不察可否，其误甚矣。

（3）《成方便读》：用苍术辛温燥湿，辟恶强脾，可散可宣者，为化湿之正药；厚朴苦温，除湿而散满；陈皮辛温，理气而行痰，以佐苍术之不及。但物不可太过，过刚则折，当如有制之师，能勘祸乱而致太平，故以甘草中州之药，能补能和者赞辅之，使湿去而土不伤，致于和平也。

二陈汤

【来源】《太平惠民和剂局方》卷四

【组成】半夏汤洗七次、橘红各15克　白茯苓9克　甘草炙4.5克

【用法】加生姜7片，乌梅1个，水煎服。

【功用】燥湿化痰，理气和中。

【主治】湿痰症。咳嗽痰多，色白易咯，胸膈痞闷，恶心呕吐，肢体倦怠，或头眩心悸，舌苔白润，脉滑。

【方解】本方为治湿痰之主方。湿痰之症，多由脾肺功能失调所致。脾为生痰之源，肺为贮痰之器，脾失健运，则停湿生痰，湿痰犯肺，致咳嗽痰多。湿浊内盛，最易阻碍清阳，影响胃气失和，因此每见头眩心悸，恶心呕吐。治宜燥湿化痰，理气和中。方中以半夏为君，取其辛温性燥，善能燥湿化痰，且又降逆和胃。以橘红为臣，理气燥湿祛痰，燥湿以助半夏化痰之力，理气可使气顺则痰消。痰由湿生，湿自脾来，故佐以茯苓健脾渗湿，俾湿去脾旺，痰无由生；煎以生姜者，以其降逆化饮，既能制半夏之毒，又能助半夏、橘红行气消痰，和胃止呕；复用少许乌梅收敛肺气，与半夏相伍，散中有收，使祛痰而不伤正，并有欲劫之而先聚之之意。以甘草为使药，调和药性而兼益气和中。诸药合用，标本兼顾，燥湿化痰，理气和中，为祛痰的通用方剂。方中半夏、橘红以陈久者良，故方以"二陈"为名。现代药理研究表明：方中橘红能促进胃液分泌，增强胃肠蠕动，增加食欲，抑制肠内异常发酵，促进气体排出，调整胃功能，止吐健胃，半夏煎剂对阿扑吗啡引起的呕吐有止吐作用，并有镇咳作用。

【临床应用】

1. 用方要点　本方主治湿痰证。以咳嗽痰多易咯，舌苔白腻或白润，脉缓滑为证治要点。

2. 随症加减　本方为治痰的基础方，随症加减，可广泛应用于多种痰证。风痰，可加南星、竹沥；热痰，可加黄芩、胆南星；寒痰，可加干姜、细辛；食痰，可加莱菔子、神曲；气痰，可加枳实、厚朴；皮里膜外之痰，可加白

芥子等。

3. 使用注意 本方用药性燥，故阴虚肺燥及咳血者忌用。

4. 现代应用 主要用于治疗慢性胃炎、反酸症、小儿疳积、慢性支气管炎、支气管哮喘、伤食咳嗽、咳甚遗尿、肾炎蛋白尿、药物性肝损害、高脂血症、声带小结、原发性面肌痉挛、头痛、肩关节周围炎、闭经、产后缺乳、中心性浆液性脉络膜视网膜炎、下肢慢性丹毒等病症。

5. 历代名家的应用经验

（1）金·张元素《沽古家珍》所载之玉粉丸，方用半夏、陈皮，且加南星以增其润湿化痰之力。虽无茯苓，但服以人参、生姜汤送下，伊在调补脾气，以助中州运化，使痰无由以生，善治咳嗽咳喘之证。李杲力倡治病独重补土，其运用二陈汤治痰亦多伍用人参、白术等益气健脾之品，《医学发明》卷六之参苏温肺汤即属此例。

（2）朱丹溪对二陈汤推崇备至，认为："痰之为物，随气升降，无处不到，二陈汤，一身之痰无所不治，可以随证加味应用"（《丹溪活套》）。《丹溪心法》卷三之加味二陈汤，即在半夏、橘皮、茯苓、甘草、生姜之外，另佐入砂仁、丁香以调理脾气，化其湿浊，治停痰结气之呕。王纶曾云："丹溪先生治病，不出乎气、血、痰，故用药之要有三：气用四君子，血用四物汤，痰用二陈汤"。（《明医杂著》卷一）

（3）元·危亦林《世医得效方》卷九之加味茯苓汤，除二陈四药之外，另承东垣用参补脾之意，再佐香附以增行气祛痰之力，而成主治痰迷心包，健忘，言语如痴之方。

（4）吴琨《医方考》之清气化痰丸，更入胆星、黄芩等寒凉之品，实属易二陈汤为清化热痰之典范。

（5）明《奇效良方》卷二之涤痰汤法取二陈，更入南星、枳实使燥湿化痰、行气之力倍增，佐人参以补气健脾，菖蒲开窍豁痰，主治中风痰迷，舌强难言之症。该书卷二十四的芎辛导痰汤亦以二陈汤化裁，加川芎、细辛、天南星以治痰厥头痛。

（6）陈实功《外科正宗》卷二之芩连二陈汤，则以二陈汤祛痰，又入芩、连等清热之品而成清化痰热之方，主治痰热所致之颈项瘰疬结核之典范。

（7）《景岳全书·新方八阵》卷五十一之六安煎，用二陈汤加杏仁理肺，白芥子温化寒痰，主治风寒咳嗽，痰滞气逆之症。本书同卷之金水六君煎，则独辟蹊径，以养阴补血之熟地黄、当归与二陈汤相伍，使燥润相成，以治肺肾不足之痰喘。

（8）清代名医李用粹，师法丹溪，深得其要，更擅长运用二陈汤，补先师之未备，而尽化裁之妙。其活用二陈汤之法，在《证治汇补》中随处可见，广泛应用于中风、伤风、痰证、郁证、中寒、气证、饮证等多种病症。

（9）《医宗金鉴》亦对二陈汤加减运用有所发挥，尤其是以其治疗痰湿兼有食积，或化热及小儿多种痰证之方，为后世颂赞，如化坚二陈丸、枳桔二陈汤、曲麦二陈汤、加味二陈汤、清心涤痰汤、黄连二陈汤等。

（10）《杂病源流犀烛》所载治痰诸方，多以二陈汤加减化裁，如治痰饮呕吐之茯苓半夏汤、治火喘之桔梗二陈汤、治痰郁之升发二陈汤、治痰涎口麻之止麻清痰饮、治素有痰饮之茯苓汤等。其中对二陈汤运用尤具特色的是大半夏汤和白术汤。大半夏汤即以二陈汤去甘草之壅、乌梅之敛，用治晕车、晕船之呕吐。白术汤用二陈原方，加白术以增燥湿健脾之功，虽去乌梅，然用五味子以敛肺止咳，亦主治湿痰咳嗽之证。

温胆汤

【来源】《三因极一病证方论》

【组成】半夏（汤洗七次）、竹茹、枳实（麸炒，去瓤）各6克　陈皮9克　甘草（炙）3克　茯苓4.5克

【用法】现代用法：加生姜5片，大枣1个，水煎服。

【功用】理气化痰，清胆和胃。

【主治】胆胃不和，痰热内扰证。胆怯易惊，虚烦不眠，口苦吐涎，或呕吐呃逆，或惊悸不宁，或癫痫，舌苔腻，脉弦滑或略数。

【方解】方中半夏味辛散逆，功善祛痰化浊，降逆和胃，为君药。然证属胆热犯胃，痰热内扰，故配以味甘淡而性微寒之竹茹，归胆胃经，其凉能去热，苦能降下，专清热痰，为凝神开郁之佳品。主治"胃热噎膈，胃虚干呕，热呃咳逆，痰热恶心……惊悸怔忡，心烦躁乱，睡卧不宁，此皆胆胃热痰之证，悉能奏效"。（《药品化义》）与半夏相配，既化其痰浊，又清其胆热，令胆气清肃，胃气顺降，则胆胃得和，烦呕自止，为臣药。治痰须治气，气顺

则痰消，故佐以枳实破气消痰，散结除痞；陈皮理气燥湿而化痰，既助半夏以祛痰，又增枳实调气之功。两药相合，行气降逆而化痰和胃。痰之成，本在脾，茯苓健脾渗湿，以治生痰之源；生姜、大枣和中培土，使水湿无以流聚，亦为佐药。炙甘草可以缓逆且益气和中，调和诸药，为使药。全方诸药合用，共奏清胆和胃，理气化痰，除烦止呕之效。用之化痰而不过燥，清热而不过寒，化痰与理气并用，清胆与和胃兼顾，使痰热得清，胆胃得和，诸症可解。

【临床应用】

1. 用方要点 本方常用治胆胃不和，痰热内扰而热象较轻之虚烦不眠、惊悸、呕逆以及眩晕、癫痫等症。临床应用以胆怯易惊，虚烦不眠，口苦，苔腻，脉弦滑为辨证要点。

2. 随症加减 痰热甚而舌苔黄腻，脉滑而数者，加黄连以清热泻火；若肝阳偏亢而见眩晕者，加白芍、代赭石、石决明、钩藤以平肝潜阳；若痰热内扰而见心悸失眠者，加酸枣仁、龙齿以养心镇惊安神；若用治痰热内扰之癫痫者，加胆南星、郁金、石菖蒲以涤痰通窍。

3. 现代应用 现代常用于慢性胃炎、溃疡病、迁延性或慢性肝炎、神经官能症、早期精神分裂症、耳源性眩晕、慢性支气管炎、围绝经期综合征、癫痫等证属痰热内郁者。

4. 使用注意 凡心虚失眠、血虚心悸、阴虚眩晕、胃寒呕吐等，不宜应用本方。

5. 历代名家应用经验 邓铁涛教授结合南方地域特点，运用温胆汤加味治疗冠心病心绞痛。

苓甘五味姜辛汤

【来源】《金匮要略》

【组成】 茯苓12克 甘草6克 干姜9克 细辛3克 五味子5克

【用法】上五味，以水八升，煮取三升，去滓，温服半升，日三次。（现代用法：水煎服）

【功用】温肺化饮。

【主治】寒饮咳嗽证。咳嗽痰多，色白而清稀，口淡喜唾，胸膈痞满，舌苔白滑，脉弦滑。

【方解】干姜味辛性热，归脾、肺经，既可温肺散寒以化饮，又能温运脾阳以祛湿，故为君药；细辛辛温入肺，功能温肺散寒化饮，与干姜相配，温肺散寒化饮之力倍增；茯苓健脾渗湿，使脾阳健运，则痰湿生化无源，其与干姜、细辛同用，既化已成之饮，又杜生痰之源，有标本兼治之妙，二者同为臣药；五味子敛肺止咳，与干姜、细辛相伍，有散有收，散不伤正，收不留邪，且调肺司开合之职，是为佐药；甘草和中调药，为使药。

本方中诸药相合，配伍谨慎，体现散中寓收，开中有合，使祛邪不伤正，敛肺不留邪；既温肺化饮以治标，又渗湿健脾以治本，共奏温肺化饮之效，为治肺寒留饮、咳喘痰稀证之良方。

【临床应用】

1. 用方要点　本方主要针对肺寒留饮、咳喘痰稀证。临床应用以咳嗽痰多，色白清稀，口淡，舌苔白滑，脉弦滑为辨证要点。

2. 随症加减　痰多欲呕者，可加半夏、厚朴以化痰降逆止呕；若兼寒饮引动冲气上逆而呕逆心悸眩晕者，加桂枝以平冲降逆；咳甚气急者，加杏仁、苏子以降气化痰而止咳；脾胃气虚者，加人参、白术以益气健脾。

3. 现代应用　常用于慢性支气管炎、肺气肿、支气管哮喘等证属肺寒留饮者。

4. 历代医家应用经验

（1）林亿根据北宋王洙录所著的《金匮玉函要略方》编成的《金匮要略方论》中有记载：象若奔豚，其水扬溢则咳，喘逆当先攻击冲气令止，乃治咳，用苓甘五味姜辛汤令其咳止，咳止，其喘自瘥。

（2）明·孙一奎在《赤水玄珠》一书中有记载：咳逆倚息不得卧，小青龙汤主之，青龙汤服后多唾口燥，寸脉沉，尺脉微，手足厥逆，气从小腹上冲胸咽，手足痹，其面翕然如醉状，因复下流阴股，小便难，时复冒者，与茯苓五味甘草汤主之，冲气即降而反更咳，胸满者，苓甘五味姜辛汤主之。

（3）清·黄元御在《金匮悬解》一书中提出：服桂苓五味甘草后，冲气即低，而反更咳嗽而胸满者，乙木虽降而辛金更逆也，用桂苓五味甘草去桂加干姜、细辛而降逆以治其咳满也。

（4）清·徐大椿在《兰台轨范》中记到，服苓甘五味姜辛汤后，"咳满即止而更负渴，冲气复发者，以细辛、干姜为热药也，服之当遂渴，而渴反止者，为支饮也，支饮者，法当冒，冒者，必呕，呕者，复内半夏以去其水"。

（5）肖明珍在临床上将苓甘五味姜辛汤用于治疗结核性胸膜炎治愈后出现微咳兼有背寒的疑难症治疗上，认为背冷是由于寒饮犯肺，肺失宣和故咳，以苓甘五味姜辛汤加附子为方，以温阳化饮，使饮退阳复，而背寒自愈。

（6）冯娟等用加味苓甘五味姜辛汤治疗小儿喘憋性肺炎合并肺不张，即在苓甘五味姜辛汤中加上半夏、炒苏子、炒葶苈子和炒白芥子治疗患儿。认为小儿为稚阴稚阳之体，肺脾肾功能不足，致水湿聚为痰饮，投以苓甘五味姜辛汤可温补脾肺，脾得温而能散精归肺，肺得温而能布散津液，同时佐以苏子、白芥子等降气化痰，止咳平喘，寒饮得化，则药到而收捷效。

（7）余燕通过临床观察发现，苓甘五味姜辛汤合止嗽散加减以治疗寒饮内停型慢性咳嗽疗效确切。认为现代人因过度疲劳，恣食生冷等原因往往阳气易伤，故寒饮内停型慢性咳嗽的病因除了风寒之邪犯肺之外，还因脾阳不足致寒从中生，寒饮犯肺，其患者往往外寒与自身虚寒兼而有之。以苓甘五味姜辛汤合止嗽散治疗既可温肺化饮，又能化痰止咳，共奏温肺化饮止咳之功。

半夏白术天麻汤

【来源】《医学心悟》

【组成】半夏9克　天麻、茯苓、陈皮各6克　白术18克　甘草3克

【用法】现代用法：生姜3片，大枣2枚，水煎服。

【功用】化痰熄风，健脾祛湿。

【主治】风痰上扰证。眩晕，头痛，胸膈痞满，痰多，呕恶，舌苔白腻，脉弦滑。

【方解】本方乃二陈汤去乌梅，加天麻、白术、大枣而成。方中半夏味辛性温而燥，功善燥湿化痰，且能降逆消痞；天麻甘平柔润，能入肝经，尤善

平肝熄风而止眩晕，其与半夏相配，化痰熄风而止眩之力尤强，二药均为治风痰眩晕头痛之要药。脾为生痰之源，故又以白术健脾而燥湿，茯苓健脾而渗湿，共治生痰之本，使脾运健则湿痰去，湿痰去则眩晕可除，均为臣药。治痰须理气，气顺痰自消，陈皮理气化痰，燥湿和中，既助半夏以祛痰湿，又调气以消痰；生姜、大枣调和脾胃，共为佐药。使以甘草和中而调和诸药。诸药相合，共奏化痰熄风，健脾祛湿之效，为治风痰眩晕之良方。

【临床应用】

1. 用方要点　以眩晕头痛，胸闷，苔白腻，脉弦滑为证治要点。

2. 随症加减　若眩晕较甚，加僵蚕、胆南星以加强化痰熄风之效；头痛甚者，加白蒺藜、川芎以祛风止痛；气虚乏力者，加党参、黄芪以益气补脾。

3. 使用注意　凡阴虚阳亢、气血不足之眩晕头痛者，不宜应用本方。

4. 现代应用　现代常用于耳源性眩晕、高血压病、神经衰弱、神经性眩晕、癫痫等证属风痰上扰者。

5. 历代名家的应用经验

（1）名老中医胡敦伦以半夏白术天麻汤加全蝎、蜈蚣以化痰熄风，加羌活健脾祛湿平土之痰湿，加红花、白芥子活血通络、祛皮里膜外之痰，上药共研成粉末以热酒送服治疗口眼喎斜。

（2）老中医孙逊认为，根据"结核性脑膜炎"患者头痛、眩晕、抽搐、呕吐的症状，其病机乃属中医痰火上扰清窍，肝风内动之候，故以半夏白术天麻汤加全蝎、僵蚕、地龙来治疗，效果显著。

健脾化痰丸

【来源】《医学衷中参西录》

【组成】 半夏75克　南星75克　瓜蒌仁30克（去壳，另研）　黄连30克（姜汁炒）　陈皮30克（去白）　白茯苓30克（去皮）　枳实30克（面炒）　山楂子肉30克（去子，蒸）　萝卜子30克（炒）　生甘草22.5克（去皮）　白术60克（炒）　紫苏子21克　香附子30克（童便浸一宿）　黄芩30克（酒炒）　干姜15克（新瓦上焙黑）

【用法】 每服9克，开水送下。

【功用】 治脾胃虚弱，不能运化饮食，以致生痰。

【主治】湿热气熏蒸而成郁结五色有形之痰。

【方解】上药二味，各自轧细过罗，各自用慢火焙熟（不可焙过），炼蜜为丸，梧桐子大。每服 9 克，开水送下。白术为健补脾胃之主药，然土性壅滞，故白术多服久服，亦有壅滞之弊；有鸡内金之善消瘀积者以佐之，则补益与宣通并用。俾中焦气化，壮旺流通，精液四布，清升浊降，痰之根柢蠲除矣。又此方不但治痰甚效，凡廉于饮食者，服之莫不饮食增多。且久服之，并可消融腹中一切积聚。初拟此方时，原和水为丸。而久服者间有咽干及大便燥结之时。后改用蜜丸，遂无斯弊。

【临床运用】

1. **用方要点** 因稍进油腻食物或饮食稍多，大便次数就时显增多，伴有不消化食物，大便时泻时溏，迁延反复，饮食减少，食后脘闷不舒，面色萎黄，神疲倦怠，舌淡苔白，脉细弱。

2. **随症加减** 脾胃虚甚者，加人参；寒气重者，减黄连。

3. **现代应用** 治疗便秘。

茯苓丸（治痰茯苓丸）

【来源】《全生指迷方》

【组成】茯苓一两　枳壳（麸炒，去瓤）半两　半夏二两　风化朴硝一分

【用法】上四味为细末，生姜自然汁煮糊为丸，如梧桐子大，每服三十丸，生姜汤下。（现代用法：姜汁糊丸，每服 6 克，姜汤或温开水送服；亦可作汤剂，加入生姜 3~5 片，水煎服；其中风化朴硝宜冲服。）

【功用】燥湿行气，软坚消痰。

【主治】痰停中脘，流于经络证。两臂疼痛，手不得上举，或左右时复转移，或两手麻木，或四肢浮肿，舌苔白腻，脉弦滑等。

【方解】方中半夏为君，燥湿化痰。臣以茯苓健脾渗湿，以治生痰之源。二者相配，既消已成之痰，又杜生痰之源（"半夏燥湿，茯苓渗湿，湿去则饮不生"）。枳壳理气宽中，使气顺则痰消。然痰伏中脘，流注肢节，非一般化痰药所能及，故加味咸而苦之风化硝，取其软坚润下，荡涤中脘之伏痰。"枳壳削坚，化硝软坚，坚去则痰不固。"用姜汁糊丸，生姜汁既可制半夏之毒，

又助半夏化痰散结，共为佐药。诸药合用，燥湿涤痰之力较强，确有推陈涤垢之效。对于痰停中脘，流于四肢的臂痛症，之所以不治四肢，但祛中脘之结癖停痰，盖脾运复健，自然流于四肢之痰亦潜消默运，实属"治病求本"之意。

【临床应用】

1. 用方要点 本方主治痰停中脘，流于经络之证。临床应用以两臂酸痛，舌苔白腻，脉弦滑为辨证要点。

2. 随症加减 若两臂酸痛或肢体麻木较甚者，可加入桂枝、姜黄、鸡血藤等活血通络之品；手臂抽掣者，可酌加全蝎、僵蚕等以熄风止痉；若咳嗽稠黏，可酌加海浮石、瓜蒌等以润燥化痰。

3. 现代应用 现代常用于慢性支气管炎、上肢血管性水肿、颈椎病、前列腺增生症等证属顽痰停伏者。

4. 使用注意 凡属风湿臂痛者忌用。

火土两培丹

【来源】《石室秘录》卷三

【组成】 人参90克　白术150克　茯苓60克　薏苡仁150克　芡实150克　熟地250克　山茱萸120克　北五味30克　杜仲90克　肉桂60克　砂仁15克　益智仁30克　白芥子90克　橘红30克

【用法】 各为末，蜜为丸。每日白滚水送下15克。

【功用】 温肾健脾，化痰消脂。

【主治】 气虚多痰。适合气虚痰湿兼有脾肾阳虚的肥胖症。

【方解】 肥治者，治肥人之病也。肥人多痰，乃气虚也。虚则气不能营运，故痰生之。则治痰焉可仅治痰哉，必须补其气，而后带消其痰为得耳。然而气之补法，又不可纯补脾胃之土，而当兼补其命门之火。盖火能生土，而土自生气，气足而痰自消，不治痰，正所以治痰也。此方之佳，全在肉桂之妙，妙在补命门心包之火。心包之火足，自能开胃以祛痰；命门之火足，始能健脾以祛湿。况方中纯是补心补肾之味，肉桂于补药之中，行其地天之泰，水自归经，痰从何积。此肥人之治法有如此。

【临床应用】

1. 用方要点 浊脂生痰多有暴饮暴食史，以形体肥胖，神疲乏力肢沉，常感头晕胸闷，纳少口淡或腻，痰多，脘腹胀满不适，大便溏糊或稀，嗜睡汗多，四肢麻木或肿胀，腰膝酸软，舌淡红胖大、苔薄白滑或腻，脉沉细濡或弦滑为辨证要点。

2. 随症加减 若脾虚水停、肢体肿胀者，加大腹皮、桑白皮、木瓜，或合防己黄芪汤；腹胀便溏者加厚朴、木香、苍术；中焦虚寒重者加干姜、附子。兼瘀血者加葛根、丹参、益母草、赤芍、当归、牛膝等活血通脉之品。

3. 使用注意

（1）以脾虚不运及胃热脾湿、痰热郁结的证型中，从病初就因虚致实，可见痰湿火盛之象，先应用甘寒苦寒、滋阴降火之品，不可首先就大量使用本方。

（2）本方适合气虚兼有的肥胖患者长期服用，服用时适当减少肥甘厚腻之品的摄入。

（3）本方不适合胃热脾湿、痰热郁结型肥胖，也不适合气阴两虚。

4. 现代应用

（1）刘泽延使用火土两培丹治疗糖尿病：刘泽延医生经长期临床观察，尤其Ⅱ型糖尿病有相当部分患者，其"三多"症状并不明显，多表现为倦怠乏力、下肢酸软、形体肥胖、痰多腹胀、纳呆便溏等脾虚症状较明显，对于此类患者以滋阴清热论治往往效不佳，治疗多采用益气健脾法，酌加黄芪、山药、党参、白术、茯苓、苍术等药，再配合以温补命门法。如以火土两培丹加肉桂等，意在补命门之火，命门火足，则脾胃之气自健，始能祛湿，痰亦渐消，临床应用每每收到很好疗效。（《浅谈糖尿病与代谢综合征辨治体会》）

（2）《走进中医》：将此方略作变动，但仍以健脾化痰为主要原则，用于女性的瘦身美容，有一定的效果。具体配方如下：党参30克，炒白术50克，茯苓50克，炒枳实50克，半夏30克，陈皮50克，白芥子30克，生山楂50克，麻黄15克，玫瑰花30克，生大黄30克，槟榔30克，薏苡仁50克，当归30克，莱菔子50克，泽泻50克。以上药物一起打成粉，每次用开水吞服3~6克，每日2~3次。一般服用1~2料药后即可以有体重减轻的效果。去本方中温补肾水之药，留健脾益气之用，增通利肠胃之品以祛痰浊内生。

仙术汤

【来源】《太平惠民和剂局方》

【组成】苍术、大枣肉、杏仁各60克　炮姜、甘草各50克　白盐30克

【用法】以上为细末，入杏仁和匀。每服3克，沸汤点服，食前服。

【功用】辟瘟疫，除寒湿，温脾胃，进饮食。

【主治】治疗脾胃虚寒，痰湿内停所致肥胖。久服可延年、驻颜。

【方解】方中苍术能燥湿健脾，治湿痰留饮，为君药；大枣肉甘平补益心脾，化生气血，杏仁宣肺化痰，"去头面诸风气渣疮"（《本草纲目》），二药均为臣药；甘草调和药性为使；炮姜暖中散寒，配白盐润燥祛风，清热渗湿，"去皮肤之风毒，调和脏腑，令人壮健"（《本草拾遗》），二药为佐药。诸药合用，以温中健脾，利水渗湿。

【临床应用】

用方要点　以饮食不佳，胃脘疼痛，腹泻，食积流注，喜暖困倦、嗜卧嗜睡、头身沉重，舌胖大，苔白腻或白滑为辨证要点。

六、瘀血质

总体特征：血行不畅，以肤色晦暗、舌质紫暗等血瘀表现为主要特征。

形体特征：胖瘦均见。

常见表现：肤色晦暗，色素沉着，容易出现瘀斑，口唇暗淡，舌暗或有瘀点，舌下络脉紫暗或增粗，脉涩。

心理特征：易烦，健忘。

发病倾向：易患癥瘕及痛证、血证等。

对外界环境适应能力：不耐受寒邪。

桂枝茯苓丸

【来源】《金匮要略》

【组成】 桂枝、茯苓、牡丹皮（去心）、桃仁（去皮尖，熬）、芍药各9克

【用法】 共为末。炼蜜和丸，每日服3~6克。

【功用】 活血化瘀，缓消癥块。下其症，化瘀生新，调和气血。活血，化瘀，消癥。用于妇人宿有癥块，或血瘀经闭，行经腹痛，产后恶露不尽。

【主治】 瘀血留结胞宫。妇女妊娠后漏下不止、胎动不安。或血色紫黑晦暗，腹痛拒按。活血化瘀，缓消癥块，用于妇人宿有块，妊娠后漏下不止，胎动不安，或血瘀经闭，行经腹痛，产后恶露不尽，血色紫暗，而有腹痛拒按。

【方解】 方中桂枝温阳通脉，芍药养血和营，桃仁破血消癥，丹皮活血散瘀，茯苓益气养心。以蜜为丸，取其渐消缓散之义。桂枝茯苓丸方中桂枝温通经脉而行瘀滞；茯苓健脾养心而利水湿；丹皮散血行瘀而退瘀热；芍药柔肝理脾而调气血；桃仁活血化瘀而破块。芍药、桂枝，一阴一阳；茯苓、丹皮，一气一血；桃仁既破且散；五药共奏活血化瘀，消止痛，调理气血之功效。

综合全方，乃为化瘀生新、调和气血之剂。制作蜜丸，用法从小量开始，不知渐加，亦有下症而不伤胎之意，更示人对妊娠病症应持慎重之法。如此运用，使癥消血止，胎元得安，故本方为妊娠宿癥瘀血伤胎之良方益法。

【临床运用】

1. 用方要点 妇人小腹宿有包块，腹痛拒按，或下血色晦暗而有瘀块，舌质紫暗，脉沉涩。

2. 随症加减 若瘀血阻滞较甚，可加丹参、川芎等以活血祛瘀；若疼痛剧烈者，宜加延胡索、没药、乳香等以活血止痛；出血多者，可加茜草、蒲黄等以活血止血；气滞者加香附、陈皮等以理气行滞。

3. 使用注意 妊娠胎动不安、漏下不止者，慎用。本方作用虽为缓消块，但毕竟是破瘀之剂，且临床应用多有加减，体质虚者应慎用。少数病例服用

桂枝茯苓丸后可出现轻度腹胀，甚至便秘。

4. 现代应用 高脂血症、子宫肌瘤、卵巢囊肿、慢性盆腔炎及盆腔炎性包块、子宫内膜异位症、痛经、月经失调及功血、不孕症、宫外孕、终止妊娠及流产术后阴道流血、产后及术后尿潴留等属瘀血留滞者。

5. 历代名家的应用经验

（1）《金匮玉函经二注》：桂枝、桃仁、丹皮、芍药能去恶血；茯苓亦利腰脐间血，即是破血。然有散有缓、有收有渗、结者散以桂枝之辛；肝藏血，血蓄者肝急，缓以桃仁、丹皮之甘；阴气之发动者，收以芍药之酸；恶血既破，佐以茯苓等之淡渗，利而行之。

（2）《金匮要略方义》：本方为化瘀消癥之缓剂。方中以桃仁、丹皮活血化瘀；则等量之白芍以养血和血，庶可祛瘀养血，使瘀血去，新血生；加入桂枝，既可温通血脉以助桃仁之力，又可得白芍以调和气血；佐以茯苓之淡渗利湿，寓有湿去血止之用。

血府逐瘀汤

【来源】《医林改错》

【组成】 桃仁 12 克　红花 9 克　当归 9 克　生地黄 9 克　川芎 6 克　赤芍 6 克　牛膝 9 克　桔梗 6 克　柴胡 3 克　枳壳 6 克　甘草 3 克

【用法】 水煎服。

【功用】 活血祛瘀，行气止痛。

【主治】 胸中血瘀证。胸痛、头痛日久不愈，痛如针刺而有定处，或呃逆日久不止，或内热烦闷，心悸失眠，急躁易怒，入暮潮热，唇暗或两目暗黑，舌暗红或有瘀斑，脉涩或弦紧。

【方解】 胸胁为肝经循经之处，胸中瘀血内阻，气机不畅，则肝郁不疏，故可见胸胁刺痛，胸闷不畅，情志抑郁，日久不愈。气郁、血瘀日久则化热，气郁化火，故内热瞀闷，或急躁易怒，或心悸失眠，或入暮潮热；气滞血瘀，上扰清窍，则症见头痛；横犯胃腑，胃失和降，则症见干呕呃逆，甚则饮水则呛。故治疗当以活血化瘀，兼以行气解郁。方中四逆散行气疏肝，桃红四物汤活血化瘀而养血，且方中桃仁、红花、川芎、赤芍活血祛瘀，配合当归、生地黄活血养血，使瘀血去而又不伤血。柴胡、枳壳疏肝理气，使气行则血行；牛膝破瘀通经，引瘀血下行。桔梗入肺经，载药上行，使药力发挥于胸（血府），又能开胸膈滞气，宣通气血，有助于血府瘀血的化与行，与枳壳、柴胡同用，尤善开胸散结，牛膝引瘀血下行，一升一降，使气血更易于运行；甘草缓急，通百脉以调和诸药。

本方配伍特点：①气血同治。活血化瘀配疏肝理气，以化瘀为主，理气为辅，既行血分瘀滞，又解气分郁结。②活中寓养。既活血理气之中寓养血益阴之品，药如当归、生地、甘草，使活血理气而无耗血伤阴之弊，祛瘀而又生新。③升降同用。方中柴胡与牛膝、桔梗与枳壳的配伍，乃升降合用，条达气机之法，使气血升降和顺。

【临床应用】

1. 用方要点　本方治疗瘀阻胸部之证为主，以胸痛，痛有定处，舌暗红或有瘀斑，脉涩或弦紧为用方要点。

2. 随症加减　若瘀痛入络，可加全蝎、穿山甲、地龙、三棱、莪术等以破血通络止痛；气机郁滞较重，加川楝子、香附、青皮等以疏肝理气止痛；血瘀经闭、痛经者，可用本方去桔梗，加香附、益母草、泽兰等以活血调经止痛；胁下有痞块，属血瘀者，可酌加丹参、郁金、水蛭等以活血化瘀。

3. 使用注意　本方因活血祛瘀药物较多，故孕妇忌服。

4. 现代应用　本方现在多运用于冠状动脉粥样硬化性心脏病、高血压、心律失常、风湿性心脏病、左室假腱索、心脏神经官能症、病毒性心肌炎、食管炎、食管憩室、胃炎、消化性溃疡、肠炎、肝硬化、降结肠黑变病、不明原因腹痛、便秘、慢性肾小球肾炎、尿路感染等各系统疾病。

5. 历代名家的应用经验

（1）唐容川认为王清任著《医林改错》中唯治瘀血最长，所立三方，乃治瘀活方套方也。（《血证论》）

（2）岳美中认为方中以桃红四物汤合四逆散，动药与静药配伍的好，再加牛膝往下一引，柴胡、桔梗往上一提，升降有常，血自下行，用于治疗胸膈间瘀血和妇女逆经证，多可数剂而痊愈。（《岳美中医话集》）

（3）裴正学认为本方诸药或扶正，或行气，或通脉，各当一面，意在瘀

血之速行，正气之速复，皆为兼治。(《新编中医方剂学》)

(4) 高体三认为本方主治胸部的瘀血证，诸药配伍，共成活血逐瘀、理气疏肝之剂。(《汤头歌诀要义》)

(5) 熊辅信在临床运用血府逐瘀汤时，常根据病种及症状不同，对本方药味及剂量作出相应的调整。

(6) 董永丰运用血府逐瘀汤治疗皮肤病，首先强调辨证，注重皮肤症状与舌脉合参。

(7) 颜老认为，对"血府"还是以"血脉"解释比较恰当。颜老对本方推崇备至，或原方投施，或稍事增损，广泛应用于全身上下内外各部气滞血瘀之证。

(8) 黄煌用血府逐瘀汤治疗顽固性疼痛。

补阳还五汤

【来源】《医林改错》

【组成】黄芪120克，生　归尾6克　赤芍5克　地龙3克，去土　川芎3克 桃仁3克　红花3克

【用法】水煎服。

【功用】补气活血，通络祛瘀。

【主治】半身不遂，口眼㖞斜，语言謇涩，口角流涎，大便干燥，小便频数，遗尿不禁。

【方解】本方所治半身不遂症候，系由气虚血瘀所致。半身不遂亦称中风。肝主风又主藏血，喜畅达而行疏泄。邪之所凑，其气必虚，气为血之帅。本证中风半身不遂，一属中气不足则邪气中之，二属肝血瘀滞经络不畅，气虚血瘀发为半身不遂。治宜补气活血为法。气虚属脾，故方用黄芪120克补中益气为主，血瘀属肝，除风先活血，故配伍当归尾、川芎、桃仁、赤芍、红花入肝，行瘀活血，疏肝祛风；加入地龙活血而通经络。共成补气活血通络之剂。

【临床应用】

1. 用方要点　本方既是益气活血法的代表方，又是治疗中风后遗症的常

用方。临床应用以半身不遂，口眼㖞斜，舌暗淡，苔白，脉缓无力为辨证要点。

2. 随症加减　初得半身不遂，依本方加防风一钱，服用四五剂后去之。

3. 使用注意　若其脉象实而有力，其人脑中多患充血，而复用黄芪之温而升补者，以助其血瘀上行，必致凶危立见，此固不可不慎。

4. 现代应用　中风偏瘫，萎缩性胃炎，急性脑梗死，动脉硬化性眼底出血，慢性盆腔炎，顽固性心衰，难治性肾病综合征，低血压症，血管性痴呆症，结节性红斑。

5. 历代名家的应用经验

（1）岳美中老中医认为，此方"适用于中风右半身不遂，神智清醒，右脉大于左脉，重取无力，舌苔右半边尤白，舌质淡，转动困难，属于气虚不运者。此方对左手不用者疗效较差，黄芪用量不足一两无效，而且原方服后还可能有发热反应，使用时应予注意"。

（2）张锡纯认为，此方遇脉虚无力者见效，脉实而有力者慎用。

（3）郝子林应用补阳还五汤加丹参、鸡血藤，重用生黄芪120g，并配合针灸、推拿，治疗气虚血瘀型中风患者150名，效果明显，有效率达99%，治愈率为42%。

（4）李斯炽加减补阳还五汤治疗脑血管瘤破裂并蛛网膜下隙出血。经过数次复诊，加减，病人痊愈，目前只觉左侧手足温度微低，余无异常。

（5）邓铁涛教授认为补阳还五汤对于脑血管以外后遗症用之得当，多获良效。

游仙散

【来源】《古今名医临证金鉴》

【组成】草果、延胡索、五灵脂、没药各等份

【用法】共研细末。每服6~9克，日服2~3次，米饭或白开水送下。

【功用】行气化瘀止痛。

【主治】胃痛多年不愈，痛如针刺，喜温喜按，舌质紫暗，脉来涩滞，证属瘀血阻滞者。

【方解】《素问·举痛论》云："寒气客于胃肠之间，膜原之下，血不得散，小络引急，故痛。"前贤所谓："初病在经，久病入络。"治当活血化瘀，一处陈莝，俾死血去，胃络和，则顽痛自愈。取五灵脂化胃腑之瘀滞，没药散胃络之宿血，延胡索调血中之气滞，三者均擅化瘀止痛，合用则其效更宏，佐加草果，长于开达膜原，祛寒散滞，诸药并用，化瘀温胃。

【临床运用】

1. 用方要点 胃痛多年不愈，痛有定处，痛如针刺，喜温喜按，舌质紫暗，脉弦细涩，证属瘀血阻滞者。

2. 随症加减 若感寒受凉而诱发痉挛性疼痛，可配徐长卿祛风止痛；若有肝郁，拟游仙散合血府逐瘀汤，疏肝消瘀治之。

3. 使用注意 方中活血祛瘀药物较多，故孕妇忌用。

4. 现代应用 可用于消化性溃疡、慢性胃炎等胃痛、癌症性疼痛等。

5. 历代医家的应用经验 沈舒文在此方基础上配徐长卿，形成治疗胃痛的配伍组药，治疗消化性溃疡、慢性胃炎等胃痛明显者，尤其上述胃病因饮食不慎，或感寒受凉而诱发痉挛性疼痛，可收桴鼓之效。他认为胃痛久延不愈乃为瘀阻胃络，方中延胡索、五灵脂、没药行气化瘀通胃络；饮食不慎而诱发胃痛者，胃络瘀阻多兼食湿滞胃碍脾，草果气烈化浊，可治浊湿郁伏脾胃而止呕止痛；感寒受凉胃痛发作者为"风陷虚谷"，胃络瘀滞，徐长卿可祛风止痛。

七、阳虚质

总体特征：阳气不足，以畏寒怕冷、手足不温等虚寒表现为主要特征。

形体特征：肌肉松软不实。

常见表现：平素畏冷，手足不温，喜热饮食，精神不振，舌淡胖嫩，脉沉迟。

心理特征：性格多沉静、内向。

发病倾向：易患痰饮、肿胀、泄泻等病；感邪易从寒化。

对外界环境适应能力：耐夏不耐冬；易感风、寒、湿邪。

天魂汤

【来源】《四圣心源》卷四

【组成】 甘草6克　桂枝9克　茯苓9克　干姜9克　人参9克　附子9克

【用法】 煎大半杯，温服。

【功用】 补脾阳，补肾阳。

【主治】 阳虚之证。

【方解】 火为阳，而阳升于肝脾，脾陷而肝木不生，温气颓败，则阳无生化之源。脾陷之根，因于土湿，土湿之由，原于水寒。甘草、茯苓，培土而泻湿，干姜、附子暖脾而温肾，人参、桂枝达木而扶阳。

【临床运用】

1. 用方要点　脾肾阳虚，腰膝小腹冷痛，久泻不止。

2. 随症加减　若肝血虚弱，不能生火，则用归、地、首乌以培阳神之源。

3. 使用注意　生附子多熬一些时候，最好把干姜和甘草一起和生附子先熬，水开持续1小时以上，有煎制毒性作用。

黄芽汤

【来源】《四圣心源》卷四

【组成】 人参9克　甘草6克，炙　茯苓6克　干姜6克

【用法】 每天1剂，煎大半杯，温服。

【功用】 崇阳补火，培土泻水，温补脾阳。

【主治】 阳虚脾湿。

【方解】 人参加干姜，崇阳补火；甘草加茯苓，培土泻水。

【临床应用】

1. 用方要点　阳虚脾湿证：口腻纳呆、欲呕、口淡不渴、腹胀、胃痛而喜温喜按、四肢不温、大便稀溏，或四肢浮肿、畏寒喜暖、小便清长或不利、妇女白带清稀而多，舌淡胖嫩，舌苔白润，脉沉迟等。

2. 随症加减　其有心火上炎，荒悸烦乱，则加黄连、白芍以清心。肾水

下寒，遗泄滑溏，则加附子、川椒以温肾。肝血左郁，凝涩不行，则加桂枝、丹皮以疏肝。肺气右滞，痞闷不通，则加陈皮、杏仁以理肺。

3. 现代应用 治疗顽固性口腔溃疡。

小建中汤

【来源】《伤寒论》

【组成】桂枝9克，去皮　甘草6克，炙　大枣4枚，擘　芍药18克　生姜9克，切　饴糖30克

【用法】水煎取汁，兑入饴糖，文火加热融化，分2次温服。

【功用】温中补虚，和里缓急。

【主治】虚劳里急证。腹中时痛，喜温欲按，舌淡苔白，脉弦细；或虚劳而心中悸动，虚烦不宁，面色无华，或手足烦热，咽干口燥。

【方解】本方由桂枝汤倍芍药加饴糖组成，以温中补虚，和里缓急为法，根据《素问·脏气法时论》"脾欲缓，急食甘以缓之"之意，重用甘温质润的饴糖为君，温中补虚，和里缓急。芍药倍用，合饴糖酸甘益阴，缓急止痛；桂枝配伍饴糖辛甘温阳而祛寒，两味共为臣药，一温一凉，一散一收，以调和阴阳，化生气血。卫为阳，不足者益之必以辛；营为阴，不足者补之必以甘。生姜、大枣辛甘相合，健脾益胃，调和营卫，为佐药。甘草益气健脾，调和诸药，为使药，且与桂枝相合有辛甘养阳之意，陪芍药又有酸甘化阴之功。诸药相伍，使中气健，化源足，气血生，营卫调，则虚劳诸症可解。

【临床应用】

1. 用方要点 本方是治疗虚劳里急腹痛的常用方剂，临床以腹痛喜温喜按，面色无华，舌淡红，脉沉弱或虚弦为辨证要点。

2. 随症加减 若中焦寒重者，可加干姜以增强温中散寒之力；兼有气滞者，可加木香行气止痛；便溏者，可加白术健脾燥湿止泻；面色萎黄、短气神疲者，可加人参、黄芪、当归以补养气血。

3. 使用注意 本方多归属温里剂，而就本方重用饴糖而论，其作用在于补脾益气，调和阴阳。阴虚火旺、呕家、吐蛔、中满者，不宜应用本方。

4. 现代应用 本方现代常用于胃及十二指肠溃疡、慢性胃炎、再生障碍

性贫血、神经衰弱、慢性肝炎、溶血性黄疸、功能性发热、白血病等属于中焦虚寒者。

5. 历代名家的应用经验

（1）李杲：《伤寒论》云：阳脉涩，阴脉弦，法当腹中急痛。以芍药之酸，于土中泄木为君。饴糖、炙甘草，甘温补脾养胃为臣；水夹木势，亦来侮土，故脉弦而腹痛，肉桂大辛热，佐芍药以退寒水；姜、枣甘辛温，发散阳气，行于经脉皮毛为使。建中之名，于此建焉。（《脾胃论》卷上）

（2）叶天士在《临证指南医案》中大大扩展了小建中汤的适用范围，用于治疗虚劳、咳嗽、吐血、汗证、脾胃、喘证、伤风、温热、泄泻、便血、调经、产后诸多病种，相关医案有57首。

（3）方有执认为桂枝汤加饴糖，甘以润土，土润则万物生。"建，定法也，定法唯中，不偏不觉，王道荡荡，其斯之谓乎。"（《伤寒论条辨》卷二）

当归四逆汤

【来源】《伤寒论》

【组成】当归12克　桂枝9克，去皮　芍药9克　细辛3克　甘草6克，炙　通草6克　大枣8枚，擘

【用法】水煎服。

【功用】温经散寒，养血通脉。

【主治】阳气不足而又血虚，外受寒邪。症见手足厥冷，舌淡苔白，脉细欲绝或沉细。亦可治寒入经络而致腰、股、腿、足疼痛。

【方解】本方证由营血虚弱，寒凝经脉，血行不利所致。素体血虚而又经脉受寒，寒邪凝滞，血行不利，阳气不能达于四肢末端，营血不能充盈血脉，遂呈手足厥寒、脉细欲绝。此手足厥寒只是指掌至腕、踝不温，与四肢厥逆有别。治当温经散寒，养血通脉。本方以桂枝汤去生姜，倍大枣，加当归、通草、细辛组成。方中当归甘温，养血和血；桂枝辛温，温经散寒，温通血脉，为君药。细辛温经散寒，助桂枝温通血脉；白芍养血和营，助当归补益营血，共为臣药。通草通经脉，以畅血行；大枣、甘草益气健脾养血，共为佐药。重用大枣，既合归、芍以补营血，又防桂枝、细辛燥烈太过，伤及阴

血。甘草兼调药性而为使药。全方共奏温经散寒，养血通脉之效。

本方的配伍特点是温阳与散寒并用，养血与通脉兼施，温而不燥，补而不滞。

【临床应用】

1. 用方要点　本方是养血温经散寒的常用方。临床应用以手足厥寒，舌淡苔白，脉细欲绝为用方要点。

2. 随症加减　治腰、股、腿、足疼痛属血虚寒凝者，可酌加川断、牛膝、鸡血藤、木瓜等活血祛瘀之品；若加吴茱萸、生姜，又可治本方证内有久寒，兼有水饮呕逆者；若用治妇女血虚寒凝之经期腹痛，及男子寒疝、睾丸掣痛、牵引少腹冷痛、肢冷脉弦者，可酌加乌药、茴香、良姜、香附等理气止痛；若血虚寒凝所致的手足冻疮，不论初期未溃或已溃者，均可以本方加减运用。

3. 现代应用　本方常用于血栓闭塞性脉管炎、无脉症、雷诺病、小儿麻痹、冻疮、妇女痛经、肩周炎、风湿性关节炎等属血虚寒凝者。

4. 历代名家的应用经验

（1）秦伯未先生认为本方主治厥阴伤寒，手足逆冷，脉细欲绝，系温肝祛寒，养血通脉之剂。如有久寒者，可加吴萸、生姜，名为当归四逆加吴茱萸生姜汤。一般对肝脏受寒或体用俱虚，惯常用此方加减，成为温肝的主方。肝病中用温法，不论逐寒和回阳，不用附子、干姜，而用桂枝、细辛、吴萸、川椒，尤其虚证多用肉桂，因其入肝走血分，能助长生气。

（2）岳美中先生认为当归四逆汤系仲景为厥阴病手足厥寒，脉细欲绝而设。冻僵与厥阴似无关系，但手足厥寒，脉细或无，究其机制，则同为寒邪所干，功能减退或消失，故可异病同治。本方以当归、细辛、木通入桂枝汤中，内能温通血脉，外可解肌散寒，投之于冻伤而寒邪尚未化热之前，既可促进机体自我恢复，又能直祛寒邪从表而出，药证相合。如因迁延时久，或治不如法，转为冻疮，仍可用本方调治。

（3）鄢卫东先生认为该方温阳与散寒并用，养血与通脉兼施，方药温而不燥，补而不滞，实乃温经散寒、养血通脉之效方。用以当归四逆汤为底方，随症用药、加减化裁、灵活处方治疗痛经、头痛、痹证、血痹及冻疮。例如针对营阴久虚，复感风寒所致的头痛。当归四逆汤加吴茱萸温散寒邪，专祛足少阴和足厥阴颜面发凉、头痛如裂之症；配藁本、川芎辛香走窜，上达头面，散风寒湿邪，疗风寒头痛。

（4）名老中医龚去非先生擅用经方治疗妇科杂症。他认为，痛经主要病机为寒滞冲任，经行不畅。临床以经期腹痛、腰痛、经血有紫块、周期推迟或提前为主症。而当归四逆汤中当归为温补肝血之要药，辅以白芍、桂枝益阴和营、温通阳气、鼓舞血行，以祛经脉中客留之寒。邪诸药合用，补血而不滞，阳动而不亢，经脉得温而寒邪自去。

（5）武明钦老中医因为厥阴经脉绕阴器之生理特点善用当归四逆汤加减治疗男科诸症。尤其在治疗精液不液化症上，武老取其温经散寒养血之功，尤对厥阴受寒，肝血不足之证。在本方基础上加入温阳行气、活血通络之蜈蚣、芍药、淫羊藿、王不留行能起效如桴鼓之功，使精液液化。

（6）国家名老中医姚树锦先生常以当归四逆汤加减治疗风湿病、痛经、皮肌炎与多发性肌炎、冻疮等病。在治疗皮肌炎与多发性肌炎这一原因未明的自身免疫性疾病上，临床上以皮肤肿硬、关节僵痛、四肢发凉、手足遇寒变白、变紫、舌淡苔白、脉沉迟为常见。姚老认为治疗应以温经散寒、活血通络为法，用当归四逆汤加制附片、桃仁、红花、僵蚕、地龙、生黄芪通调气血，软坚散结。

阳和汤

【来源】《外科证治全生集》

【组成】 熟地黄 30 克　麻黄 2 克　鹿角胶 9 克　白芥子 6 克（炒，研）　肉桂 3 克（去皮，研粉）　生甘草 3 克　炮姜炭 2 克

【用法】 水煎服。

【功用】 温阳补血，散寒通滞。

【主治】 阳虚寒凝而成之流注、阴疽、脱疽、鹤膝风、石疽、贴骨疽等漫肿无头，平塌白陷，皮色不变，酸痛无热，口不渴，舌淡苔白者。

【方解】 阴疽多由素体阳虚，营血不足，寒凝湿滞，痹阻于肌肉、筋骨、血脉所致，故局部或全身见一系列虚寒表现。治宜温阳补血，化痰通络。方

中重用熟地滋补阴血，填精益髓；配以血肉有情之鹿角胶补肾助阳，益精养血，两者合用，温阳养血，以治其本，共为君药。少佐于麻黄宣通经络，与诸温和药配合，可以开腠理，散寒结，引阳气由里达表，通行周身。甘草生用为使，解毒而调诸药。综观全方，补血与温阳并用，化痰与通络相伍，益精气，扶阳气，化寒凝，通经络，温阳补血与治本，化痰通络以治标。用于阴疽，犹如离照当空，阴霾自散，故以"阳和"名之。

【临床运用】

1. 用方要点 本方是治疗阴疽的常用方。临床应用以患处漫肿无头，皮色不变，酸痛无热为辨证要点。

2. 随症加减 兼气虚不足，加党参、黄芪等甘温补气；阴寒重者，可加附子温阳散寒；肉桂亦可改为桂枝，加强温通血脉，和营通滞作用。

3. 使用注意 疮疡阳证、阴虚有热及破溃日久者均忌用。

4. 现代应用 现用于骨结核、慢性骨髓炎、骨膜炎、慢性淋巴结炎、类风湿关节炎、无菌性肌肉深部脓肿、坐骨神经炎、血栓闭塞性脉管炎、慢性支气管炎、慢性支气管哮喘、腹膜结核、妇女乳腺小叶增生、痛经等证属阳虚寒凝者。

真武汤

【来源】《伤寒论》

【组成】 茯苓9克 芍药9克 白术6克 生姜9克 附子9克，炮

【用法】 水煎服。

【功用】 温阳利水。

【主治】 阳虚水泛证。畏寒肢厥，小便不利，心下悸动不宁，头目眩晕，身体筋肉眴动，站立不稳，四肢沉重疼痛，浮肿，腰以下为甚；或腹痛，泄泻；或咳喘呕逆。舌质淡胖，边有齿痕，舌苔白滑，脉沉细。

【临床应用】

1. 用方要点 真武汤为少阴心肾阳虚而兼水饮泛滥的主方，临床运用非常广泛，无论内、外、妇、儿各种疾病，只要具有阳虚饮停的病理特点，如恶寒肢冷、心悸怔忡、小便不利、水肿、舌淡脉沉等，即可随机选用。

2. 随症加减 若咳者，是水寒犯肺，加干姜、细辛以散水气，加五味子以敛肺气；小便利则不须利水，故去茯苓；下利甚者，有阴盛阳衰，芍药苦泄，故去之，加干姜以温里；水寒犯胃而呕者，可加重生姜用量，以和胃降逆。

3. 使用注意 本方药性偏温，阴虚者忌用。

4. 现代应用 本方常用于慢性肾小球肾炎、心源性水肿、甲状腺功能低下、慢性支气管炎、慢性肠炎、肠结核等属脾肾阳虚，水湿内停者。

5. 历代名家的应用经验

（1）赵羽皇：真武一方，为北方行水而设。用三白者，以其燥能制水，淡能伐肾邪而利水，酸能泄肝木以疏水故也。附子辛温大热，必用为佐者何居？盖水之所制者脾，水之所行者肾也，肾为胃关，聚水而从其类。倘肾中无阳，则脾之枢机虽运，而肾之关门不开，水虽欲行，孰为之主？故脾家得附子，则火能生土，而水有所归矣；肾中得附子，则坎阳鼓动，而水有所摄矣。更得芍药之酸，以收肝而敛阴气，阴平阳秘矣。若生姜者，并用以散四肢之水气而和胃也。

（2）《王氏易简方》：此药不唯阴证伤寒可服，若虚劳人憎寒壮热，咳嗽下利，皆宜服之，因易名固阳汤，增损一如前法。

（3）《伤寒全生集》：凡伤寒四五日，腹痛，小便自利，四肢沉重，疼痛下利者，此有水也，真武汤主之。

（4）《伤寒绪论》：不得眠，皆为阳盛，切禁温剂，唯汗吐下后，虚烦脉浮者，因津液内竭，则可从权用真武汤温之。

（5）《方机》：此方治心中燥（一作心下悸），身𥉂动，振振擗地，小便不利，或呕或下利，若拘痛者。

（6）《类聚方广义》：真武汤，治痿躄病，腹拘挛，脚冷不仁，小便不利，或不禁者。又：腰疼腹痛恶寒，下利日数行，夜间尤甚者，称为疝痢，宜此方。又久痢见浮肿，或咳或呕者亦良。又：产后下利，肠鸣腹痛，小便不利，肢体酸软，或麻痹，有水气，恶寒发热，咳嗽不止，渐为劳状者，尤为难治，宜此方。

（7）《方函口诀》：此方以内有水气为目的，与他附子剂异，水饮之变，为心下悸，身眴动，振振欲倒地，或觉麻痹不仁，手足引痛，或水肿，小便不利，其肿虚滞无力，或腹以下肿，臂肩胸曳羸瘦，微细，或浮虚而大，心下痞闷，饮食不美者，或四肢沉重疼痛，下利者，用之有效。方名当从千金及翼，作玄武。

（8）《仁斋直指方》：治少阴水饮与里寒合而作嗽，腹痛下利，于本方加干姜、细辛、五味子，凡年高气弱久嗽通用。

（9）《临证指南医案》：用真武汤或加人参，治痰湿积聚水饮，或湿邪伤脾肿胀，或呕吐、水饮、泄泻等症。如：陈某痛久气乱，阳微，水谷不运，蕴酿聚湿，新进水谷之气与宿邪再聚复出，法当通阳，真武汤主之。

五苓散

【来源】《伤寒论》

【组成】猪苓9克，去皮　泽泻15克　白术9克　茯苓9克　桂枝6克，去皮

【用法】散剂，每服6～9克；汤剂，水煎服，多饮热水，取微汗，用量按原方比例酌定。

【功用】利水渗湿，温阳化气。

【主治】外有表证，内停水湿，头痛发热，烦渴欲饮或水入即吐，小便不利，苔白脉浮者；水湿内停，水肿身重，霍乱吐利，泄泻；水饮停积，脐下动悸，吐涎沫而头眩，或短气而咳者。

【方解】五苓散一方，为行膀胱之水而设，亦为逐内外水饮之首剂也。方用白术以培土，土旺而阴水有制也；茯苓以益金，金清而通调水道也；桂味辛热，且达下焦，味辛则能化气，性热专主流通，州都温暖，寒水自行；再以泽泻、猪苓之淡渗者佐之，禹功可奏矣。

【临床应用】

1. **用方要点**　本方为利水之剂，以小便不利，舌苔白，脉浮或缓为用方要点。

2. **随症加减**　若无表证，应将方中之桂枝改为肉桂3克，以增强化气、行水、利尿的作用；若水肿兼有表证者，可与越婢汤合用；水湿壅盛者，可与五皮散合用；泄泻偏于热者，须去桂枝，加车前子、木通以利水清热。

3. 使用注意 本方药性偏于渗利，宜中病即止，不可过服。如服食过多，可出现头晕，目眩，口淡，食欲减退等反应。若小便不利属阴虚者，应忌服。

4. 现代应用 急性黄疸型肝炎、消渴、慢性充血性心衰、冠心病、菌群失调所致慢性腹泻、顽固性头痛、前列腺炎、手脚多汗症、荨麻疹等。

5. 历代名家的应用经验

（1）成无己：五苓之中，茯苓为主，故曰五苓散。茯苓味甘平，猪苓味甘平，虽甘也，终归甘淡。《内经》曰：淡味渗泄为阳。利大便曰攻下，利小便曰渗泄。水饮内蓄，须当渗泄之，必以甘淡为主，是以茯苓为君，猪苓为臣。白术味甘温，脾恶湿，水饮内蓄，则脾气不治，益脾胜湿，必以甘为助，故以白术为佐。泽泻味咸寒。《内经》曰：咸味下泄为阴，泄饮导溺，必以咸为助，故以泽泻为使。桂枝味辛热，肾恶燥，急食辛以润之，散湿润燥可以桂枝为使。（《伤寒明理论》）

（2）沈金鳌：业师孙庆曾先生尝谓余曰：肿胀门唯水病难治。其人必真火衰微，不能化生脾土，故水无所摄，泛滥于肌肉间。法唯助脾扶火，足以概之，而助脾扶火之剂，最妙是五苓散。肉桂以益火，火暖则水流；白术以补土，土实则水自障；茯苓、猪苓、泽泻以引水，则水自渗泄而可不为患。每见先生治人水病，无不用五苓散加减，无不应手而愈如响应者。（《杂病源流犀烛》）

（3）吕震名：诸家皆以导湿滋干，释五苓之取义，但以桂枝之辛温，苓泽之渗泄，即白术亦主燥脾，与生津润燥之义全不相涉，而渴证宜之何也？盖此证由经入腑，水蓄于下，不能输津于上，故治渴必先治水，且散服而多饮暖水，自有输精散布之功。（《伤寒寻源》）

八、湿热质

总体特征： 湿热内蕴，以面垢油光、口苦、苔黄腻等湿热表现为主要特征。

形体特征： 形体中等或偏瘦。

常见表现： 面垢油光，易生痤疮，口苦口干，身重困倦，大便黏滞不畅或燥结，小便短黄，男性易阴囊潮湿，女性易带下增多，舌质偏红，苔黄腻，脉滑数。

心理特征：容易心烦急躁。

发病倾向：易患疮疖、黄疸、热淋等病。

对外界环境适应能力：对夏末秋初湿热气候，湿重或气温偏高环境较难适应。

龙胆泻肝汤

【来源】《医方集解》引《太平惠民和剂局方》

【组成】 龙胆草6克，酒炒　黄芩9克，炒　栀子9克，酒炒　泽泻12克　木通9克　车前子9克　当归3克，酒洗　生地黄9克，酒炒　柴胡6克　甘草6克，生用

【用法】 水煎服。亦可用丸剂，每服6~9克，日2次，温开水送下。

【功用】 泻肝胆实火，清下焦湿热。

【主治】

(1) 肝胆实火上炎证。头痛目赤，胁痛口苦，耳聋，耳肿，舌红苔黄，脉弦数有力。

(2) 肝经湿热下注证。阴肿，阴痒，筋痿阴汗，小便淋浊，或妇女带下黄臭等，舌红苔黄腻。

【方解】 本方治证，是由肝胆实火，肝经湿热循经上扰下注所致。上扰则头巅耳目作痛，或听力失聪；旁及两胁则为痛且口苦；下注则循足厥阴肝经所络阴器而为肿痛、阴痒。湿热下注膀胱则为淋痛等症。故方用龙胆草大苦大寒，上泻肝胆实火，下清下焦湿热，为本方泻火除湿两擅其功的君药。黄芩、栀子具有苦寒泻火之功，在本方配伍龙胆草，为臣药。泽泻、木通、车前子清热利湿，使湿热从水道排除。肝主藏血，肝经有热，本易耗伤阴血，加用苦寒燥湿，再耗其阴，故用生地、当归滋阴养血，以使标本兼顾。方用柴胡，是为引诸药入肝胆而设，甘草有调和诸药之效。综观全方，是泻中有补，利中有滋，以使火降热清，湿浊分清，循经所发诸症乃克相应而愈。

【临床运用】

1. 用方要点 胁痛目赤，耳聋耳肿，口苦溲赤，舌红苔黄，脉弦数有力。

2. 随症加减 若肝胆实火较盛，可去木通、车前子，加黄连以助泻火之力；若湿盛热轻者，可去黄芩、生地，加滑石、薏苡仁以增强利湿之功；若玉茎生疮，或便毒悬痈，以及阴囊肿痛，红热甚者，可去柴胡，加连翘、黄连、大黄以泻火解毒。

3. 使用注意 本方药物多为苦寒之性，内服每易有伤脾胃，故对脾胃虚寒和阴虚阳亢之证，或多服、久服皆非所宜。用药时忌辛热物。

4. 现代应用 本方主要用于顽固性头痛、高血压、急性黄疸型肝炎、急性胆囊炎，以及急性肾盂肾炎、急性膀胱炎、尿道炎、外阴炎、睾丸炎等泌尿生殖系炎症，腹股沟淋巴结炎、带状疱疹、头部湿疹、白塞病、急性乳腺炎、急性盆腔炎、急性结膜炎、虹膜睫状体炎、外耳道疖肿、鼻炎等属于肝胆实火或肝经湿热所致者。

5. 历代名家的应用经验

（1）吴谦等：胁痛口苦，耳聋耳肿，乃肝胆之为病也。筋痿阴湿，热痒阴肿，白浊溲血，乃肝经之为病也。故用龙胆草泻肝胆之火，以柴胡为肝使，以甘草缓肝急，佐以芩、栀、通、泽、车前辈大利前阴，使诸湿热有所从出也。然皆泻肝之品，若使病尽去，恐肝亦伤矣，故又加当归、生地补血以养肝。盖肝为藏血之脏，补血即所以补肝也。而妙在泻肝之剂，反作补肝之药，寓有战胜抚缓之义矣。（《医宗金鉴·删补名医方论》）

（2）《医方集解》：此足厥阴、少阳药也。龙胆泻厥阴之热，柴胡平少阳之热，黄芩、栀子清肺与三焦之热以佐之，泽泻泻肾经之湿，木通、车前泻小肠、膀胱之湿以佐之，然皆苦寒下泻之药，故用归、地以养血而补肝，用甘草以缓中而不伤肠胃，为臣使也。

（3）《成方便读》：夫相火寄于肝胆，其性易动，动则猖狂莫制，挟身中素有之湿浊，扰攘下焦，则为种种诸症。或其人肝阴不足，相火素强，正值六淫湿火司令之时，内外相引，其气并居，则肝胆所过之经界，所主之筋脉，亦皆为患矣。故以龙胆草大苦大寒，大泻肝胆之湿火；肝胆属木，木喜条达，邪火抑郁，则木不舒，故以柴胡疏肝胆之气，更以黄芩清上，山栀导下，佐之以木通、车前、泽泻，引邪热从小肠、膀胱而出；古人治病，泻邪必兼顾正，否则邪去正伤，恐犯药过病所之弊，故以归、地养肝血，甘草缓中气，且协和各药，使苦寒之性不伤胃气耳。

（4）《谦斋医学讲稿》：本方以龙胆为君，配合黄芩、山栀泻肝胆实火；木通、车前、泽泻清热利湿，用生地、当归防其火盛伤阴，再用甘草和中解毒，柴胡引经疏气，总的功能是苦寒直折，泻肝火而清利下焦湿热。故治胁痛、口苦、目赤、耳聋等肝火上逆，亦治小便淋漓，阴肿阴痒等湿热下注之证。

（5）邓铁涛对本方加减：①去当归，加金银花、连翘、赤芍，治急性化脓性中耳炎、急性腮腺炎、急性麦粒肿、急性结膜炎等。②本方加茵陈，治急性黄疸性肝炎、肝区疼痛发热者。③本方去当归、栀子，加天麻、钩藤、白芷治肝阳上亢兼湿热所致的高血压，症见脉弦数、头痛、心烦、失眠者。④精神分裂症和围绝经期综合征等，见肝火上炎而烦躁不安者，均可用本方加减。

三仁汤

【来源】《温病条辨》

【组成】杏仁15克　飞滑石18克　白通草6克　白蔻仁6克　竹叶6克　厚朴6克　生薏苡仁18克　半夏15克

【用法】水煎服。

【功用】宣畅气机，清利湿热。

【主治】湿温初起及暑温夹湿之湿重于热证。头痛畏寒，身重疼痛，肢体倦怠，面色淡黄，胸闷不饥，午后身热，苔白不渴，脉弦细而濡。

【方解】本方是治疗湿温初起，邪在气分，湿重于热的常用方剂。究其病因，一为外感时令湿热之邪；一为湿饮内停，再感外邪，内外合邪，酿成湿温。诚如薛生白所言："太阴内伤，湿饮停聚，客邪再至，内外相引，故病湿热"（《温热经纬》）。卫阳为湿邪遏阻，则见头痛畏寒；湿性重浊，故身重疼痛、肢体倦怠；湿热蕴于脾胃，运化失司，气机不畅，则见胸闷不饥；湿为阴邪，旺于申酉，邪正交争，故午后身热。其证颇多疑似，每易误治，故吴瑭于《温病条辨》中明示"三戒"：一者，不可见其头痛畏寒，以为伤寒而汗之，汗伤心阳，则神昏耳聋，甚则目瞑不欲言；二者，不可见其中满不饥，以为停滞而下之，下伤脾胃，湿邪乘势下注，则为洞泄；三者，不可见其午后身热，以为阴虚而用柔药润之，湿为胶滞阴邪，再加柔润阴药，两阴相合，则有锢结不解之势。故治疗之法，唯宜宣畅气机、清热利湿。方中杏仁宣利上焦肺气，气行则湿化；白蔻仁芳香化湿，行气宽中，畅中焦之脾气；薏苡仁甘淡性寒，渗湿利水而健脾，使湿热从下焦而去。三仁合用，三焦分消，是为君药。滑石、通草、竹叶甘寒淡渗，加强君药利湿清热之功，是为臣药。半夏、厚朴行气化湿，散结除满，是为佐药。综观全方，体现了宣上、畅中、渗下，三焦分消的配伍特点，气畅湿行，暑解热清，三焦通畅，诸症自除。

【临床应用】

1. 用方要点 本方主治属湿温初起，湿重于热之证。临床应用以头痛畏寒，身重疼痛，午后身热，苔白不渴为用方要点。

2. 随症加减 若湿温初起，卫分症状较明显者，可加藿香、香薷以解表化湿；若寒热往来者，可加青蒿、草果以和解化湿。

3. 使用注意 舌苔黄腻，热重于湿者则不宜使用。

4. 现代应用 本方常用于肠伤寒、胃肠炎、肾盂肾炎、布氏杆菌病、肾小球肾炎以及关节炎等属湿重于热者。

5. 历代名家的应用经验

（1）孙玉信教授应用三仁汤化裁，用于治疗盗汗、便秘、吞酸和咳嗽等内伤杂病，取得显著疗效。在治疗盗汗上，孙教授认为，湿热郁蒸，内迫营阴，营卫不调，津液外泄而至盗汗。用三仁汤清宣芳化、疏利三焦之湿，佐以理气、清热之品，则盗汗止。

（2）樊伯玉老中医善于运用三仁汤治疗胸痹、内伤发热、胆胀、遗精案。如根据：《类证治裁》曰："胸中阳气不舒，浊阴得以上逆。"利用三仁汤的通阳泄浊，疏利气机，治疗胸痹。

（3）名医张志坚认为三仁汤是治疗湿温初起、邪在气分、湿重于热证的有效方剂，具有开上、畅中、渗下之功。适用于病机属气机不畅、湿热阻滞所主的尿路感染疾病。他总结其多年临床经验，采用以整体调节脏腑功能，从三焦论治方法，认为急性发病者以三仁汤合八正散加减，有寒热表证者加柴胡、黄芩；湿重热轻者加藿香、砂仁、佩兰；热重于湿者加黄柏、龙胆草；

排尿刺痛不爽者加龙葵、凤尾草、珍珠草、猫须草等。

（4）名老中医王宗仁教授通过对三焦气化学说的新析，认为三焦为元气之使、相火之用，强调动力的来源和特性；三焦为通道，是气血津液气化的场所；三焦气化正常则五阳以布，元真通畅，人即安和。三仁汤中诸药相合，通阳、化气；湿阻去，郁热消，不仅治疗外感湿温，还可治疗内伤湿阻等各种疾病。乃识症不必三焦皆俱，处方三焦之药必备。

（5）四川名中医胡天成教授认为小儿厌食虽以胃阴不足，脾胃气虚多见，然而中焦湿热所致者也不少。湿在热中，热在湿内，如油入面，难解难分，故需清热化湿并举。因以三仁汤加减，治以宣畅气机、清利湿热，兼大便干者，加山楂、鸡内金、槟榔；兼心烦睡眠差者，加郁金、黄连等来进行治疗。

左金丸

【来源】《丹溪心法》方

【组成】黄连 180 克　吴茱萸 30 克

【用法】为末，水泛为丸，每服 2～3 克，温开水送服。亦可作汤剂，用量参考原方比例酌定。

【功用】泻火，疏肝，和胃，止痛。

【主治】用于肝火犯胃，脘胁疼痛，口苦嘈杂，呕吐酸水，不喜热饮。

【方解】方中重用黄连苦寒泻火为君，佐以辛热之吴茱萸，既能降逆止呕，制酸止痛，又能制约黄连之过于寒凉；二味配合，一清一温，苦降辛开，以收相反相成之效。

【临床运用】

1. 用方要点　肝火犯胃证：胁肋疼痛，嘈杂吞酸，呕吐口苦，舌红苔黄，脉弦数。

2. 随症加减　黄连与吴茱萸用量比例为 6∶1。吞酸重者，加海螵蛸、煅瓦楞以制酸止痛；胁肋疼甚者，可合四逆散以加强疏肝和胃之功。

3. 使用注意　脾胃虚寒者不适用。

4. 现代应用　本方常用于胃炎、食道炎、胃溃疡等属肝火犯胃者。

5. 历代名家的应用经验

（1）《医方考》：左金者，黄连泻去心火，则肺金无畏，得以行令于左以平肝，故曰左金。吴茱萸气臊味辛性热，故用之以为反佐。以方君一臣一，制小其服者，肝邪未盛也。

（2）《医方集解》：此足厥阴药也。肝实则作痛，心者肝之子，实则泻其子，故用黄连泻心清火为君，使火不克金，金能制木，则肝平矣；吴茱萸辛热，能入厥阴肝，行气解郁，又能引热下行，故以为反佐。一寒一热，寒者正治，热者从治。

（3）《古方选注》：经脉循行，左升右降，药用苦辛，肃降行于升道，故曰左金。吴茱萸入肝散气，降下甚捷；川黄连苦燥胃中之湿，寒胜胃中之热，乃损其气以泄降之，七损之法也。当知可以治实，不可以治虚，若误论虚实而用之则误矣。

（4）《金鉴》：胡天锡曰，此泻肝火之正剂。独用黄连为君，以实则泻子之法，以直折其上炎之势；吴茱萸从类相求，引热下行，并以辛温开其郁结，惩其扞格，故以为佐。然必木气实而土不虚者，庶可相宜。左金者，木从左，而制从金也。

（5）《谦斋医学讲稿》：方中黄连入心，吴茱萸入肝，黄连的用量六倍于吴茱萸，故方解多作实则泻其子，并以吴茱萸为反佐药。我认为肝火证很少用温药反佐，黄连和吴茱萸归经不同，也很难这样解释。从效果研究，以吞酸嘈杂最为明显，其主要作用应在于胃。黄连本能苦降和胃，吴茱萸亦散胃气郁结，类似泻心汤的辛苦合用。故吞酸而兼有痰湿黏涎的，酌加吴茱萸用量，效果更捷。

（6）吴谦《医宗金鉴·删补名医方论》卷四：左金丸独用黄连为君，从实则泻子之法，以直折其上炎之势。吴茱萸从类相求，引热下行，并以辛燥开其肝郁，惩其扞格，故以为佐。然必本气实而土不虚者，庶可相宜。

八正散

【来源】《太平惠民和剂局方》卷六

【组成】木通、车前子、萹蓄、大黄、滑石、甘草梢、瞿麦、栀子各500克

【用法】上八味共研粗末为散，每次用6克，用水150毫升，加灯心草同煎，煎至100毫升，去滓，食后临卧温服。小儿量力少与之。

【功用】清热泻火，利水通淋。

【主治】湿热淋证，尿血。症见尿频尿急，溺时涩痛，淋漓不畅，小便浑赤，小腹胀急，甚者癃闭不通，口燥咽干，舌苔黄腻，脉滑数等。

【方解】湿热下注膀胱所致热淋为本方的主症。故方中以萹蓄、瞿麦除膀胱湿热，利水通淋，为君药。木通、滑石、车前子助君药清热利湿通淋，为臣药。栀子清泄三焦湿热，导湿热从小便去；大黄泄热降火；煎时加灯心草可增强诸药清热利尿之功，共为佐药。甘草调和诸药，缓急和中为使。若用甘草梢可直达茎中止尿道涩痛。诸药相配，使湿热从小便而去，则淋痛、尿血也就去除了。

【临床应用】

1. 用方要点 本方是治疗湿热淋证的行之有效的代表方。以尿频尿急，溺时涩痛，舌苔黄腻，脉数为证治要点。

2. 加减变化 如有尿血，可加小蓟、生地黄、白茅根凉血止血；如尿有沙石，窘迫涩痛，可加金钱草、石韦、海金沙以通淋排石；如尿液混浊者，可加草薢、益智仁、石菖蒲以分清化浊。

3. 使用注意 此为苦寒通利之剂，故淋证日久，肾虚气弱者，不宜应用。

4. 现代应用 现用于膀胱炎、尿道炎、急性前列腺炎、泌尿结石、肾盂肾炎等属湿热下注者。

清热泻脾散

【来源】《医宗金鉴》卷五十一

【组成】山栀（炒）6克 黄芩6克 生地6克 生石膏10克 赤茯苓10克 黄连（姜炒）3克 通草2克

【用法】水煎服，每日1剂。

【功用】清泄心脾积热。

【主治】心脾积热。满口糜烂，溃疡周围红赤，口臭涎多，发热面赤，烦躁多啼，小便短黄，大便干结，舌红苔黄，脉数。

【方解】 手少阴心经通于舌，足太阴脾经通于口，因此心脾二经积热循经上冲，则口舌最易生疮。本方证乃心脾积热发为口疮的实热证。心脾蕴热循经上行，熏灼口舌，则满口糜烂，且溃烂点之后胃黏膜红赤，口臭涎多。火热内积，则发热面赤，烦躁多啼。脾胃积热，津液受劫，则大便干结，小便短黄。对此心脾积热之证，治宜清泻心脾。本方用黄连、山栀清心经火邪，石膏、黄芩泻脾经积热；生地清热凉血，养阴生津；赤茯苓、通草清心降火，导热下行。诸药相伍，则心脾积热得清，火不上熏。

【临床应用】

1. 用方要点 本方为清泻心脾积热的要方。临床应用以口腔溃烂处较多，溃疡红赤，发热面赤，烦躁多啼，小便短黄，大便干结，红舌苔黄，脉数为证治要点。

2. 随症加减 原方专为鹅口疮而设，而临床所见小儿各种口腔炎症，只要辨证属心脾积热证，皆可用本方加减治疗。若发热较甚，加金银花、连翘清热解毒；咽喉疼痛，加马勃、桔梗清热利咽；若大便干结，加大黄通于泻热。

3. 使用注意 本方只适用于因实火引起的口腔疾患。虚火上炎发为口疮，疮周淡红，不甚疼痛者，非本方所宜。又方中多数药物均是苦寒之品，所以应中病即止。

4. 现代应用 本方现代常用于治疗鹅口疮、小儿口腔溃疡、小儿疱疹性口炎、疱疹性口腔炎、手足口病等属心脾积热者。

5. 历代名家的应用经验

（1）近年来，钟秀华教授用自拟加味清热泻脾散治疗本病21例，获得了满意的疗效。

（2）清热泻脾散出自《医宗金鉴》，有清脾胃积热之功，治疗婴幼儿口疮。张超景教授在临证中用清热泻脾散加减（山栀、石膏、黄连、生地、黄芩、金银花、连翘、青黛、灯心草）治疗小儿口舌生疮。

（3）段琚华教授自1981年以来，采用"清热泻脾散"为主方，治疗小儿斑疹性口炎100例，效果良好。

（4）魏杏芬认为清热泻脾散具有清泻心脾积热，滋阴利尿作用，适用于心脾积热引起的多种疾患。临床用于新生儿不乳，重龈，重龈、口糜等病。只要辨证准确，以本灵活加减治疗颇觉得心应手，疗效可靠。

甘露饮子

【来源】《阎氏小儿方论》

【组成】生干地黄（焙）、熟干地黄（焙）、天冬、麦冬（各去心，焙）、枇杷叶（去毛）、黄芩（去心）、石斛（去苗）、枳壳（麸炒，去瓤）、甘草（锉，炒）、山茵陈叶各等份

【用法】上为粗末。每服二钱，水一盏，煎八分，食后温服；牙齿动摇，牙龈腥热，含漱并服。

【功用】滋阴清热，行气利湿。

【主治】治胃中湿热，口臭喉疮，齿龈宣露，及吐衄齿血。

【方解】熟地黄以滋养肾水；生地黄能升肾水以上交于心；麦冬以清肺宁心；天冬能滋肺金以下生肾水；石斛甘微咸，得水石清虚之气，故能补心安神，清金保肺，祛胃中之湿热而布膻中之清化；茵陈祛胃中沉郁之湿热；黄芩降肺逆；枳壳破郁积，且能敛阴；枇杷叶酸能补肺敛阴，宁心收散，苦能泄逆气，泻火清金；甘草补中而亦能去热。热盛则水涸，二地以滋之；热盛则金流，二冬以保之；清用黄芩、枇杷叶；祛湿用茵陈、枳壳，而皆有悠扬清淑之致。不必大为攻下，此所以为甘露。热莫盛于胃，而诸热皆统于心，心化不足，则热妄行，石斛补心以除妄热，所谓热淫于内，治以咸寒，佐以苦甘，以酸收之，以苦发之也。

【临床运用】

1. 用方要点　心胃之热上冲，牙龈、咽喉肿痛，口舌生疮，目赤肿痛；湿热黄疸，阴虚盗汗，胃脘疼痛；又疗脾胃受湿，瘀热在里；或醉饱房劳，湿热相搏，致生疸病，肢体微肿，胸满气短，小便黄涩；或时身热，温热病，咳嗽，消渴，肝郁头痛，衄血，痛经。

3. 使用注意　素体阳虚，溃疡日久难愈，肢冷，腰膝酸楚，溲清。舌嫩有齿痕，脉沉细等肾阳不足，阴损反阳，水不济火，虚火上炎之证，不宜用此方。

4. 现代应用 用于治疗口疮，胃脘痛，阴虚盗汗，温热病等。

5. 历代名家的应用经验

（1）《医方集解》：此足阳明少阴药也。烦热多属于虚，生地、熟地、天冬、麦冬、甘草、石斛之甘，治肾胃之虚热，泻而兼补也；茵陈、黄芩之苦寒，折热而祛湿；火热上行为患，故又以枳壳、枇杷叶抑而降之也。

（2）《时方歌括》：足阳明胃为燥土，喜润而恶燥，喜降而恶升，故以天冬、麦冬、生地、熟地、石斛、甘草之润以补之；枇杷、枳壳之降以顺之。若用连、柏之苦，则增其燥；若用芪、术之补，则虑其升。即有湿热，用一味黄芩以折之，一味茵陈以渗之，足矣。盖以阳明之治，最重在养"津液"二字。此方生地、熟地、天冬、麦冬等药，即猪苓汤用阿胶以育阴意也；茵陈、黄芩之折热而祛湿，即猪苓汤中用滑泽之除垢意也。

白茅根汤

【来源】郭玉刚方

【组成】白茅根、丹参各20～30克　柴胡、薏苡仁各10～15克　杏仁6克郁金、赤芍炒、枳壳、大黄炭各10克　车前草20克（或车前子12克）

【用法】上方每日1剂。症状重者，日服2剂．以上药物水煎取汁300～400毫升，分3～4次口服。不加任何西药。

【功用】本方具有清热利湿、辛苦宣上、渗湿利下、行气活血之功。

【主治】本方主治湿热郁阻中焦脾胃而致的脾胃升降失常和三焦气化失司。

【方解】由于湿浊之邪阻遏脾胃气机是其主要病机，故治以疏转中焦气机，兼分消上下之法。以白茅根为主，使脾胃之升清降浊机制恢复，再以杏仁辛苦开上，薏苡仁甘凉渗下，可谓枢转湿热之要法。方中杏仁辛苦开上，白茅根、薏苡仁辛甘凉，渗湿而不燥，清热不恋邪。再者，湿热塞阻气分阶段，为谨防营血受累，方中选用了丹参、赤芍、郁金、白茅根、大黄、枳壳、柴胡等有活血行气之力的药物，且丹参清熟，散营血之瘀，茅根凉血清热。

【临床运用】

1. 用方要点 发热，腹胀痛乏力，不欲饮食，恶心呕吐，二便闭短，全身黄染，舌苔黄腻，脉滑。

2. 随症加减　腹胀甚，不思饮食，舌苔白腻者加川厚朴15克，谷芽、麦芽各30克，杏仁、薏苡仁用量加大；肝大，胁痛者加茜草、玫瑰花各10克；肝脾均大者，丹参加至30克，加茜草10克，凌霄花或玫瑰花10克；大便干结者，大黄炭用量加至15~30克；大便稀薄者，去大黄炭，加茯苓、车前子各15克；舌苔黄腻，口苦甚者，亦可选加连翘、茵陈、龙胆草，但量不宜大，均在10克左右；病程较长，在5周以上者，舌质淡，苔薄白，便溏，纳差，神倦者，加白术、扁豆。

3. 使用注意　日常饮食以清淡为主，忌辛、甘、油之品，勿劳累，适当休息。

4. 现代应用　治疗甲型肝炎。

第二节　女性保健方

男女脏腑、气血、经络的活动规律基本相同，但女性有月经、带下、胎产等特殊的生理现象，故设女性保健方。女性保健方包含经带、胎产、围绝经期综合征、美容养颜四类，可按需选用。

一、经带

完带汤

【来源】《傅青主女科》

【组成】白术30克，土炒　山药30克，炒　人参6克　白芍15克，酒炒　车前子9克，酒炒　苍术9克，制　甘草3克　陈皮2克　黑芥穗2克　柴胡2克

【用法】水煎服。

【功用】补脾疏肝，化湿止带。

【主治】脾虚肝郁，湿浊带下。带下色白，清稀如涕，面色㿠白，倦怠便溏，舌淡苔白，脉缓或濡弱。

【方解】完带汤为治疗白带的常用方剂，所主病证乃由脾虚肝郁、带脉失约、湿浊下注所致。治宜补脾益气，疏肝解郁，化湿止带。君药白术、山药

重用，意在补脾祛湿，使脾气健运，湿浊得消；山药并有固肾止带之功。臣药人参、苍术、白芍、车前子，人参补中益气，助君药补脾之力；苍术燥湿运脾，增祛湿化浊之力；白芍柔肝理脾，使肝木条达而脾土自强；车前子利湿清热，令湿浊从小便分利。佐药陈皮、柴胡、芥穗，陈皮理气燥湿，使补药补而不滞，又行气以化湿；柴胡、芥穗之辛散，得白术则升发脾胃清阳，配白芍则疏肝解郁。使药甘草调药和中，诸药相配，使脾气健旺，肝气条达，清阳得升，湿浊得化，则带下自止。

【临床应用】

1. 用方要点 完带汤为治脾虚肝郁，湿浊下注带下之常用方。临床应用以带下清稀色白，舌淡苔白，脉濡缓为辨证要点。

2. 随症加减 兼湿热，带下兼黄色者，加黄柏、龙胆草以清热燥湿；兼有寒湿，小腹疼痛，加炮姜、盐茴香以温中散寒；腰膝酸软，加杜仲、续断以补益肝肾；日久病滑脱，加龙骨、牡蛎以固涩止带。

3. 使用注意 带下证属湿热下注者，非本方所宜。

4. 现代应用 完带汤常用于阴道炎、宫颈糜烂、盆腔炎而属脾虚肝郁，湿浊下注者。

安冲汤

【来源】《医学衷中参西录》上册

【组成】 白术18克，炒　生黄芪18克　生龙骨18克，捣细　生牡蛎18克，捣细
大生地18克　生杭芍9克　海螵蛸12克，捣细　茜草9克　川续断12克

【用法】 水煎服。

【功用】 补气升提，固涩安冲。

【主治】 妇女月经过多，过期不止，或不时漏下。

【方解】 方中黄芪、白术、升麻补气提升，固冲摄血；生龙骨、生牡蛎、海螵蛸、续断固冲收敛止血；生地、芍药凉血敛阴；茜草根止血而不留瘀。全方共奏补气提升，固冲止血之效。

【临床应用】

1. 用方要点 妇女行经量多，色淡红，质清稀，可伴有神疲体倦，气短

懒言, 小腹空坠, 面色㿠白, 舌淡, 舌薄, 脉缓弱。

2. 随症加减 肾阳虚减生地加附子、棕榈炭、五倍子；肝郁血热减黄芪、白术, 加丹皮、炒黄芩；肝郁气滞加柴胡、香附、延胡索。

3. 使用注意 忌辛辣, 油腻, 煎炸等食物。

4. 现代应用 用于女性月经紊乱、崩漏, 功能性子宫出血, 人流术后子宫出血。

5. 历代医家的应用经验 吴克明运用安冲汤治疗崩漏。吴教授根据中医学基本理论结合多年临床经验认为青春期少女, 肾中精气始盛, 天癸初至, 冲任尚未成熟；绝经后的妇女, 肾气渐虚, 肝肾不足, 脾肾亏损, 若长期不良因素的影响, 如先天禀赋、气候异常、伙食劳倦、情绪激动、学习工作压力等, 日久均可引起脾肾气虚, 摄血无力, 冲任不固, 发为崩漏。根据以上理论认识, 故在治疗上重视肾脾二脏, 一健脾补肾、益气固摄、固冲止血为基本治法, 在临床上多以安冲汤为基础加减用药, 气虚明显者加人参或党参, 加柴胡配参芪升举阳气；出血量多色红者, 加仙鹤草、山茱萸、血余炭收敛凉血止血；腰酸困重, 出血日久, 淋漓不净者, 加炒续断、桑寄生、覆盆子补肾止血；舌质红, 手足心热者, 加牡丹皮、地骨皮、旱莲草养阴清热止血；如月经量多, 色鲜红或深红, 质稠黏者, 加炒地榆、炒黄芩、侧柏炭清热凉血止血；经血中夹大量血块者, 加益母草、炒蒲黄、三七粉等活血化瘀药。

顺经汤

【来源】《傅青主女科》卷上

【组成】 当归15克, 酒洗　大熟地15克, 九蒸　白芍6克, 酒炒　丹皮15克　白茯苓9克　沙参9克　黑芥穗9克

【用法】 水煎服。

【功用】 补肾清肝。

【主治】 妇人肾阴不足, 肝气上逆, 经前一二日, 忽然腹痛而吐血。

【方解】 方中诸药具入肝经, 熟地、茯苓兼入肾经。熟地、当归补血滋阴、补养肝肾；白芍养血敛阴, 平抑肝阳；丹皮清热凉血, 活血行瘀；沙参入肺经, 润肺滋阴；芥穗炒炭引诸药入血分而止血；茯苓入诸脏经脉, 利水

渗湿，宁心安神。方中应用引血归经之品，运用和血之法，实属顺气之意。旨在平肝顺气、益阴补肾，其治在本。

【临床运用】

1. 用方要点 妇人肾阴不足，肝气上逆。

2. 随症加减 脾虚加白术、扁豆、薏苡仁；阴虚有热加地骨皮，改白芍为赤芍，改熟地为生地；阴虚火旺加马鞭草、漏芦、黄芩；出血量多、大便溏泻者，当归量酌减。

3. 使用注意 小儿量酌减。

4. 现代应用 治疗气滞血瘀型月经不调、痛经、鼻衄、经期球结膜下出血、逆经、女性围绝经期综合征等。

两地汤

【来源】《傅青主女科》卷上

【组成】大生地30克，酒炒　玄参30克　白芍药15克，酒炒　麦冬肉15克　地骨皮9克　阿胶9克

【用法】水煎服。药煎好后，阿胶入药汁中烊化。

【功用】滋阴清热、补血凉血。

【主治】肾水不足，虚热内炽，月经先期，量少色红，质稠黏，伴有潮热、盗汗，咽干口燥，舌红苔少，脉细数无力者。

【方解】方中生地、玄参、麦冬养阴滋液，凉血清热，地骨皮泻肾火，除骨蒸；阿胶、白芍养血益阴。配合成方，共奏滋阴补血，凉血清热之功。此方之用地骨、生地能清骨中之热。骨中之热，由于肾宫之热，清其骨髓，则肾气自寒，而又不损伤胃气，此治之巧也。况所用诸药，又纯是补水之味，水盛而火自平理也。

【临床运用】

1. 用方要点 本方以阴虚血热，舌红，少苔，脉细数为用方要点。

2. 随症加减 若午后及夜间潮热，颧红，手足心热等症状明显的，应加白薇、生鳖甲、牡丹皮等以增加滋阴凉血清虚热的作用；若见肾阴亏虚，腰酸，头晕的宜加桑寄生、杜仲、菟丝子、枸杞子、女贞子以补肾强腰；若夹

有经行腹痛的加川楝子、延胡索以理气行血止痛；若有纳谷不香的可加焦山楂、炒谷芽、炒麦芽、怀山药以健运脾胃；若出血量偏多的可加黄芩炭、茜草炭、黑蒲黄等以凉血收敛止血；若夜寐欠佳的加酸枣仁、夜交藤、合欢皮等以安神；若口干的加天花粉、川石斛以生津。

3. 使用注意 忌辛辣、油腻、煎炸等食物。

4. 现代应用 月经周期超前、经量过多、功能性子宫出血、五心烦热、产后阴虚发热、阴虚血热而致的血证等。

5. 历代医家的应用经验

（1）刘春龙主治医师用其加减治疗产后阴虚发热，颇有疗效。他认为：妇人产后，阴血骤虚，阴不制阳，阳浮越于外，故而发热，方中生地、玄参滋阴以清热；地骨皮、银柴明清退骨蒸之虚热；麦冬、沙参养阴滋水以制虚火；当归、白芍、阿胶养血生血；黄芪益气以运血，香附为血中之气药，使滋补而不滞，焦三仙健运脾土。综观全方，重用甘寒养阴之品，未用苦寒清热之药，而发热却除，正如《素问·至真要大论》所云：壮水之主，以制阳光。故临床应用，每获良效。

（2）王秋月认为肾为人体真阴真阳之根，肾与冲任、月经的关系最为密切，所以阴虚内热的月经先期，往往多伴有肾阴虚的症状，如腰酸、头晕等，故凡是由于长期的慢性消耗性疾病和慢性失血而引起的阴血亏虚，虚热内生，肾阴不足，阴虚火旺等出现的月经先期，量少，均可以用两地汤进行加减治疗。

清经散

【来源】《傅青女主科》

【组成】 丹皮 9 克 地骨皮 15 克 白芍 9 克，酒炒 大熟地 9 克，九蒸 青蒿 6 克 白茯苓 3 克 黄柏 1.5 克，盐水浸，炒

【用法】 每剂用水浸泡 20 分钟后，水煎 2 次，合并 2 次煎液，约 500 毫升，分 2~3 次，一日服完。

【功用】 养阴清热，凉血调经。

【主治】 适用于月经先期，阴虚血热性崩漏。有月经提前，或月经量多势

急，或量少淋漓不尽，色红或紫，质地黏稠。或伴心胸烦躁，面红口干，小便短黄，大便燥结，舌质红，苔黄，脉细数等症状。

【方解】月经先期、崩漏是妇科门诊的常见月经病，中医病机以热扰血海，冲任失固为多见，血热则迫血妄行，故月经提前而来，量多或淋漓不尽。清经散为《傅青主女科》调经门的著名方剂。方中丹皮、黄柏清热凉血为君；辅以青蒿、地骨皮清泄血中伏热为臣；熟地、白芍滋肾养阴、柔肝涵木；茯苓和脾利水。全方为清热凉血之剂，但有养血滋阴之效，使热去而阴不伤，血安而经自调。古人云：女子以血为本，以肝为先天。女性经、带、胎、产的生理过程易耗伤阴精，中医又有肝肾同源、精血同源之理论，本方滋养肝肾以填精血，清热凉血以降肝火，加茯苓一味，引热邪从小便而解，使阴平阳秘，血海宁谧，月事循常。是一张药味精简、疗效显著，又没有副作用的良方。

【临床运用】

1. 用方要点 月经先期，症见月经量多势急，或量少淋漓不尽，色红或紫，质地黏稠。面红口干，小便短黄，大便燥结，舌质红，苔黄，脉细数等。

2. 随症加减 若肝肾阴虚明显，有手足心热，腰膝酸软等症状，可加旱莲草、女贞子滋肾阴、益冲任；若阴道出血量多如注，色鲜红，质黏稠，加地榆炭、荆芥炭、龟板胶以滋阴清热、固经止血；若心悸失眠，多梦者，加酸枣仁、远志以养肝血、安心神；若月经过多者，去茯苓，酌加地榆、茜草根以凉血止血；若经行腹痛，经行夹瘀块者，酌加蒲黄、三七以活血化瘀止血。

3. 使用注意 方中是清热凉血之剂，不是月经先期阳盛血热型的不宜用；脾胃虚寒便溏、寒滑腻滞者不宜用。

4. 现代应用 可用于月经先期阳盛血热型。

定经汤

【来源】《傅青主女科》卷上

【组成】菟丝子 30 克，酒炒　白芍 30 克，酒炒　当归 30g，酒炒　大熟地 15 克，九蒸　山药 15 克，炒　白茯苓 9 克　荆芥穗 6 克，炒黑　柴胡 1.5 克

【用法】水煎服。

【功用】疏肝补肾，养血调经。

【主治】肝肾气郁，经来断续，或前或后。行而不畅，有块，色正常，少腹胀痛，或乳房胀痛连及两胁。

【方解】定经汤主治经来断续，前后无定期，审证注重母子相及，立法全为肝肾之开阖通闭如常，而复经水往来如期。组方妙在未用大量活血行气或攻伐之品，寓通于补，填肾精，助肾气；补肝血，疏肝郁。使"肝肾之气疏而精通，肝肾之精旺而水利，不治之治，正妙于治也。"且用药主次分明、动静相宜、开阖有序。

方中选平补肝、脾、肾三脏之菟丝子为君，不燥不腻，助肾益精而开肾郁，使肾气充盈，"气疏而精通，肝肾之精旺而水利"，此亦为"滋水涵木"之法。方中白芍，味苦、酸，以顺肝木之性，使疏泄正常，且善补肝阴，养肝血，具调肝之效，与菟丝子相伍"开肾郁，解肝郁"，使月经通畅。当归味甘而重，补血行血，为妇科之良药。三者为君，以当归为枢，益肾精，助肾气，补肝血，疏肝郁，使肝肾之郁解，冲任之气通，经水调畅。臣以山药，平补肺、脾、肾三经，补气养阴，益肾固精。另臣以熟地，补血养阴，填精益髓，壮水之源。佐以茯苓，甘淡平，渗湿利水，健脾和胃，宁心安神。其用有三：一茯苓行水以助布气，其淡渗祛湿之力，可祛肾邪，使肾气开阖自如；二茯苓甘淡渗利，下行以利腰脐之气而助血行；三柴胡、荆芥穗气轻味辛主升，茯苓甘淡下行主降，三者相合，清升浊降，升降相宜，开阖有度。另佐以柴胡入表里之间，通达经络，疏泄肝气而解郁结。又可兼为使药以引经。方中并佐以荆芥穗，有引血归经之效。如傅氏在"郁结血崩"条云："荆芥穗通经络，则血有归还之乐"。

【临床应用】

1. 用方要点 以经来断续，或前或后，行而不畅，有块，色正常，少腹胀痛，乳房胀痛连及两胁，脉沉弦为辨证要点。

2. 随症加减 有外感者，宜加苏叶；有内伤食积者，宜加神曲；有因肉食积滞者，再加山楂。

3. 使用注意 适用于肝郁肾虚型月经不调，其他证型不宜选用。

4. 现代应用 围绝经期综合征、痛经。

5. 历代医家的应用经验

（1）王慧萍主任医师在此基础上，①予以宣郁通经汤加减以及自拟王氏加减定经汤治疗，分两阶段治疗不孕症。在方中添加山萸肉、淫羊藿、巴戟天、杜仲等药物，更注重于滋肾温肾。②治疗高泌乳素血症。组方如下：在原方的基础上加上白术、丹皮、山萸肉，除去荆芥穗和山药。该方可以调整垂体内分泌功能，从而抑制泌乳细胞的过度分泌，达到降低 PRL 的治疗目的。临床观察服用该方很快可使 PRL 下降，而且随着 PRL 下降，LH 的肌冲式分泌节律逐渐恢复，垂体对雌激素的调节恢复，月经、排卵、生育功能随之恢复正常。（《王辉萍活用定经汤治疗妇科疾病经验》）

（2）刘娟等医师艾灸隐白穴配合定经汤内服治疗功能性子宫出血。隐白穴是足太阴脾经井穴，刺激隐白穴有健脾统血、补中益气之效。艾灸隐白穴有温通经络，使脾的统血职能得以恢复，达到固崩止漏的效果。（《艾灸配合中药治疗功能性子宫出血78例》）

（3）张新平等医师利用定经汤治中、老年病症。人到中年之后，由于工作负担和家庭负担沉重，情志易过激，抑郁愤怒每易导致肝气郁结。或经过岁月的消磨，中老年人都特别容易出现气机郁结，气、精、血亏损的病况。此正符合定经汤所治之证。如能在治疗的同时注重患者的生活调养，则更易获良效。（《定经汤活用治疗中、老年病症举隅》）

（4）田裕红等医师利用定经汤合少腹逐瘀汤治疗创伤性子宫性闭经。流产或产后，百脉空虚，抗病力弱，往往伤肾伤血，造成胞宫损伤，由于损伤而血溢，死血瘀滞于胞宫，气滞血瘀。胞脉受阻致月水不利。故此种闭经基本属肾虚、血虚、瘀血、虚实夹杂，此方适合。（《定经汤合少腹逐瘀汤治疗创伤性子宫性闭经36例》）

（5）花云洲医师利用黑归定经汤治疗血热型与气血两虚型崩漏，使加减后的定经汤不再只适合于肝郁肾虚型的月经不调。该方为：当归9克，黑地榆9克，川芎5克，焦白术9克，茯苓9克，定经草9克，黑枝仁6克，阿胶6克，黑黄芩6克，白芍9克，炙甘草5克。（《黑归定经汤治疗崩漏23例》）

（6）郭文彬医师利用该方加减治精子异常、阳痿、不射精症等男科疾

病。(《定经汤男科应用举隅》)

玉烛汤

【来源】《医学衷中参西录》

【组成】生黄芪15克　生地黄18克　玄参12克　知母12克　当归9克　香附9克，醋炒　柴胡4.5克　甘草4.5克

【用法】水煎服。

【功用】补血，调经，解寒热。

【主治】妇女寒热往来，或先寒后热，汗出热解，或月事不调，经水短少。

【方解】黄芪为气分之主药，能补气更能升气。辅以柴胡之轩举，香附之宣通，阳气之抑揭者皆畅发矣。然血随气行，气郁则血必瘀，故寒热往来者，其月事恒多不调，经血恒多虚损，用当归以调之，地黄以补之，知母、玄参与甘草甘苦化阴以助之，则经血得其养矣。况地黄、知母诸凉药与黄芪温热之性相济，又燮理阴阳调和寒热之妙品乎。至方书有所谓日晡发热者，日晡者，申时也，足少阴肾经主令之候也。其人或肾经阴虚，至此而肾经之火乘时而动，亦可治以此汤。

【临床应用】

1. 用方要点　行经期间寒热往来。

2. 随症加减　汗多者，以茵陈易柴胡，再加黄肉数钱。热多者，加生杭芍数钱。寒多者，加生姜数钱。

3. 使用注意　气郁血虚所致寒热往来。

4. 现代应用　肺结核发热，便秘。

5. 历代医家的应用经验　余国俊医师：月经短少患者，行经期间自觉先寒后热，一日发作数次至数十次，每次1~2分钟即止，均用此方化裁，疗效尚称满意。本方的适应范围，随着后世医家的临床实践，不断有所扩充，王鹏医师在玉烛汤基础上加减，治疗功能性便秘；于境华医师用此方治疗肺结核发热。

圣愈汤

【来源】《兰室秘藏》

【组成】 生地黄、熟地黄、川芎、人参各9克　当归身、黄芪各1.5克

【用法】 水煎服。

【功用】 益气养血调经。

【主治】 气血虚弱，血海空虚所致月经过少。临床多表现为月经量少，血色鲜红，或有小血块，并可伴见面色少华，头晕眼花，身倦乏力，或咽干口燥，手足心热，小腹绵绵作痛，舌红少苔，脉沉弱或沉细等。

【方解】 本方适用于血虚之症。方中以生地黄、熟地黄地滋阴养血；当归补血调经；人参、黄芪益气健脾，以充血之化源；川芎行气散瘀调经。共奏益气养血调经之功效。

【临床应用】

1. 用方要点　在妇产科根据临床辨证而灵活的进行该方的加减，尤其是在崩漏、痛经、产后血虚等疾病，效果较好。

2. 现代应用　崩漏、痛经、产后血虚。

3. 历代名家的应用经验　刘新华应用圣愈汤加减治疗女科崩漏，患者素体阳盛或肝火内炽者，熟地改为生地，加用地骨皮、沙参；脾气虚弱、中气下陷者，黄芪加至30克；肾气不足者，加入山萸肉、杜仲、续断，每日1剂，水煎服，32例全部治愈，病症轻者，3～5剂即愈，重者10～15剂出血停止，症状消失。

乌鸡白凤丸

【来源】《寿世保元》

【组成】 乌鸡640克，去毛爪肠　鹿角胶128克　鳖甲64克，制　牡蛎48克，煅桑螵蛸48克　人参128克　黄芪32克　当归144克　白芍128克　香附128克，醋制天冬64克　甘草32克　生地黄256克　熟地黄256克　川芎64克　银柴胡26克丹参128克　山药128克　芡实64克，炒　鹿角霜48克

【用法】以上二十味，熟地黄、生地黄、川芎、鹿角霜、银柴胡、芡实、山药、丹参八味粉碎成粗粉，其余乌鸡等十二味，分别酌予碎断，置罐中，另加黄酒1500克，加盖封闭，隔水炖至酒尽，取出，与上述粗粉掺匀，低温干燥，再粉碎成细粉，过筛，混匀。每100克粉末加炼蜜30~40克与适量的水，泛丸，干燥，制成水蜜丸；或加炼蜜90~120克制成小蜜丸或大蜜丸，即得。

【功用】养血补肝，补气健脾，调经止带。

【主治】气血两虚，身体虚弱，食少乏力，腰腿酸软，经水不调，崩漏带下等。

【方解】本方主用于气血两虚证。方中以乌骨鸡补血养阴，鹿角胶益气活血强腰，人参补气健脾，三药合用，养血益气，共为主药。辅以黄芪、山药助人参益气健脾；熟地、白芍、当归、川芎养血调经。佐以鳖甲软坚散结而滋阴；银柴胡、丹参、生地、天冬养阴凉血、清热除烦；鹿角霜、煅牡蛎、桑螵蛸、芡实收敛固涩，止带止血；香附疏肝解郁、理气调经；甘草益气和中、调和诸药。各药相配，共奏补气养血，调经止带之功。

【临床运用】

1. 用方要点 月经不调，量多清稀，腰酸乏力，形瘦眩晕，舌淡苔白，脉虚弱。

2. 随症加减 如兼肝肾虚而见腰酸耳鸣者加杜仲、续断、巴戟以补益肝肾，如兼虚热而见五心烦热、潮热骨蒸者，加知母、黄柏以退热除烦。

3. 使用注意 忌食寒凉、生冷食物；经过多者不宜服用本药；该品宜用于虚证，病症属实者慎用。

4. 现代应用 用于身体瘦弱，腰膝酸软，月经不调，崩漏带下等证属气血两虚者。

二、胎产

安胎饮

【来源】《陈素庵妇科补解》卷三

【组成】艾叶20克　炒续断18克　杜仲18克　香附、牡蛎、黄芩各10克

地榆 15 克　黄芪、川芎各 5 克　当归 15 克　白芍 15 克　熟地、人参、茯神、白术各 5 克

【用法】加水 600 毫升，浸泡 20 分钟，文火煎至 300 毫升，分 3 次口服。服药期间，取左侧卧位休息。

【功用】温经止血，补血安胎，益气养血。

【主治】胎漏、胎动不安证。胎动不安，非时转动，腰腹疼痛，时下血，懈怠疲劳；或妊娠恶阻，心中烦闷，头重目眩，恶闻食气，喜食咸酸，多睡少起，呕逆不食。

【方解】方是四物加杜、断以大补阴血，四君去草，加芪、附以大补元气，牡蛎以固脱，地榆以凉血止血。黄芩、艾叶有温经止血，调经安胎之功效；续断、杜仲补肝肾安胎；香附、川芎理气和黄芪、人参补气相须为用。川芎活血行血，使其补而不滞；当归、白芍、熟地滋阴养血且缓急止痛；人参、茯神、白术均有补脾健脾之功，防止滋腻太盛而湿邪阻滞。茯神、白术又有渗湿之效。

【临床应用】

1. 用方要点　以妊娠恶阻，腰腹疼痛，胎动不安，时下血为用方要点。

2. 随症加减　内伤加藿香、益智仁；外感加葛根、防风；吐加广陈皮、厚朴、砂仁；湿加茯苓、扁豆、泽泻；心烦者加酸枣仁。

3. 使用注意　服药期间，勿食鸡鸭蛋、鲤鱼脍、兔、犬、驴、骡、山羊肉、鱼子、鳖卵、雉雀、桑椹。

4. 现代运用　治习惯性流产、胎漏胎动不安症、多囊卵巢综合征。

5. 名家的应用经验

（1）徐秉胜医生以《医学衷中参西录》寿胎丸合安胎饮加减治疗先兆流产 36 例。症见阴道出血伴腹痛腰酸，精神疲倦，身软乏力。

（2）马素侠用安胎饮治疗早期先兆流产 42 例。

达生散

【来源】《丹溪心法》卷五

【组成】大腹皮 9 克　紫苏、人参、陈皮各 1.5 克　当归、白术、白芍药各

3克　炙甘草6克

【用法】上作一服，入青葱五叶，黄杨脑七个，此即黄杨树叶梢也。或加枳壳、砂仁，以水煎，食后服。于八九个月，服十数剂，甚得力。

【功用】补气养血，顺气安胎。

【主治】孕妇气血虚弱，胎产不顺。

【方解】方中人参、白术、甘草补气；当归、芍药补血；紫苏叶、大腹皮、陈皮、葱叶疏利气机壅滞；黄杨木能顺产。所以临产前预先服用本方，可使生产顺利。故方名"达生散"。

【临床运用】

1. 用方要点　孕妇气血两虚证：胎动不安，面色萎白，倦怠无力，不思饮食，舌淡苔薄白，脉滑无力。

2. 随症加减　气虚加人参、白术；气实倍香附、陈皮；血虚倍当归，加地黄；形实倍紫苏；性急加黄连；有热加黄芩；湿痰加滑石、半夏；食积加山楂；食后易饥，倍黄杨脑；有痰加半夏；腹痛加木香、桂。

3. 使用注意　用量谨慎。

4. 现代应用　常用于先兆流产、习惯性流产等，证属气血两虚者。

5. 历代名家的应用经验

（1）《医方考》：《诗》云：诞弥厥月，先生如达。朱子曰：先生，首生也。达，小羊也。羊子易生而无留难，故昔医以此方名之。然产难之故，多是气血虚弱，营卫涩滞使然。是方也，人参、白术、甘草养其气；当归、芍药养其血；紫苏、腹皮、陈皮流其滞。气血不虚不滞，则其产也犹之达也。

（2）《医方集解》：此足太阴、厥阴药也。当归、芍药以益其血；人参、白术以益其气；腹皮、陈皮、紫苏、葱叶以疏其壅。气血不虚不滞，则临产自无留难之患矣。

白薇汤

【来源】《全生指迷方》卷三

【组成】白薇、当归（洗，去芦，薄切，焙干）各30克　人参15克（去芦）　甘草3克（炙）

【用法】水煎温服。

【功用】补益气血，补益脾胃。

【主治】产后血虚，产后胃弱。

【方解】白薇气味苦咸微寒，入足阳明，有清虚热的作用，可用于治疗产后血虚低热；当归气味辛甘微温，入手少阴、足厥阴，功善补血养血，为补血之要药；人参气味甘温，入足阳明，能够补气补脾，治疗脾气不足；甘草气味甘平，入足太阴，通行十二经络，既能补中益气，又能调和诸药。本方以咸苦微寒及辛甘微温之药和其阴阳，以甘温甘平之药扶其正气，则病自然愈也。

【临床运用】

1. 用方要点 症见低热不退，面色潮红、耳鸣、心悸、头晕眼花，或胃弱不食，脉微多汗。

2. 随症加减 白带量多者加生龙骨、生牡蛎；外有表邪者加荆芥、防风、藁本；恶露不尽，小腹疼痛者加红花、益母草；湿困中土者加苍术、茯苓、莲子。

3. 使用注意 甘草反甘遂、大戟、海藻、芫花。

4. 现代应用 现代临床多用本方治疗血厥，防治老年人排尿性晕厥。

5. 历代名家的应用经验 李时珍《本草纲目》中提出治疗妇人血厥用白薇汤；北京中医药大学已故名老中医宋向元老师曾尝试用白薇汤防治老年人排尿性晕厥，取得了显著的成效。

艾附暖宫丸

【来源】《仁斋直指附遗》卷二十六

【组成】艾叶90克（大叶者，去枝、梗） 香附子180克（去毛，俱要合时采者，用醋一升，以石罐煮一昼夜，捣烂为饼，慢火焙干） 吴茱萸（去枝梗）、大川芎（雀脑者）、白芍药（酒炒）、黄芪（取黄色、白色软者）各60克 当归90克（酒洗） 续断45克（去芦） 生地黄30克（酒洗，焙干） 官桂1.5克

【用法】共为细末，米醋打糊为小丸，淡醋汤或开水送下，每服6克。亦可作汤剂，水煎服，用量按比例酌定。

【功用】暖宫温经，养血活血。

【主治】虚寒的月经不调、不孕。妇人子宫虚冷，带下白淫，面色萎黄，倦怠无力，饮食减少，经水不调，肚腹时痛，久无子息。

【方解】本方主用于胞宫（子宫）虚寒瘀血阻滞证。由于冲任虚寒、瘀血阻滞所致。症见月经不调，或前或后，或一月再行，或经停不至，或漏下不止，入暮发热，手心烦热，口唇干燥。冲为血海，任主胞宫，两者皆起源于小腹。妇女月经与冲任二脉关系密切，冲任虚寒，血凝气滞，故小腹冷痛，月经不调，或因宫寒而久不受孕。若瘀血阻滞致血不循经，或冲任虚损而致失固，则可致月行先期，或一月再行，甚或崩中漏下；若寒凝血瘀致经脉不畅则月经后期或经行不至；失血阴伤，新血不能化生，则口唇干燥；甚至傍晚发热，手心烦热。本证属虚寒实热错杂，治宜温经散寒、养血祛瘀。方中艾叶（炭）温经止血、散寒止痛；香附调经止痛、行气而解郁，两药合用，共奏温经散寒、理气调经之功，共为主药。辅以吴茱萸温经散寒、肉桂暖宫散寒、通利血脉，两药合用，增强主药温经散寒、通利血脉之作用；当归、川芎、白芍俱入肝经、活血化瘀、养血调经。佐以地黄滋阴养血；黄芪味甘入脾，益气补中而资生化之源，阳生阴长，气旺血充；续断补肝肾、行血脉、强腰止痛。诸药合用，温经散寒，以活血而补养任冲以固本，则瘀血去、新血生、虚热退、月经调，共奏暖宫调经、理气补血之功。

【临床运用】

1. 用方要点　运用本方的辨证要点是：症见经期延后，量少色淡，经质清稀，无瘀块，小腹冷痛，喜热喜按，腰酸乏力，小便清长，大便稀溏，舌淡苔白，脉沉迟或细弱。

2. 随症加减　冲任虚寒之月经后期，可加补骨脂、炒白术。阴虚宫冷，崩中漏下。可去肉桂、川芎、香附等辛温行气、活血之品，加覆盆子、赤石脂、鹿角胶、山萸肉等以助温肾气养精血，固肾涩血之功。脾阳虚，可加茯苓、砂仁、炮姜炭健脾温中，温经止血。阳虚宫冷，带下白淫，可加鹿茸、补骨脂、肉豆蔻、桑螵蛸、菟丝子、白术。子宫虚冷，婚久不孕，可加党参、茯苓、白术健脾益气以生血，鹿角霜、紫河车、菟丝子、杜仲温肾。

3. 使用注意　热证、实证不宜用。

4. 现代应用 月经后期，经行量少，痛经，经闭，不孕等证属胞宫虚寒、瘀血阻滞者。

紫苏饮

【**来源**】《普济本事方》

【**组成**】 大腹皮、人参（去芦）、川芎（洗）、陈皮（去白）、白芍药各15克 当归9克（洗，去芦，薄切） 紫苏茎叶30克 甘草3克（炙）

【**用法**】 上药各细锉，分作三服，加生姜4片，葱白7寸，水煎去渣，空腹时服。或加生姜4片，葱白7寸，水煎服，每日1剂，1日3次。

【**功用**】 疏肝健脾，理气行滞。

【**主治**】 疏肝乘脾之子悬。妊娠后胸腹胀满，痞满不适，如有物悬挂胸膈，或伴见呼吸迫促，坐卧不舒，燥烦不安，苔薄黄，脉弦滑。亦可治浮肿，气结难产，妇人瘦弱而闭经，伤寒头痛发热，遍身疼痛。

【**方解**】 本方所治为肝郁脾虚证。肝为刚脏，性喜条达，肝气郁结而乘脾，脾胃气壅，升降失调，故胸腹胀闷疼头，坐卧不安，甚则烦躁不宁。胎气上逆迫肺，则呼吸不畅，甚或喘促。苔薄黄，脉弦滑，为肝旺脾弱之像。方中紫苏、陈皮、大腹皮疏肝健脾，宽中下气，为君药。当归、白芍、川芎养血疏肝柔肝为臣药。人参、炙甘草益气健脾，以防肝木克土，为佐药。使以生姜、葱白加强辛散行滞之力。诸药相伍，共奏疏肝健脾，理气行滞之功。

【**临床运用**】

1. 用方要点 本方主治肝郁乘脾之妇女妊娠期疾病。以妊娠后胸腹胀满，痞满不适，如有物悬挂胸膈，苔薄黄，脉弦滑为证治要点。

2. 随症加减 若肝郁日久化火者，可酌加黄芩、栀子清泄郁火；脾虚胃弱，食欲不振者，可加白术、砂仁理气健脾和胃；腹痛者加延胡索、木香以行气止痛。

3. 使用注意 本方以行气导滞为主，不可久用，若服药后胸腹胀满，呼吸迫促等标证已解，唯觉烦躁不安者，又宜滋阴养血依培其土。

4. 现代应用 用于治疗胎气上逆、妊娠咳嗽、妊娠水肿、滑胎、胎位不正等妇科疾病。

5. 历代名家的应用经验

（1）江苏中医医师胡雯将紫苏饮运用到妊娠病中的子悬、子嗽当中。

（2）山东省平邑县中医院高振乾、张继远将紫苏饮运用到子悬证中。

三、围绝经期综合征

二仙汤

【来源】《妇产科学》

【组成】仙茅9克　淫羊藿9克　巴戟天9克　当归9克　黄柏6克　知母6克

【用法】日服1剂，水煎取汁，分2次服。

【功用】温肾阳，补肾精，泻相火，调冲任。

【主治】肾精不足，相火旺盛。

【方解】方中仙茅、淫羊藿、巴戟天温肾阳，补肾精；黄柏、知母泻肾火、滋肾阴；当归温润养血，调理冲任。全方配伍特点是壮阳药与滋阴泻火药同用，以适应阴阳俱虚于下，而又有虚火上炎的复杂证候。由于方用仙茅、淫羊藿二药为主，故名"二仙汤"。

【临床运用】

1. 用方要点　本方的配伍特点是壮阳药与滋阴药同用，以针对阴阳俱虚于下，而又有虚火上炎的证候。症见月经紊乱，头晕耳鸣，健忘，腰背冷痛，舌淡，苔薄，脉沉弱等。

2. 随症加减　妇女围绝经期综合征加苏子、丹参、沉香、白薇；抑郁症加用菖蒲、夜交藤；懒言少动、表情呆滞者，重用菖蒲，加郁金；心烦不寐者，重用夜交藤，加用酸枣仁；纳呆畏寒者，去黄柏，加用干姜；情绪极度抑郁难以入眠者，加合欢皮、茯神；精液异常合用五子衍宗丸。

3. 现代应用　围绝经期综合征，调整内分泌功能，降压。

滋阴柔肝汤

【来源】《女科临证集要》

【组成】 熟地 30 克　枸杞 15 克　菊花 10 克　黄柏 10 克　白芍 15 克　龟板 20 克　天麻 10 克　珍珠母 30 克　龙骨 30 克　甘草 6 克　浮小麦 30 克　大枣 5 枚

【用法】 水煎服。

【功用】 滋阴潜阳，柔肝安神。

【主治】 肾阴亏损，水不涵木，阳失潜藏，虚阳上亢所致之证。

【方解】 方中以熟地、枸杞、白芍滋阴养血柔肝；天麻平肝熄风；龟板滋阴潜阳；珍珠母、龙骨平肝潜阳，镇惊安神；甘草、大枣、浮小麦养心安神，和中缓急；黄柏坚阴；菊花清肝明目。共奏滋阴潜阳、柔肝安神之功效。

【临床应用】

1. 用方要点　妇女绝经期前后出现一些与绝经有关的证候，如经期紊乱，烘热汗出，阵发性潮热面红，五心烦热，头晕耳鸣，烦躁易怒，情绪易于激动或情志异常，心悸失眠，浮肿便溏，皮肤感觉异常等证候，脉弦细，舌质红，苔白。

2. 随症加减　骨蒸有汗加骨皮；盗汗加五味子；肺阴虚加百合。

3. 使用注意　肝郁气滞宜用疏肝法。

4. 现代应用　慢性胆囊炎、慢性肝炎、中老年胆结石症、围绝经期综合征、慢性乙型肝炎等。

5. 历代名家应用经验　本方乃刘长天临床经验方，据文献介绍，刘氏等曾治史某，女，48 岁，1977 年 4 月 10 日诊。患者近年来经常头晕，头痛，心烦躁，自出汗，颊发潮热，失眠，心慌，气短，口苦咽干，右下肢麻木，并伴有月经失调，量多，色红有块，舌红苔白脉弦细。西医诊断：围绝经期综合征。中医诊断：肾阴亏损，水不涵木，阳失潜藏，虚阳上亢。治拟滋阴柔肝，育阴潜阳。用上方先后服药 10 余剂，诸症逐渐消失。(《中医名方精释》)

调营散

【来源】《陈素庵妇科补解》卷一

【组成】当归、川芎、蒲黄（半生半炒）、香附、赤芍、生地、广陈皮、丹皮、川断、麦冬、生甘草。

【用法】水煎服。

【功用】活血祛瘀，疏肝通络。

【主治】妇人七七，血分有余，滞血留于经络，天癸不绝，过期仍来，血来少而点滴 6~7 日不止者，或乍来即止。

【方解】方中四物以补肝脾血，丹皮、麦冬以凉心血，蒲黄炒黑以止血，川断行周身经络，以通滞血，香附、广陈皮顺三焦结气。

【临床应用】

随症加减　有滞血去丹皮、麦冬，加红花、艾叶。

四、美容养颜

养颜祛斑汤

【来源】张德兴方

【组成】枸杞子 15 克　白芷 15 克　白蒺藜 15 克　白芍 15 克　黄芪 15 克　紫草 15 克　丹参 15 克　白菊花 10 克　益母草 10 克　红花 10 克　皂角刺 10 克　浮萍 6 克　芦荟 6 克

【用法】日 1 剂水煎服，15 日为 1 个疗程。

【功效】益气滋阴，养血补肝肾，理气活血，化痰通络，养颜润肤祛斑。

【主治】黄褐斑。

【方解】枸杞子、白蒺藜、白芍、白菊花补肝肾，滋阴血，养颜祛斑；黄芪、丹参、益母草、红花、紫草益气活血，化瘀祛斑；白芷、皂角刺、浮萍、芦荟化痰通络，润肤祛斑；共奏益气滋阴，养血补肝肾，理气活血，化痰通络，养颜润肤祛斑之功效。

【临床应用】

1. 用方要点 面部黄褐斑，月经不调，量少色淡，经后腹痛，舌质淡苔薄白，脉细数。证属肝肾亏损、气血逆乱、脾肺虚弱、气血不足。

2. 随症加减 便秘加大黄；烦躁易怒胸胁疼痛加柴胡、香附；盗汗，五心烦热，腰膝酸软加牛膝、山萸肉。

3. 使用注意 服药期间禁忌辛辣刺激之物。

4. 临床应用 西安陕西省中医药研究院张德兴，观察养颜祛斑汤治疗黄褐斑的临床疗效。疗效标准：痊愈：面部色斑消失，肤色恢复正常，伴随症状消失。显效：面部色斑消退80%以上，或色素斑明显变淡，伴随症状好转。有效：面部色素斑消退一半，色素斑变淡。无效：治疗2个疗程以上面部色素斑无变化。结果：本组50例，痊愈40例，显效4例，有效2例，无效4例，总有效率92%。

黄芪地黄丸

【来源】《普济方》卷三二八

【组成】 黄芪30克（蜜炙）　当归90克　川芎、熟干地黄各60克　鹅卵矾朱60克（火煅通赤，盆覆地上，出火毒）

【用法】 上为末，炼蜜为丸，如梧桐子大。每服30丸，空心以温酒盐汤送下。

【功用】 养血驻颜，滋润皮肤。

【主治】 血虚，肌瘦面黄，腹胀饮食不进，腰脚酸疼，浑身倦怠。

【方解】 方中当归、川芎、熟地黄养血行血；黄芪大补脾肺之气，以资生血之源，与当归相伍，使有形之血生于无形之气；矾朱色红入心入血，主诸血病，能补血止血。诸药相伍，阴生阳长，气壮血旺，而诸症自愈。

【临床运用】

1. 用方要点 头晕目眩，少气懒言，乏力自汗，面色淡白或萎黄，心悸失眠，舌淡而嫩，脉细弱等。

2. 随症加减 气虚偏重，当加大补气药用量，或酌加人参，以增补气之力；血虚偏重，当加大熟地黄用量，或加阿胶，以增补血之力。若兼气滞者，可加木香、砂仁。

3. 使用注意 热病发热者忌用。

4. 现代应用 常用于神经衰弱、贫血、血液病、月经不调、闭经、血管神经痛等。

山药丸

【来源】《太平惠民和剂局方》

【组成】赤石脂、茯神、巴戟、熟干地黄、山茱萸、牛膝、泽泻各30克 山药60克 五味子180克 肉苁蓉120克 杜仲、菟丝子各90克

【用法】上药为末，炼蜜为丸，梧桐子大。每服20丸，食前温酒下，或温水饮亦得。

【功用】补肾助阳，填精益髓，驻颜养容。

【主治】肾虚，面黑生皱。

【方解】本方中熟地黄、山药、山萸肉、菟丝子补肾益阴，有填骨髓、生精血、长肌肉、黑须发的作用。肉苁蓉、巴戟天、杜仲、牛膝补肾壮阳，益髓生津，有强筋壮骨、鼓舞阳气的功效。诸药配伍，阴阳并用，使阳生阴长，肾之精气旺盛，精盈髓足，从而有养容驻颜，延缓衰老之功。

【临床运用】

1. 用方要点 腰膝酸软，畏寒肢冷，神疲乏力，舌淡胖，脉沉而无力。

2. 随症加减 若阳衰气虚者，加人参以补气而助阳。

3. 使用注意 若肾阴不足，虚火上炎者，不宜应用。

4. 现代应用 适用于肾病综合征、精少不育症、性功能减退、肌肤晦暗、头发斑白等，证属肾阳虚衰，精血不足者。

第三节 老人保健方

老年人多有身体虚损，阴阳气血俱不足，故特别需要养生保健。老年人保健方包含明目固齿、延年益寿两类。

一、明目固齿

驻景丸

【来源】《太平圣惠方·卷三十三》

【组成】 菟丝子150克（酒浸三日，晒干，别捣为末）　车前子30克　熟干地黄90克

【用法】 上为末，炼蜜为丸，如梧桐子大，每服30丸，空心以温酒送下，晚食前再服。

【功用】 久服补肝肾，增目力。

【主治】 肝肾俱虚，眼常昏暗，多见黑花，或生翳障，视物不明，迎风流泪。

【方解】 肝肾亏损，精耗津亏，气血不足，目失荣润，类西医之玻璃体浑浊。视检眼内，神膏内浑浊，或神膏内动荡。自觉眼前黑花茫茫，或如蚊蝇飞舞，或如丝絮漂浮。治宜补肝益肾明目。方中菟丝子既补肾阳，又补肾阴，且能补肝明目，为方中君药。干地黄甘平功专滋养肝肾之阴，为臣药，君臣相合，补肾精，益肝阴，上润目窍。佐以车前子渗利肾浊，又可明目。白蜜和丸，取蜜之甘缓增补益之功，又调和药性；温酒送下，以助药力，为佐使之用。药仅三味，药力和缓，功专补肝肾以增目力，为治由虚而致眼目昏花之代表方。临床应用宜随症加减。

【临床应用】

1. 用方要点　以眼常昏暗，多见黑花，或生翳障，视物不明，迎风流泪，脉弦为辨证要点。

2. 随症加减　阴虚火旺者，加黄柏、知母滋阴降火；白芍、山茱萸滋补阴精；枸杞、苁蓉补虚明目。

3. 使用注意　肝火上炎之目赤昏花忌用。

4. 现代应用　驻景丸及加减驻景丸被大量应用于眼科临床，如用于治疗青少年近视、中心性浆液性脉络膜视网膜病变、老年性黄斑变性、原发性视网膜色素变性、视网膜光损伤等，都取得了良好的效果。

5. 历代名家的应用经验

（1）葆光道人《眼科龙木论》，将车前子改为三两，加大清热明目作用，治疗肝肾两虚视物不清，眼前黑影，眼生翳膜，迎风流泪等。

（2）明·王肯堂《证治准绳·眼目集》目昏花篇中驻景丸方剂组成、病名相同，只服法不同："食前白茯苓、石菖蒲汤任下。又方加枸杞子一两半尤崔"。

（3）陈达夫《中医眼科六经法要·少阴目病举要》篇中有 5 处用到驻景丸加减方，陈老将驻景丸中的熟地黄去除。陈老用驻景丸加减方治疗飞蚊症、高风雀目、青风内障、云雾移睛、玻璃体积血等内障眼病，并对主症、病机作了详细说明。

（4）现代医家李锦、曾志红、李成之等用驻景丸加减治疗青少年近视；王山红、肖光荣引用驻景丸加减治疗中心性浆液性脉络膜视网膜炎；曹勤等观察中药驻景丸加减方内服合中药三七提取制剂血栓通注射液静脉推注治疗老年性黄斑变性；邓亚平等用驻景丸加减治疗老年性黄斑变性；侯艳杰等用驻景丸加减治疗视瞻有色、视瞻昏渺、高风内障、撞击伤目等眼底病，均取得了满意疗效。

菊晴丸

【来源】《太平惠民和剂局方》

【组成】枸杞子 90 克　巴戟 30 克（去心）　　甘菊花 120 克（拣）　苁蓉 60 克（酒浸，去皮，炒，切，焙）

【用法】上为细末，炼蜜丸，如梧桐子大。每服三十丸至五十丸，温酒或盐汤下，空心，食前服。

【主治】治肝肾不足，眼目昏暗，瞻视不明，茫茫漠漠，常见黑花，多有冷泪。久服补不足，强目力。

【方解】枸杞子主要应用于肝肾虚损、精血不足所致的腰膝酸软、头晕、耳鸣等症；以及肝肾不足、精血不能上济于目所致的眼目昏花和视力减退。巴戟天辛、甘，微温，归肾、肝等，能补肾阳，强筋骨，祛风湿。主要用于肾虚阳痿、遗精早泄、腰膝酸软、尿频遗尿等症，以及肝肾不足所致的筋骨痿软、行步艰难，或久患风湿而肝肾虚损。菊花疏风清热，解毒，明目。苁蓉甘、咸、温，补肾益精，润肠通便。故本方从补益肝肾，补益精血和疏风清热这三个途径来达到"明目"的目的。

【临床应用】

现代应用 加减运用治疗功能性溢泪症。

生血丹

【来源】《魏氏家藏方》卷二

【组成】 鹿角胶、白茯苓、干山药各 45 克　柏子仁（别研）、牡丹皮、菟丝子（洗净，酒浸三日，研烂成饼）、枸杞子、五味子、人参、牛膝、远志各 30 克　当归、肉苁蓉各 31 克　生干地黄、熟干地黄各 120 克

【用法】 上为细末。炼蜜为丸，如梧桐子大。每服四五十丸，空心，食前温酒、盐汤任下。

【功用】 益气养血，生精明目。

【主治】 血少气涩，肌肉不荣，脚膝无力，眼目多昏等疾。

【方解】 方中重用生干地黄、熟干地黄长于滋阴养血，故名曰"生血丹"；鹿角胶、五味子、柏子仁、远志、当归助地黄养血补虚，且能安神定志；山药、白茯苓、人参健脾益气；菟丝子、枸杞子生精明目，可治虚劳眼目昏花之症；牛膝、肉苁蓉长于补肝肾，强筋骨，壮腰膝；因脉道血少而易滞涩，故以牡丹皮与当归同用，可活血散瘀以通脉。

【临床运用】

1. 用方要点 眩晕耳鸣，血少气涩，肌肉不荣，脚膝无力，眼目多昏，或见肢体麻木，关节不利，手足震颤，舌淡苔白，脉弦细。

2. 随症加减 血虚重者可酌加阿胶，或加黄芪以补气，以达补气生血之效。若兼气滞者，配以木香、砂仁行气解郁，且可使补而不滞。

3. 使用注意 脾胃虚寒者慎用，以防滋腻碍胃。血热妄行者需忌用。忌食辛辣动火之品。

4. 现代应用 妇女月经不调、痛经、经闭，及贫血、视网膜病等，证属肝血虚者。

龟鹿二仙膏

【来源】《张氏医通》卷十三

【组成】鹿角胶 500 克　龟板胶 250 克　枸杞 180 克　人参 120 克,另为细末
龙眼肉 180 克

【用法】以枸杞、龙眼煎膏,炼白蜜收,先将二胶酒浸,烊枸杞、龙眼膏中,候化尽,入人参末,瓷罐收贮。每服五六钱,清晨醇酒调服。

【功用】大补精髓,益气养神。

【主治】虚损少气,精血不足,目视不明。

【方解】方中鹿角胶甘平微温,温补下元,补肾中之阳,通督脉之血,生精之髓。龟板胶甘、咸、平,滋阴补血之力大于龟板,并有止血作用,本品能收孤阴之汗,安欲脱之阴。两药相伍,阴阳俱补,大补精髓。另有枸杞子生精明目;人参大补元气;龙眼肉养血安神。诸药共享,药味虽少但补益之力显著,乃补气养血、生精明目之佳剂。

【临床运用】

1. **用方要点**　用于真元虚损,精血不足证,见全身瘦削,阳痿遗精,两目昏花,目视不明,腰膝酸软。

2. **随症加减**　素体脾胃虚弱,食少便溏者,当酌配山药、砂仁、鸡内金等健脾助运之品,以使补而不滞。

3. **使用注意**　素体热盛者忌用。忌食五辛,酒酪,臭恶等物。

4. **现代应用**　常用于免疫功能低下、内分泌失调、贫血、神经衰弱、围绝经期综合征、性功能减退、男子精少不育、女子虚损不孕等,证属阴阳两虚、气血不足者。

苁蓉四倍丸

【来源】《圣济总录》卷一八五

【组成】肉苁蓉(酒浸一宿,去粗皮,切,焙)、牛膝(酒浸一宿,焙)各 120 克
菊花 180 克　枸杞子 240 克

【用法】上为末,炼蜜为丸,如梧桐子大,每服 30 丸,空心温酒送下。

【功用】补益肝肾，聪耳明目。

【主治】肝肾不足所致腰膝酸软，两目干涩，视物不清，耳鸣耳聋。

【方解】本方是为滋补肝肾，聪耳明目而设。方中肉苁蓉养五脏，益精气，补元阳，为本方之主药。配牛膝补肝肾，强骨，活血通络；菊花益肝明目；枸杞子滋补肝肾，聪耳明目。本方质柔性平，作用和缓，久服可耳聪目明，延年益寿。

【临床运用】

1. 用方要点 肝肾亏虚证：头晕目眩，耳鸣健忘，失眠多梦，咽干口燥，腰膝酸软，两目干涩，视物不清，舌红少苔，脉细数。

2. 随症加减 肝肾阴虚重者，可酌加龟板胶；骨蒸潮热者，酌加玄参、龟板、牡蛎以益阴潜阳。

3. 使用注意 脾胃虚寒者忌用。

4. 现代应用 用于视神经炎、球后视神经炎、视神经萎缩、中心视网膜炎、眼干症、慢性青光眼、老年性白内障、早期老年黄斑变性等眼部疾患证属肝肾阴虚者。

骨灰固齿散

【来源】《施今墨临床经验集》

【组成】腊月腌制的猪骨或羊骨

【用法】火煅，研极细末，每晨用牙刷蘸药末刷牙。

【功用】坚固牙齿，使牙洁亮。

【主治】年老脱齿。

【方解】年老肾衰齿不固为本方主症。猪骨或羊骨均能补肾强筋骨，固齿，治牙齿疏活疼痛为君。用盐腌制引药入肾为使。

二、延年益寿

牛髓膏

【来源】《饮膳正要》卷一

【组成】黄精膏五两 地黄膏三两 天冬膏一两 牛骨头内油二两

【用法】上药将黄精膏、地黄膏、天冬膏、牛骨油一同不住手用银匙搅，令冷定，和匀成膏。每服一匙，空心酒调下。

【功用】补骨髓，壮筋骨，益气血，延年益寿。

【主治】脾肾不足。倦怠乏力，腰膝酸软等。

【方解】本方是牛髓为主料，以填骨髓，益精血，补中益气。配地黄膏、天冬膏滋补肾阴；黄精膏补脾益气。本方适用于中老年人的滋补保健，以及久病气阴两虚者。

【临床运用】

1. 用方要点 脾肾气血两虚证：气短乏力，脾胃不足，腹胀，便溏，形体羸乏，面色萎黄，声音低怯，腰膝酸软，舌淡而嫩，脉细弱等。

2. 随症加减 如元阳不足多寒者，加附子、肉桂、炮姜；如气分偏虚者，加黄芪；如血滞者，加川芎；如滑泄者，加五味、补骨脂之属。

3. 使用注意 本方性质滋腻，素有湿痰者忌服。

4. 现代应用 本方增强内分泌功能，强壮。用于癌症放射或化疗辅助治疗、造血功能低下、骨折、骨质疏松症等。

五补丸

【来源】《外台秘要》卷三十一

【组成】人参、茯苓、地骨皮、干地黄、牛膝各等份

【用法】上为末，炼蜜为丸，如梧桐子大。每服三十丸，空腹以酒饮送下，稍稍增至五十丸，一日二次。服至五日、十日及半月，觉气壅，即服七宣丸；服经二三月，觉气散，还服五补丸；若病未退，即稍稍增之，常自审以取调适。终须五补丸及七宣丸，并须合服之。

【功用】健脾益气，滋补肝肾。

【主治】脾肾亏虚所致形体倦怠，少气乏力，面色无华，头晕目眩，五心烦热。

【方解】方中人参、茯苓补气健脾；地黄滋补肾阴；地骨皮泻下焦肝肾之虚热；牛膝补肝肾，壮腰膝，通经活络。诸药相合，共奏补气健脾，滋养肝肾之功，可用于年老体弱，或久病体衰者。久服祛病延年。

【临床运用】

1. 用方要点 脾气亏虚证：脘腹胀满，食后为甚，口不知味，甚至不思饮食，大便溏薄，精神不振，形体消瘦，肢体倦怠，少气懒言，面色萎黄，或肢体浮肿，舌淡苔白，脉缓软无力。

2. 随症加减 脾虚多痰兼气滞者加陈皮、半夏、木香、砂仁；脾胃气虚甚者加黄芪、山药。

3. 使用注意 若肾阴不足，虚火上炎者不可服用。

4. 现代应用 可用于慢性胃肠炎、胃下垂、胃弛缓、胃及十二指肠溃疡、胃肠功能减退、手足痿弱、半身不遂、糖尿病、夜尿、遗尿等。

养寿丹

【来源】《御药院方》卷六

【组成】 远志、菖蒲、巴戟、白术、茯苓、地骨皮、续断、枸杞子、甘菊花、细辛、熟地黄、车前子、何首乌、牛膝、肉苁蓉、菟丝子、覆盆子各15克

【用法】 上为细末，炼蜜为丸，如梧桐子大。每服20丸，空心温酒送下。

【功用】 补益气血，滋阴壮阳，养心安神。

【主治】 诸脏虚损。心悸失眠，体倦乏力，腰膝酸软，须发早白，齿根松动等。

【方解】 方中熟地黄、何首乌补血养血；白术、茯苓益气健脾；巴戟天、肉苁蓉、续断温肾壮阳；枸杞子、地骨皮滋补肾之阴，且除阴中之伏火；菟丝子既能补肾阳，又能补肾阴，且能健脾益气；远志、菖蒲养心安神；牛膝补肝肾，壮筋骨，活血通络；甘菊花、车前子养肝明目。本方可用于中老年人的滋补保健，久服强身健体，益寿延年。

【临床运用】

1. 用方要点 以惊惕不宁，心悸，失眠，舌淡脉细为辨证要点。

2. 随症加减 若失眠较重者，可酌加龙骨、磁石等以重镇安神；若阴虚有热而兼见心烦口渴、手足心热者，可加麦冬、生地黄以滋阴清热；若忧愁抑郁者，加合欢皮、郁金以柔肝解郁。

3. 使用注意 本方较滋腻，素体热盛者慎用。忌食五辛、酒酪、臭恶

等物。

4. 现代应用 用于老年性痴呆症、神经衰弱症、记忆减退，围绝经期综合征等证属气血亏虚的治疗。

华佗养生方

【来源】《华佗神医良方》

【组成】黄芪30克 人参6克 茯苓12克 地黄10克 柏子仁12克 黄精6克 菟丝子10克 杏仁6克 巴戟天10克 淫羊藿6克 枸杞子15克 阿胶10克（冲） 大枣6枚

【用法】水煎温服，每次150毫升，每日2次。

【功用】补益气血，温补心脾。

【主治】心脾两虚证，以心悸、胸闷，失眠或多梦，健忘，食欲减退，体倦乏力，面色萎黄为主症。

【方解】本方以人参大补元气，益心健脾；地黄、黄精滋补肝肾补阴；阿胶、枸杞、大枣补血养阴益血；巴戟天、淫羊藿滋补肾阳。达到阴阳互滋，相互促进，达到温补心脾，补气益血的功效。

【临床运用】

1. 用方要点 心脾两虚引起的心悸怔忡，体倦乏力，性欲减退等。

2. 随症加减 若腰膝酸软者，加牛膝、杜仲以补肝肾，强筋骨；若健忘者，加龙眼肉、远志、石菖蒲以开窍安神。

3. 使用注意 年龄在45岁以下，合并有心血管、肝、肾及造血系统等严重原发性疾病及代谢性疾病者慎用此方。

4. 现代应用 用于消化不良等脾胃虚寒引起的胃肠道疾病。

5. 历代医家应用经验 刘振义、郗大银、刘勇、张志军曾用此方治疗无明显器质性病变，证属心脾两虚的老年人疾病。他们认为华佗养生方其功能补益气血，温补心脾、延年益寿。适应于心脾两虚引起的心悸怔忡，体倦乏力，性欲减退等。根据中医理论及华佗养生思想，防衰抗衰多从补益肾气或补肾健脾两方面入手。从华佗养生方抗衰老疗效及抗衰老观察指标改变等方面看，补益心脾也能起到良好效果，可见补益心脾是防老抗衰又一重要的治疗途径。

延寿丹

【来源】《世补斋医书正集》卷八，又名首乌延寿丹

【组成】何首乌2.25千克　豨莶草500克　菟丝子500克　杜仲250克　牛膝250克　女贞子250克　霜桑叶250克　忍冬藤120克　生地120克　桑椹膏500克　黑芝麻膏500克　金樱子膏500克　墨旱莲膏500克

【用法】先将上前九种药研细末，合桑椹膏、黑芝麻膏、金樱子膏、墨旱莲膏和匀，为丸，每次服9克，每日2次。亦可作汤剂，水煎服，但用量应按原方比例酌减。

【功用】补肝肾，益精血，强筋骨，乌须发。

【主治】肝肾不足。症见头晕眼花，耳鸣健忘，腰膝无力，四肢酸麻，夜尿频数，须发早白等。

【方解】本方所治证属肝肾不足所致。肝藏血而主筋，开窍于目；肾藏精而主骨，开窍于耳。肝肾不足，精血亏损，耳目失充，筋骨不健，须发早白，治宜滋补肝肾。何首乌养血益精，强筋骨，乌须发是为君药；臣以菟丝子、杜仲、牛膝、女贞子、墨旱莲、生地补肾养肝而强壮筋骨，桑椹子、黑芝麻、桑叶益肾明目，养血护阴，豨莶草明目黑发，滋阴养血，利关节，忍冬藤活络，长年益寿，金樱子益肾涩精而缩泉，共为佐药；使以蜂蜜和营卫，润脏腑，通三焦，调脾胃。诸药合用，使肝肾得补，筋骨健，精血充足，须发黑。

【临床应用】

1. 用方要点　本方为治疗肝肾不足、早衰的常用方。临床以头晕眼花，耳鸣健忘，腰膝酸软无力，须发早白为辨证要点。

2. 随症加减　脾胃虚弱、纳食不佳者，加鸡内金、炒谷芽、炒麦芽；肝阳偏亢、头晕目眩者，加天麻、钩藤；心神失养、睡眠不宁者，加夜交藤、酸枣仁；瘀血阻络、肢麻无力者，加丹参、鸡血藤；脾虚水泛、浮肿尿少者，加白茅根、茯苓；肾府失养、腰部疼痛者，加独活、桑寄生；心脉瘀阻、胸闷疼痛者，加全瓜蒌、薤白；卫表不固、因虚感冒者，加黄芪、黄精；肺胃热盛、口渴多饮者，加芦根、天花粉；湿热内蕴、口苦尿黄者，加凤尾草、

茵陈；络脉痹阻、项强不适者，加葛根、川芎。

3. 使用注意 脾胃虚寒者不宜用。

4. 现代应用 常用于治疗高血压病、动脉粥样硬化、冠状动脉硬化性心脏病属于肝肾不足者。

5. 历代名家的应用经验

（1）秦伯未认为本方的滋补有几个优点，一是不蛮补，二是不滋腻，三是不寒凉，四是不刺激。也就是说，有强壮作用而不妨碍消化系统，有安抚作用而不产生暂时性的抑制，故服用后有初步效果。食欲增进，睡眠酣适，精神上有轻松愉快感。

（2）邹云翔认为首乌延寿丹中虽有滋阴腻滞之品，但经九蒸九晒之后，药性得到改造，功能已经变化，所起作用与生药不同。显见的如首乌、地黄用黑豆淡味拌蒸九次，已得生发之性，再加九晒吸取阳光；便是阴中寓阳，不再有阴寒的流弊。另他认为，首乌延寿丹可用预防中风，凡老年人血压高、头晕脑胀、手指麻木、烦躁失眠、大便困难等，都是发生中风的先兆。如果再有性情不稳定、精神紧张、过度疲劳，或嗜酒好烟、不禁房事，随时都有发生中风的危险。先兆一现，立即服用首乌延寿丹，坚持数月，以使肝肾滋养、气血调和、经络疏通，就可以达到预防中风之目的。

（3）浙江老中医张卫新运用延寿丹加减治疗脑动脉硬化性痴呆、糖尿病性脂肪肝、习惯性便秘等。

（4）湖北老中医王安康认为，肝主筋，肾主骨，肝肾不足，筋骨失养，气血痹阻，络脉不通可致颈椎病。故在治疗颈椎病时，王师运用延寿丹加减，以滋补肝肾为大法，或辅以活血通络，或辅以祛风散寒，或辅以健脾化痰，多收良效。

扶桑丸

【来源】《医方集解》

【组成】嫩桑叶 500 克　黑芝麻 75 克　白蜜 500 克

【用法】将芝麻捣碎，煎浓汁，和蜜炼至滴水成珠，入桑叶末为丸。也可将桑叶研末，芝麻蒸熟后捣茸，和蜜为丸。早晨起淡盐汤，晚上用酒送服，每次 6~9 克。

【功用】 除风湿，润五脏。

【主治】 除风湿，起羸尪，驻容颜，乌髭发，祛病延年。

【方解】 桑乃萁星之精，其木利关节，养津液，其叶甘寒，入手足阳明经，凉血燥湿而除风。芝麻，甘平，色黑，益肾补肝，润脏腑，填精髓。

【临床应用】

1. 用方要点 肝经虚热，症见头眩目花，久咳不愈，津枯便秘，皮肤粗糙，须发早白。滋养肝肾，祛风明目。用于肝肾不足，头晕眼花，视物不清，迎风流泪。

2. 随症加减 便秘加松子仁；气虚怕冷加龙眼肉；失眠加酸枣仁。

3. 使用注意 因风热上犯而红眼流泪者慎用。因肝经湿热，眼红、眼痛、畏光、流泪、口苦舌苔黄腻者慎用。

4. 现代应用 治疗高脂血症，老年 2 型糖尿病，眼干燥综合征。

5. 历代名家的应用经验

（1）在《抱朴子》中指出：久服芝麻能除一切痼疾，使身面光泽，白桑叶配芝麻，实为驻颜良药，加上白蜜调配成丸，功效更佳，久服可容光焕发，衰老延缓，祛病延寿。发返黑，齿落重生。

（2）《扶桑丸浅释》，陈如泉著，扶桑丸又名桑麻丸，为胡僧方，录自《医方集解》。方中由桑叶，黑芝麻组成，以蜜为丸。主治肝肾不足，头晕目眩，风湿麻痹等病症。具有补益肝肾，滋润脏腑，清利头目之功效。

人参固本丸

【来源】《景岳全书·古方八阵》卷五十三

【组成】 人参二两　炒天冬、炒麦冬、生地、熟地各四两

【用法】 为末，炼蜜为丸，梧桐子大，每服一十至六十丸，空腹温酒或淡汤送下。

【功用】 滋阴清热，补肺益肾。

【主治】 治肺肾两亏，阴虚气弱所致肺痿虚热，咳嗽痰少，或痰中带血，自汗盗汗，心悸气短，四肢酸软，腰酸耳鸣，脉细数。

【方解】 此手太阴、足少阴药也。肺主气，而气根于丹田，肾部。故肺肾为子母之脏，必水能制火而后火不刑金也。天冬、麦冬清肺热。生地、熟地益肾水。人参大补元气。气者水之母也，且人参之用，无所不宜，以气药引之则补阳，以血药引之亦补阴也。

【临床运用】

1. 用方要点 适用于老年人心、肺、肾三脏俱虚，气阴不足，见上述诸症而舌红少苔者。

2. 随症加减 咳血甚可加阿胶、白及、三七粉。肺结核可加百部、瓦楞子以消痰散结。

3. 使用注意 忌油腻食物。不宜与藜芦、五灵脂、皂荚或其制剂同服；不宜喝茶和吃萝卜，以免影响药效。感冒病人不宜服用。

4. 现代应用 用于肺结核，肺部感染，支气管扩张属肺肾两亏，阴虚气弱者。

5. 历代名家的应用经验 明代薛己验案：地官胡城甫，咽喉燥痛，此肾经膀胱虚热，用四物，加黄柏、知母、玄参，四剂少愈。更以人参固本丸，一剂不复发。(《口齿类要》)

还少丹

【来源】《普济方》

【组成】 山药、川牛膝（酒洗）各45克　白茯苓、山萸肉、楮实子、炒杜仲、炙五味子、巴戟肉、肉苁蓉、远志、小茴香各30克　菖蒲、熟地黄、枸杞子各15克

【用法】 共为细粉，炼蜜合枣肉为桐子大丸。每次服9克，早淡盐汤，晚温酿酒送下。

【功效】 大补心肾脾胃，四经虚损。

【主治】 精血不足，精髓不固，饮食无味，潮热盗汗，牙齿肿痛，神衰力弱，腰膝酸软，体倦懒言，子宫虚寒，脉象细弱。

【方解】 两肾中间有命火，乃先天之真阳，人之日用云为，皆此火也，此火衰微，则无以熏蒸脾胃，饮食减少，而精气日衰矣。苁蓉、巴戟能入肾经

血分；茴香能入肾经气分，两者可同补命门相火之不足，火旺则土强而脾能健运矣。熟地、枸杞为补水之药，水足则有以济火，而不亢不害矣。杜仲、牛膝补腰膝以助肾。茯苓、山药渗湿以助脾。山茱萸、五味生肺液而固精。远志、菖蒲通心气以交肾。大枣补气益血，润肺强脾。楮实助阳补虚，充肌壮骨。此水火平调，脾肾交补之剂也。

【临床应用】

1. 用方要点 还少丹以温补脾肾，养心安神。治虚损劳伤，脾肾虚寒，心血不足，腰膝酸软，失眠健忘；眩晕倦怠，小便混浊，遗精阳痿，未老先衰，疲乏无力为要点。

2. 随症加减 如烦躁，加山栀；心烦加麦冬；神经衰弱倍五味子；阳气不足，加炮附子；滑精可去牛膝，加川续断。

3. 使用注意 儿童、孕妇、哺乳期妇女禁用；糖尿病患者、外感发热及实热证者禁服。

4. 现代应用 用于急、慢性盆腔炎见下腹胀痛、腰痛、带下增多、月经不调等症。

5. 历代名家的应用经验

（1）叶天士治疗中风经验：若阴阳并损，无阳则阴无以化，故以温柔濡润之通补，如地黄饮子、还少丹之类是也。

（2）自 1989～1991 年间，在民间老中医危福星的指导下，用还少丹加味治疗男性不育症 89 例，取得满意疗效。

固本酒

【来源】《丹溪心法附余》卷二十四

【组成】 生地黄、麦冬各750克　熟地黄、天冬各750克　辽人参120克　川牛膝120克　甘州枸杞60克　川黄柏90克　广木香15克　缩砂仁15克

【用法】 上药一料分作十剂，绢袋盛之。每剂用糯米一斗，挤醇酒纳瓦罐坛中，再纳药于内，煮熟，窖久用之。每次冷饮一二杯或三五杯。

【功用】 养阴益气，理气调中。

【主治】 气阴不足。腰酸腿软，头晕目眩，五心烦热，自汗盗汗，食欲

不振。

【方解】方中重用地黄、麦冬、天冬、枸杞子补五脏之阴，配黄柏清阴中之虚火；牛膝补肝肾，益精血，活血通络；人参大补元气，再配木香、砂仁理气调中。"人过四十，而阴气自半矣"。故本方适用中老年人的滋补保健，久服轻身延年。

【临床应用】

1. 用方要点 腰酸腿软，头晕目眩，五心烦热，自汗盗汗，舌红少津，脉数。

2. 随症加减 若腰膝酸软重者，可加杜仲、狗脊、骨碎补以强腰健骨；气虚中弱者，可加黄芪、党参以益气健脾；若阳强者，可加泽泻、龙骨、牡蛎以清肾火潜肾阳；若大便不行，可加肉苁蓉、火麻仁以润肠通便。

3. 使用注意 服药期间，忌食萝卜、葱、蒜及豆类；脾胃虚、肝功能不全者慎用。

4. 现代应用 其益气活血的功效用于男子的不育症，可增强精子的存活率；同时也用于肿瘤患者术前术后的调理方，祛邪扶正。

第四节　失眠心烦调养方

失眠是危害现代人身心健康的常见病症之一。往往与心烦、抑郁、健忘、心悸、怔忡等症状相伴，失眠心烦调养方即适合本类人群使用。

栀子豉汤

【来源】《伤寒论》

【组成】栀子9克，擘　香豉4克，绵裹

【用法】以水400毫升，先煮栀子，得250毫升，纳豉煮取150毫升，去滓，分为二服，温进一服，得吐，止后服。

【功用】清热除烦。

【主治】发汗吐下后，余热郁于胸膈，身热懊恼，虚烦不得眠，胸脘痞闷，按之软而不痛，嘈杂似饥，但不欲食，舌质红，苔微黄，脉数。

【方解】方中栀子味苦性寒，泄热除烦，降中有宣；香豉体轻气寒，升散调中，宜中有降。二药相合，共奏清热除烦之功。

【临床应用】

1. 用方要点　以胸中窒塞而烦闷为用方要点。

2. 随症加减　本方加甘草，名栀子甘草豉汤治前证兼少气者；加生姜，名栀子生姜豉汤，治前证兼呕者；除淡豉，加干姜，名栀子干姜汤，治伤寒误下，身热不去，微烦者；除淡豉，加厚朴、枳实，名栀子厚朴汤，治伤寒下后，心烦腹满；加大黄、枳实，名栀子大黄汤，治酒疸发黄，心中懊恼或热痛，亦治伤寒食复；伤寒劳复，加枳实，名枳实栀子汤；伏气腹痛诸热证，加薤白，名豉薤汤，治伤寒下利如烂肉汁，赤滞下；加薤白，名豉薤汤，治伤寒下利如烂肉汁，赤滞下。

3. 使用注意　栀子性寒滑利，有通利大小便的作用，因此脾虚内寒，素有便溏者慎用。

4. 现代应用　用于中焦郁热或中焦湿热的肠伤寒，副伤寒，黄疸，食道炎，急、慢性胃炎等疾病，神经官能症，植物神经功能紊乱和痰热内扰的病毒性心肌炎。

5. 历代名家应用经验　叶天士运用栀子豉汤常在原方上出入加减，以原方加郁金、瓜蒌皮、杏仁组成苦辛轻剂，治疗范围由虚烦不安扩大到脘闷不饥、咳逆头胀、大小便难、身热、汗出、神蒙等，不但可治伤寒化热，且可治暑、燥、风温等外感温病及内科杂病。同时，叶氏又以本方加通草、赤小豆、连翘之类治疗湿温溺赤，郁结发黄；胃气欠和、不饥能食、不寐者，加枳实、半夏、广皮白，仿枳实栀豉法通降胃气。

黄连阿胶汤

【来源】《伤寒论》

【组成】黄连 12 克　黄芩 6 克　芍药 6 克　阿胶 9 克　鸡子黄 2 枚

【功用】滋阴降火安神。

【主治】扶阴散热，降火引源，少阴病得之二三日以上，心中烦，不得卧，时下利纯血如鸡鸭肝者。

【方解】方中黄连、黄芩泻心火以下降；阿胶滋肾水以上潮；鸡子黄养心而宁神；芍药和血而敛阴，芍药与黄芩黄连相配，酸苦壅泄以泻火；与鸡子黄、阿胶相配，酸甘化液以滋阴，又能清热安神以和阴阳。五味相协，滋阴泻火，使心肾相交，水火既济而病愈矣。

【临床运用】

1. 用方要点　用于心肾不足，阴虚火旺较重的心烦失眠，舌红苔燥，脉细数者。

2. 随症加减　阴虚动风之候（即乙脑后期），加生牡蛎；若心悸，加苦参、柏子仁、紫石英。

3. 使用注意　该药苦寒黏腻，中病即止，不可久服，恐有伤胃碍脾之嫌。

4. 现代应用　现代临证适用于阴虚阳亢之失眠、久咳；或神经官能症、高血压及卒中脑炎重症之阴虚火旺者；也用于治疗心律失常，抑郁症，焦虑症，崩漏，细菌性痢疾，阴虚热盛型糖尿病等症。

5. 历代名家的应用经验

（1）吴鞠通《温病条辨》中明确指出是证"阴既虚而实邪正盛"，并谓"邪少虚多者，不得与黄连阿胶汤"。据此可知黄连阿胶汤证的病机当为阴虚热盛，始可与方中重用黄连、黄芩合拍。

（2）叶天士《临证指南医案》中对于营阴不足，血虚生风证治的认识源于心营与神智的关系，借鉴了刘河间心火暴亢，肾水枯竭，水衰不能制火的理论，但在选方上仍然选用仲景的复脉汤、甘麦大枣汤、黄连阿胶汤、酸枣仁汤几方化裁。

安寐丹

【来源】《石室秘录》卷一

【组成】 人参9克　丹参6克　麦冬9克　甘草3克　茯神9克　生枣仁15克　熟枣仁15克　菖蒲3克　当归9克　五味子3克

【用法】 上药十味，研为末，如梧桐子大。每嚼服二三丸，温水送下或水煎服，睡前服用。

【功用】 滋阴养血、益气安神。

【主治】 心血少所致心经之病，怔忡、不寐。

【方解】此为心血亏虚所致之怔忡、不寐的妙方。方中重用生枣仁、熟枣仁，盖枣仁乃安心治不寐之圣药，生用使其日间不卧，熟用使其夜间不醒也。人参能补气安神，当归补血益气，五味子补益肾阴，治疗心肾不交之心悸怔忡、不寐，重可祛怯，与丹参、麦冬、茯神同用，加强清心安神除烦之功效。菖蒲芳香辟秽，能宁心安神，而甘草则调和诸药兼补心神。其主要是为失眠这一病症而设，具有滋阴养血、益气安神的功效，性味平和，适用范围广泛。

【临床运用】

1. 用方要点 心血虚，多由失血，过度劳神，或血的生化之源不足所致。症见心悸，心烦，易惊，失眠，健忘，眩晕，面色苍白，唇舌色淡，脉细弱等。

2. 随症加减 治气阴不足，加菟丝子、杜仲补益肾气，使其气阴得以滋补，若证属气阴两伤，兼虚火上扰者，加用柴胡、黄芩等以清肝泻火。阴虚火旺者，加生地、黄连、肉桂、远志以滋阴降火；若心脾两虚者，加黄芪、白术、白芍、阿胶以补益心脾；脘闷、纳呆、苔腻者，加木香、陈皮、半夏以行气开胃，醒脾理气；心胆气虚者，加生龙骨（先煎）、生牡蛎（先煎）以益气。

3. 现代应用 可用于心悸，失眠及糖尿病，甲状腺功能亢进等。

酸枣仁汤

【来源】《金匮要略》

【组成】酸枣仁 15克，炒　甘草 3克　知母 6克　茯苓 6克　川芎 6克

【用法】水煎，分 3 次温服。

【功用】养血安神，清热除烦。

【主治】虚烦不眠证。失眠心悸，虚烦不安，头目眩晕，夜间盗汗，咽干口燥，舌红，脉弦细。

【方解】本方证乃肝血不足、阴虚内热所致。方中酸枣仁养血安神为主；茯苓宁心安神，川芎调血养肝，知母清热除烦，甘草泻火缓急，俱为辅。用于上述诸症，可使肝血足，烦热平，心神定而安眠。

【临床运用】

1. 用方要点 本方主要用治肝血不足，虚火内扰心神之虚烦不眠证。若

时而惊醒、心悸多梦、舌淡脉弦细，属心胆虚者，可用本方加党参、龙齿以益气镇惊。

2. 随症加减 血虚甚而头目眩晕重者，加当归、白芍、枸杞子增强养血补肝之功；虚火重而咽干口燥甚者，加麦冬、生地黄以养阴清热；若寐而易惊，加龙齿、珍珠母镇惊安神；兼见盗汗，加五味子、牡蛎安神敛汗。

3. 现代应用 本方常用于神经衰弱、心脏神经官能症、围绝经期综合征等属于心肝血虚，虚热内扰者。

孔圣枕中丹

【来源】《备急千金要方》

【组成】远志、菖蒲、败龟板、龙骨各等份

【用法】上为末。每服酒调一钱，日三服。

【功用】理气降逆，益胃清热。

【主治】安神益智、通心健脑、祛痰开窍等病证。

【方解】龟者介虫之长，阴物之至灵者也；龙者鳞虫之长，阳物之至灵者也，借二物之阴阳以补吾身之阴阳，假二物之灵气，以助吾心之灵气者。又人之精与志，皆藏于肾，肾精不足，则志气衰，不能上通于心，故迷惑善忘也。远志苦泄热而辛散郁，能通肾气上达于心，强志益智。菖蒲辛散肝而香舒脾，能开心孔而利九窍，祛湿除痰。又龟能补肾，龙能镇肝，使痰火散而心肝宁，则聪明开而记忆强矣。

【临床应用】

1. 用方要点 用于心肾阴亏、痰火内扰所致迷惑健忘、失眠多梦、头目眩晕、痰多、舌红苔薄白、脉象沉细而弦等症。

2. 现代应用 小儿多动症，小儿遗尿症，中风后痴呆症，失眠，小儿梦游症。

3. 使用注意 忌食辛辣刺激性食物。

4. 历代名家的应用经验 《千金翼方》说：此方"治读书善忘，常服令人大聪"。吴琨亦赞扬说："学问易忘，此方与之，令人聪明。"（《医方集解》）

甘麦大枣汤

【来源】《金匮要略》

【组成】 甘草9克　小麦15克　大枣10枚

【用法】 水煎服。

【功用】 养心安神，和中缓急，亦补脾气。

【主治】 脏躁。精神恍惚，常悲伤欲哭，不能自主，心中烦乱，睡眠不安，甚至言行失常，呵欠频作，舌淡红苔少，脉细略数。

【方解】 本方是为心阴不足，肝气失和，心神失宁之证而设。《灵枢·五味》篇曰："心病者，宜食麦。"故重用小麦，取其甘凉之性，补心养肝，益阴除烦，宁心安神，为君药。甘草甘平，补养心气，和中缓急，为臣药。大枣甘温质润，益气和中，润燥缓急，为佐药。方中三药配伍，共奏养心安神，和中缓急之功。且用药甘平质润，颇合《素问·脏气法时论》"肝苦急，急时甘以缓之"之旨。

【临床应用】

1. 用方要点 本方为治脏躁的代表方。临床应用以精神恍惚，悲伤欲哭为辨证要点。

2. 随症加减 若心阴虚较甚而见心烦失眠较甚，且舌红少苔者，可加柏子仁、百合以增滋阴补血，养心安神之效；若肝血虚甚，兼见头晕目眩，脉弦者，可加酸枣仁、当归、白芍等以助补养肝血，柔肝缓急之功。

3. 使用注意 凡有湿痰、积滞、齿病、虫病者，均不相宜。

4. 现代运用 现代常用于神经官能症、癔症、抑郁症、围绝经期综合征等见有脏躁特征而证属心阴不足，肝气失和者。

5. 历代医家应用经验

（1）郝俊卿、侯岩在数十年临床经验中，不仅将甘麦大枣汤用于女性，也用于男性。对情志不遂、心情抑郁及思虑过度、心脾两伤所导致的脏阴不足，虚躁若狂，不能静止的许多疾病，都有较好的疗效。

（2）徐天舒、万茜在临床上采用"加味甘麦大枣汤"治疗抑郁症32例，总有效率治疗组为 84.4%，对照组为 83.9%，组间差异无显著性意义；药物不良反应发生率对照组多于治疗组。从而得出结论：加味甘麦大枣汤是一个疗效确切且耐受性好的抗抑郁组方。

（3）高文燕认为神经衰弱在中医理论中属"脏躁"，多由忧思过度而心阴受损，脏阴不足，神不守舍。治则为益气养血定神，故用甘麦大枣汤治疗。近 3 年来，用加味甘麦大枣汤治疗神经衰弱 20 例，疗效显著。

（4）陈辉采在对甘麦大枣汤加味治疗心脏神经官能症的临床疗效的观察中，用甘麦大枣汤加味治疗心脏神经官能症 65 例。结果：痊愈 42 例，有效 21 例，无效 2 例。由此可见，甘麦大枣汤加味治疗心脏神经官能症有较好疗效。

（5）纠广文等认为，虽然在中医学中并无围绝经期综合征这一病名，但根据疾病的临床表现，归属于"经断前后诸症"，中医学认为妇女将届经断之年，先天肾气渐衰，任脉虚，太冲脉衰，天癸将竭，导致机体阴阳失调，或肾阴不足，阳失潜藏；或肾阳虚衰，经脉失于温养而出现一系列脏腑功能紊乱的症候，笔者临床中运用加味甘麦大枣汤治疗，获得满意效果。

（6）傅杰等发现甲亢的临床症状以消瘦、多食易饥、急躁易怒、心慌心悸、失眠多梦、多汗为主。甘麦大枣汤一方，与甲亢病机相合，故笔者将其加减应用于甲亢病中，对于临床症状改善疗效确切。

（7）魏丽等在治疗孕妇焦虑时使用甘麦大枣汤，结果显示其可明显改善孕妇的焦虑程度，减少因此因素所致剖宫产率以及随之带来的远近期并发症，提高了产科质量。

（8）肠易激综合征是临床上最常见的一种胃肠道功能紊乱综性疾患，近年已被公认为一类具有特殊病理生理基础的心身疾病，属于中医学泻泄或便秘范畴，临床较难治愈，且易反复发作。潘兴乾自 2006～2009 年以来，运用甘麦大枣汤加味治疗结肠易激综合征 26 例，疗效满意。

天王补心丹

【来源】《校注妇人良方》

【组成】酸枣仁、柏子仁（炒）、当归身（酒洗）、天冬（去心）、麦冬（去心）

各30克　生地黄120克（酒洗）　　人参（去芦）、丹参（微炒）、玄参、白茯苓（去皮）、五味子（烘）、远志（去心）、桔梗（炒）各15克

【用法】上药共为细末，炼蜜为小丸，用朱砂水飞9～15克为衣，每服6～9克，温开水送下，或用龙眼肉煎汤送服；亦可改为汤剂。

【功用】滋阴养血，补心安神。

【主治】阴虚血少，神志不安证。心悸怔忡，虚烦失眠，神疲健忘，或梦遗，手足心热，口舌生疮，大便干结，舌红少苔，脉细数。

【方解】方中重用甘寒之生地黄，滋阴养血，清虚热为君药。天冬、麦冬滋阴清热，酸枣仁、柏子仁养心安神，当归补心血，共助生地滋阴补血，以养心安神，俱为臣药。人参补气，使气旺而阴血自生，以宁心神；五味子酸收敛阴，以养心神；茯苓、远志养心安神，交通心肾；玄参滋阴降火，以制心火上炎；丹参养心血而活血，可使诸药补而不滞；朱砂镇心安神，兼治其标，共为佐药。桔梗为舟楫，载药上行以使药力上入心经，为使药。本方配伍，滋阴补血，养心安神，标本兼治，重在治本；心神两顾，重在补心，共奏滋阴养血，补心安神之功。

【临床应用】

1. 用方要点　本方为滋补心阴的主要方剂。临床应用以心悸失眠，手足心热，舌红少苔，脉细数为辨证要点。方中滋阴药较多，脾胃虚弱，食少便溏者慎用。

2. 随症加减　失眠重者，可酌加龙骨、磁石以重镇安神；心悸怔忡甚者，可酌加龙眼肉、夜交藤以增强养心安神之功；遗精者，可酌加金樱子、煅牡蛎以固肾涩精。

3. 现代应用　现代常用语神经衰弱、冠心病、精神分裂症、甲状腺功能亢进等所致失眠、心悸以及复发性口疮等证属心肾阴虚血少者。

4. 历代医家的应用经验

（1）吴昆："过劳其心，忽忽喜忘；大便难，或时溏利，口内生疮者，此方主之。心者，神之藏，过于忧愁思虑，久久则成心劳。心劳则神明伤矣，故忽忽喜忘；心主血，血濡则大便润，血燥故大便难；或时溏利者，心火不足以生脾土也；口内生疮者，心虚而火内灼也。人参养心气，当归养心血，

天、麦冬所以益心津，生地、丹、玄参所以解心热，柏子仁、远志所以养心神，五味、枣仁所以收心液，茯苓能补虚，桔梗能利膈。诸药专于补心，劳心之人宜常服也。此方之传，未考所自。偈云：昔者志公和尚，日夕讲经，邓天子悯其劳也，赐以此方，因得名焉。载在经藏，今未辨其真伪，异日广求佛典而搜之。"（《医方考·卷之三》）

（2）刁恩英等在临床使用中发现，天王补心丹对于由心肺阳气不足，复感邪毒而入里化热犯于心脉的病毒性心肌炎有明显疗效。心悸甚者可合琥珀、龙骨、牡蛎等养心安神。

（3）王再涛的研究表明，焦虑症属于中医学的"惊悸"范畴，是以广泛性焦虑或发作性惊恐症状为主要表现的神经症，常伴有头晕、胸闷、心悸、呼吸困难、口干、尿频、尿急、出汗、震颤和运动不安等。天王补心丹由于其有养心安神，交通心肾，宁神定志的作用，故对焦虑症有一定的治疗作用，临床运用也证明了其疗效。

潜阳宁神汤

【来源】张琪方（《首批国家级名老中医效验秘方精选》）

【组成】夜交藤 30 克　熟枣仁 20 克　远志 15 克　柏子仁 20 克　茯苓 15 克　生地黄 20 克　玄参 20 克　生牡蛎 25 克　生赭石（研）60 克　川连 10 克　生龙骨 20 克

【用法】水煎服，每日 1 剂。生龙骨、生牡蛎、生赭石先煎 40 分钟。

【功效】滋阴潜阳，清热宁心，益智安神。

【主治】心烦不寐，惊悸怔忡，口舌干燥，头晕耳鸣，手足烦热，舌红苔薄，脉象眩数或滑。

【方解】《内经》谓："卫气不得入于阴常留于阳则阳气满，阳气满则阳跷盛，不得入于阴则阴气虚，故目不瞑。"临证观察不寐多由五志过极，心阴暗耗，心阳亢奋所致。本方用黄连以清心火，生地黄、玄参滋阴潜阳，更用龙骨、牡蛎、赭石以潜镇阳气，使阳入于阴。然此病日久，思虑过度，暗耗心阴，故再用远志、柏子仁、酸枣仁、夜交藤养心安神。不寐常见初睡之时忽然跳跃，似惊而醒，有似心虚胆怯而实非，乃阳亢阴亏，初入之时交合浅而脱离快，自然阴阳不能相济而复醒。因此，除滋阴潜阳外，必须用黄连以直折心火，从而达到泻南补北，心肾相交，阴平阳秘之目的。

【临床应用】

1. 用方要点 为入寐困难，或寐而不酣，或时寐时醒，或醒后不能再寐，或整夜不能入寐、每晚入睡时间不足 2 小时；兼症：心烦，急躁，易怒，惊悸，口干舌燥，头晕耳鸣，手足心热，舌红苔黄，脉象滑或弦数。排除精神、神经及其他疾病引起的不寐。

2. 随症加减 若阴亏甚，舌红少苔或无苔者，可加麦冬 15 克，百合 20 克，五味子 10 克，情怀抑郁，烦躁易怒者，可加合欢花 15 克，柴胡 15 克以解郁安神；兼大便秘结者多为胃家郁热，所谓"胃不和则卧不安"，可加小量大黄以泻热和胃。

3. 使用注意 不寐一病临床颇为多见，病机亦错综复杂，有心脾两虚者，有胆郁痰扰者，亦有胃气不和者等等。临床上尤以阴虚阳亢、心肾不交者居多，往往缠绵难愈，难以骤效。久不得寐，势必耗伤心阴，使心阳更亢，复不得入于阴，而不成寐。潜阳宁神汤正是基此而立方。临床施用，要有方有守，循序渐进，待阴气得充，亢阳得平，心神安定，卧寐必宁。

4. 现代应用 本病的临床表现多种多样，从睡眠中坐立，穿衣，行走，但动作迟缓呆笨，行为无目的性，有的入厨吃喝，入厕小便，然后开门外出，无目的走到较远的地方，异地而睡，次日对事情的发生不能回忆。本病多发生于儿童，男多于女。

5. 验案 王某，女，47 岁，病 1 年余。心烦不寐，近 2 个月病情加重，彻夜不能入睡，烦躁多怒，自汗，手足灼热，大便秘结，经用中西安神镇静之剂皆未收效。察其面色不荣，精神萎靡，自述不能入睡，至夜则烦躁难忍。舌光红少津无苔，脉弦数。此属心火上亢、肾阴不济之证，宜清心火、滋阴潜阳，乃出潜阳宁神汤。初服 6 剂，心烦不寐收效，夜间安稳，能入睡 3 小时左右，但仍大便秘结，遂原方加大黄 5 克，嘱继服 12 剂。复诊病情明显好转，大便通畅，保持日 1 次，能入寐 4 小时以上，心烦消失。又服 10 剂，睡眠恢复 6~7 小时，诸症消失而愈。

琥珀养心丹

【来源】《证治准绳·类方》卷五

【组成】琥珀6克（另研）　龙齿30克（煅，另研）　远志15克（黑豆、甘草同煮，去骨）　石菖蒲15克　茯神15克　人参15克　酸枣仁15克（炒）　当归21克　生地黄21克　黄连9克　柏子仁15克　朱砂9克（另研）　牛黄3克（另研）

【用法】上药共为细末，将牛黄、朱砂、琥珀、龙齿研极细，以猪心血为丸，如黍米大，金箔为衣。每次50丸，用灯心汤送下。

【功用】养心安神，清热除烦。

【主治】心血亏虚，惊悸怔忡，夜卧不宁，心烦，口干，失眠，多梦，健忘等。

【方解】人参补心气；朱砂、琥珀、龙齿、远志、石菖蒲、茯神重镇安神开窍；牛黄、黄连、酸枣仁、柏子仁、生地清热除烦，养阴生津。

【临床应用】

1. 用方要点　本方为心火亢盛，心阴不足之常用方。症见：心烦失眠，健忘多梦，惊悸怔忡，夜卧不安等。

2. 使用注意　本方重镇安神，久服伤脾胃，脾胃虚弱者慎用。

3. 现代应用　多用于治疗神经衰弱等病症。

4. 历代名家的应用经验　《医略六书》：心虚热炽，心神失养，则心气不宁，故心跳不已，触事易惊焉。生地养心阴以制火，人参补心气以宁心，黄连清心火之妄动，龙齿定魂魄之飞扬，枣仁滋养心神，远志交通心肾，归身养血荣心，茯神安神定志，柏仁养心气，琥珀利心营，菖蒲开心气以通窍，牛黄凉心热以定惊，朱砂镇坠心气、安心神，更以猪心血引之入心，金箔制肝坠热，灯心泄热从小便去也。盖热从下泄，则心火自降而心气和平，安有心跳善惊之患乎？

妙香散

【来源】《太平惠民和剂局方》卷五

【组成】麝香3克（别研）　木香75克（煨）　山药（姜汁炙）、茯神（去皮木）、茯苓（去皮，不焙）、黄芪、远志（去心，炒）各30克　人参、桔梗、甘草（炙）各15克　辰砂9克（别研）

【用法】上为细末。每服6克，温酒调服，不拘时候。

【功用】补气宁神，行气开郁。

【主治】心气不足，志意不定，惊悸恐怖，悲忧惨戚，虚烦少睡，喜怒无常，夜多盗汗，饮食无味，头目昏眩，梦遗失精。

【归经】手足少阴药。

【方解】心君火也，君火一动，相火随之，相火寄于肝，肾之阴虚，则精不藏，肝之阳强，则气不固，故精脱而成梦矣。方中山药益阴清热，兼能濇精，故以为君。人参、黄芪所以固其气；远志、茯苓、茯神所以宁其神，神宁气固，则精自守其位矣。且茯苓、茯神下行利水，又以泄肾中之邪火也。桔梗清肺散滞，木香护肝和脾，辰砂镇心安神，麝香通窍解郁，二药又能辟邪，亦所以治其邪感也。加甘草者用以交和乎中，犹黄婆之媒婴姹也。是方不用固濇之剂，但安神正气，使精与神气相依而自固矣。以其安神利气，故亦治惊悸郁结。

【临床运用】

1. 随症加减　治黄疸，用茵陈煎汤调下；渴证，用灯心草、茯苓煎汤送下；治梦遗，每服一匕，虚者温酒调下，热者麦冬去心浓煎汤调下；安神，以枣汤送下；治产后心神颠倒，以当归、生干地黄煎汤调服；治血汗，用金银器煎汤调下，或莲肉煎汤调下。

2. 现代应用　用于治疗遗精，梦交。

3. 历代名家的应用经验

（1）季科夫认为：劳伤心脾气不摄精证，常见于某些慢性病或大病之后恢复期中，因思慕色情，又因体质虚弱，气不摄精而发生遗精。临床症见心悸怔忡，失眠健忘，面色萎黄，四肢困倦，食少便溏，劳则遗精，舌淡苔薄，脉弱。治宜调补心脾，益气摄精，方选妙香散加减。方中人参黄芪益气升清；山药、茯苓健脾；远志、丹参清心调神；木香煦气；桔梗升清；加芡实、金樱收涩精气；龙骨、牡蛎固摄精关，使其气充神守，遗精自愈。（《从标本论治遗精》）

（2）冯占元认为：多梦的病机主要在于正虚感邪，梦魇病变主要在心肝，梦游与阴血亏虚密切相关，梦呓多由邪热引起，梦交多因脏腑气弱，神守虚衰所致，梦尿病机主要是气血，梦悲哭病变在心脏，梦坠在于下盛。临床当以脏腑辨证，分型施治。其中梦交中属心气不足者，症见夜梦颠倒，与鬼交合，精神恍惚，心神不安，多疑善惊，心悸气短，悲忧凄惨，喜怒无常，虚烦少寐，时时欠伸，舌质淡，脉弱。治宜益气安神，方用妙香散。（《梦的辨析与治疗》）

加味坎离丸

【来源】《摄生众妙方》卷二

【组成】人参60克　五味子30克　麦冬60克　牛膝60克　黄芪30克　菟丝子60克　小茴香60克　当归60克　白茯苓60克　木香30克　川椒、黄柏各120克　天冬150克　肉苁蓉60克　山茱萸60克　杜仲60克　巴戟60克

【用法】上为细末，秋、冬酒糊为丸，春、夏蜜为丸，如梧桐子大。每服五七十丸，空心盐汤或好酒任下。

【功用】滋阴降火，交通心肾。

【主治】心肾不交，阴虚火旺。心悸，虚烦不眠，精神疲惫，头目昏花，遗精盗汗。

【方解】方中山茱萸、麦冬、天冬滋补肾阴，配黄柏降心火，以交通心肾；五味子、茯苓养心安神；当归、牛膝补心血，益肝肾，通经活络；人参、黄芪健脾益气；杜仲、菟丝子、肉苁蓉、巴戟天填精补髓，强阴壮阳；木香、茴香理气行气。诸药相伍，攻补兼施，可安五脏，和气血，长精神，适用于中老年养生保健。

【临床运用】

1. 用方要点 心烦不寐，心悸不安，头晕耳鸣，健忘，腰酸遗精，五心烦热，咽干口燥，舌红，脉细数。

2. 随症加减 若口干舌燥、舌红少苔，心阴不足甚者，加生地黄；腰膝足冷甚者，可加肉桂。

3. 使用注意 脾胃虚寒，纳呆食少以及痰湿留滞者慎用。

4. 现代应用 用于神经症、心律失常、围绝经期综合征等，证属心火偏亢，心肾不交者。

第五节 脾胃不和调养方

脾胃不和调养方，适用于脾胃不和之寒热错杂、虚实夹杂、升降失常证。症见心下痞满，不思饮食，恶心呕吐，肠鸣下利等。

御用平安丸

【来源】《太医院秘藏膏丹丸散方剂》

【组成】 白豆蔻、沉香、苍术、陈皮、山楂、檀香、木香、丁香、肉蔻、香附、砂仁、青皮、陈皮、枳实、延胡索、茯苓、草果仁、神曲、麦芽、槟榔、厚朴、甘草各60克

【用法】 共研极细面，蜜丸，重60克。

【功用】 健脾理气，开胃进食。

【主治】 中气中寒，水停心下，肠胃不和诸症。

【方解】 平安丸乃平胃散化裁而成。平胃散源出宋代《太平惠民和剂局方》，是以苍术、陈皮为主药的燥湿健脾、行气除满名方。平安丸以此方为君药，辅以山楂祛积消食，白蔻芳香和中，沉香降气止痛，并与其他药物共同组成一张针对性极强的方剂，产生理气机、和脾升降浊作用，从而在中气中寒，水停心下，肠胃不和诸症的治疗上发挥显著疗效。

【临床运用】

1. 用方要点　心胃疼痛，中气中寒，水停心下，呕哕恶心，吐食吐水，胸膈痞满，嗳气糟杂，恶食吐酸，少腹膨胀，或饮食不香，噎塞倒饱，大便泄泻，肠胃不和，一切暑症，并皆治之。

2. 使用注意　忌辛辣厚味，气恼寒凉。孕妇忌服。

3. 现代应用　现代研究表明，组成平安丸的药物具有调理肠胃，改善心血管功能和抗菌消炎等综合作用，故适用于旅游、防暑之需。主治晕动病、急性单纯性胃炎。平常服之亦有保健之效。

4. 历代名家的应用经验　陈可冀等名老中医整理评议清宫医案，使得御制平安丸为更多医家所知，得到更广泛的应用。现代以陈可冀老中医为代表的中医师将御用平安丸用于治疗晕动病、急性单纯性胃炎，取得了很好的疗效。

安中汤

【来源】　张镜人自拟方

【组成】　柴胡6克　炒黄芩9克　炒白术9克　香扁豆9克　炒白芍9克　水炙甘草3克　苏梗6克　制香附9克　炙延胡索9克　八月札15克　炒六曲6克　焦谷芽12克

【用法】　水煎，分2次，饭后1小时温服。

【功用】　调肝和胃，健脾安中。

【主治】　脘部胀满、疼痛、口苦、食欲减退，或伴嗳气泛酸、脉弦、细弦或濡细，舌苔薄黄腻或薄白腻、质偏红。

【主治】　腹痛。症见脘部胀满，疼痛，口苦，食欲减退，或伴嗳气泛酸，苔薄黄腻或薄白腻，脉弦或弦细。

【方解】　方中柴胡疏泄肝胆，升清解郁；黄芩苦寒沉降，泄热除湿；白术、扁豆健脾助运；白芍、甘草缓急安中；苏梗、制香附理气快膈，温而不燥；延胡索、八月札调营止痛，散而能润；炒六曲消胀化滞；焦谷芽和胃进食。

【临床应用】

1. 用方要点 本方症以脘部胀痛，纳少，口苦，脉弦为辨证要点。

2. 随症加减 疼痛较甚，加九香虫；胀满不已，加炒枳壳；胃脘灼热，加连翘，或炒知母；嗳气，加旋覆花、代赭石；泛酸，加煅瓦楞、海螵蛸；嘈杂，加炒山药；苔腻较厚，加陈佩梗；舌红苔剥，去苏梗，加川石斛；便溏，加焦楂炭；伴腹痛，再加炮姜炭、煨木香；便结，加全瓜蒌、望江南；腹胀，加大腹皮；X线示胃及十二指肠球部溃疡，加凤凰衣、芙蓉叶；胃黏膜活检病理示肠上皮化生，加白花蛇舌草；腺体萎缩，加丹参。

3. 现代应用 本方常用于治疗慢性胃肠炎，急性胆囊炎、慢性胆囊炎。

大半夏汤

【来源】《金匮要略》

【组成】半夏15克　人参9克　白蜜9克

【用法】上三味，以水一斗二升，和蜜，煮取二升半，温服一升，余分再服。

【功用】补中降逆。

【主治】胃反呕吐，朝食暮吐，或暮食朝吐。

【方解】半夏下气逐饮降逆止呕，人参补中益气，复用白蜜助人参以安中，同时又解半夏之毒，三药合用，共奏补中降逆之功。

【临床运用】

1. 用方要点 饮食不节出现胃脘冷，痛缠绵不已，得温则减，面色㿠白、喜暖畏寒，四肢不温，倦怠无力，口干而不欲饮，心下痞硬，气机不畅，有阻塞感。

2. 随症加减 偏气虚，呕吐清水，少气懒言，不思饮食，加姜汁、茯苓、粳米；偏阳虚，呕吐清涎，面色萎黄，肢冷畏寒加附片、干姜、粳米或桂枝、大枣，通阳则浊阴不聚；偏胃阴虚，虚痞不食，舌绛咽干，烦渴，不寐，呕吐，便不通爽，加麦冬、生地、天冬或姜汁、石斛，以甘平或甘凉濡润养胃阴，津液来复，使之通降。若兼有瘀结，久治不愈，加桃仁、当归、莪术；兼有痰饮多呕吐，舌白，不渴或口淡吐涎，加姜汁、茯苓、竹沥、枳实。

3. 使用注意　痰不盛、形不肥者，不宜予。

4. 现代运用　常用于噎膈，妊娠呕吐，神经性呕吐，胃扭转，贲门痉挛等，属于脾虚，痰饮积滞者。

5. 历代名家的应用经验

（1）《金匮玉函经二注》：阳明，燥金也，与太阴湿土为合。腑脏不和，则湿自内聚，为痰为饮，燥自外款，为胃脘痛；玄府干涸，而胃之上脘尤燥，故食难入，虽食亦反出也。半夏解湿饮之聚结，分阴阳，散气逆；人参补正；蜜润燥；以水扬之者，《内经》云：清上补下，治之以缓，水性走下，故扬以缓之；佐蜜以润上脘之燥也。

（2）《金匮要略心典》：胃反呕吐者，胃虚不能消谷，朝食而暮吐也。又胃脉本下行，虚则反逆也。故以半夏降逆，人参、白蜜益虚安中。东垣云：辛药生姜之类治呕吐，但治上焦气壅表实之病，若胃虚谷气不行，胸中闭塞而呕者，唯宜益胃推扬谷气而已，此大半夏汤之旨也。

（3）《古方选注》：大半夏汤，通补胃腑之药，以人参、白蜜之甘，厚于半夏之辛，则能兼补脾脏，故名其方曰大。以之治胃反者，胃中虚冷，脾因湿动而不磨谷，胃乃反其常道而为朝食暮吐。朝暮者，厥阴肝气尽于戌，旺于丑也，宿谷藉肝气上升而乃吐出。主之以半夏辛温利窍除寒，人参扶胃正气，佐以白蜜扬之二百四十遍。升之缓之，俾半夏、人参之性下行不速，自可斡旋胃气，何患其宿谷不消，肝气僭升也乎？

（4）《金匮要略浅注补正》：此反胃即脾阴不濡，胃气独逆，今之膈食病足矣，或粪如羊屎，或吐后微带血水。用半夏降冲逆，即是降胃，用参、蜜滋脾液以濡化水谷，则肠润谷下。案例：邑宰张孟端夫人，忧怒之余，得食则噎，胸中隐隐痛。余诊之曰：脉紧且滑，痰在上脘，用二陈加姜汁、竹沥。长公伯元曰：半夏燥乎？余曰：湿痰满中，非此不治。遂用四剂，病尚不减，改大半夏汤，服四剂，胸痛乃止，又四剂，而噎亦减，服二十剂而安。

谷神丸

【来源】《杨氏家藏方》卷六

【组成】神曲30克,炒　麦芽30克,炒　陈皮30克,去白　缩砂仁30克　丁

香皮30克　甘草15克，炙

【用法】上为细末，煮面糊为丸，如梧桐子大，每服50丸，温米饮送下，不拘时候。

【功用】消食和中，健脾开胃。

【主治】脾胃气虚、饮食积滞。

【方解】方中神曲、麦芽能够消食和胃，除已停之积；陈皮、砂仁理气行滞醒脾，化湿除痞；丁香皮能够治疗腹胀、恶心、水谷不消；甘草既能补中益气，又能调和诸药。诸药相伍，使食积得化，胃气因和，诸症自解。

【临床运用】

1. 用方要点　症见胸膈痞闷，呕逆恶心，腹胁胀满，脐腹痛，面黄肌瘦。

2. 随症加减　食滞较重者加枳实、槟榔等以增强消食导滞之功；大便秘结者加大黄以泻下通便；脾虚甚者加白术、党参等以健脾益气。

3. 使用注意　饮食宜清淡，忌酒及辛辣、生冷、油腻食物。

4. 现代应用　常用于慢性胃炎、慢性肠炎、消化不良等证属脾虚食积者。

红雪通中散

【来源】《太平惠民和剂局方》

【组成】赤芍药、人参（去芦）、槟榔、枳壳（去瓤，麸炒黄）、淡竹叶、甘草、木香各60克　羚羊角屑、升麻、黄芩各90克　栀子（去皮）、葛根、桑白皮、木通、大青（去根）、蓝叶各45克　川朴硝5000克　苏枋180克　朱砂30克（细研）　麝香15克（细研）

【用法】每服3～6克，新汲水调下。

【功用】消宿食，开三焦，利五脏，爽精神，除毒热，破积滞，去胸闷，解酒毒。

【主治】治烦热黄疸，脚气温瘴，眼昏，头痛鼻塞，口疮重舌，肠痈喉闭，及伤寒狂躁，胃烂发斑等病。

【方解】赤芍、淡竹叶、羚羊角、升麻、黄芩、栀子、葛根、大青、朱砂、朴硝均有清热作用，部分具有解毒作用，对治疗热毒壅盛证有功。枳壳、木香具有行气功效，配木通、桑白皮等利水药，对三通利焦，消积化滞有功。人参大补元气，朱砂镇静安神，麝香开窍醒神。

资生丸

【来源】《先醒斋医学广笔记·卷之二·妇人》

【组成】人参90克　白术90克　白茯苓45克　陈皮60克　山楂60克　甘草15克　山药39克　黄连9克　薏苡仁45克　白扁豆45克　白豆蔻10.5克　藿香叶15克　泽泻10.5克　莲肉45克　桔梗15克　芡实45克　麦芽30克

【用法】上药共十七昧，如法修事，细末，炼蜜丸如弹子大，每丸重6克。用白汤，或清米汤、橘皮汤、炒砂仁汤嚼化下。忌桃、李、雀、蛤、生冷。

【功用】健脾益胃，滋养气血、祛湿化浊，消积止泻，开胃增食，养胎固胎。

【主治】脾胃虚弱，食不运化，脘腹胀满，面黄肌瘦，大便溏泄；胃有虚热，不能食，常觉饱闷，面黄赤，身常恶热，大便燥结。

【方解】人之生以后天为本，先天必赖后天不断充养，人体方能生生不息，而多种内科疾病造成食少难消、身体羸弱者也必以调补中州为第一要法。脾胃相表里，脾易生湿浊，胃虚易酿食积，故治中虚除健脾益胃外，必祛湿化浊，消积导滞，开胃增食，多法并用，汤、丸缓调，方可收功。资生丸正是贯彻以上思想的典范，是方参、术、苓、山药、扁豆健脾益胃，芡实、薏苡仁、豆蔻、广藿香、黄连、泽泻以祛湿化浊，包含甘淡渗湿、苦寒燥湿、芳香化湿之祛湿三法。因"脾虚生湿"故健脾必兼祛湿，祛湿化浊之妙全在方中芳香之药，因"湿为阴邪，非温不化"，是方中豆蔻、广藿香叶芳香化湿、健脾助运两擅其功，不可或缺。麦芽、山楂、陈皮消除食积，兼以开胃增食，如此，脾胃强健，湿消积化，饮食增加，则中州健运，后天得养，身体强健，诸病渐消。

【临床应用】

1. 用方要点　阳明脉衰，中州虚弱。此方应用范围有二：一是脾胃本病见中州虚弱；二是他病见脾胃中虚者。

2. 随症加减

（1）若脾虚明显，则减炒莲肉、炒麦芽、山楂肉、白豆蔻合归芍异功散治之。

（2）若食后中脘胀痛，大便日一二行，溏泄，倦怠乏力，脉缓，舌苔黄质红，则去莲子肉、泽泻、麦芽、焦山楂、神曲以健脾和胃，化湿止泻，加延胡索活血行气止痛，鸡内金化瘀消食健胃，白花蛇舌草清热解毒。

（3）若肝热脾虚，则加丹参以清心凉血。

（4）若产后腹泻，则合芍药甘草汤以健脾和胃，渗湿清热，理气调肝。

3. 使用注意 忌生冷、辛辣、油腻；哺乳期妇女慎用；有慢性结肠炎、溃疡性结肠炎便脓血等慢性病史者，患泄泻后应在医师指导下服用。

4. 现代应用 用于慢性萎缩性胃炎、溃疡性结肠炎、慢性肝炎、慢性支气管炎、慢性肾小球肾炎、小儿厌食症等。

5. 历代名家应用经验

（1）清·吴谦在《医宗金鉴·卷三十八·杂病心法要诀·内伤外感辨似》引用并总结为"资生脾胃俱虚病，不寒不热平补方，食少难消倒饱胀，面黄肌瘦倦难当"，对本方功用、主治证候及特点论述精当，较为公允。

（2）《医宗金鉴·卷四十三·删补名医方论卷二》再次引用论述资生丸："治妇人妊娠三月，脾虚呕吐，或胎滑不固。兼丈夫调中养胃，饥能使饱，饱能使饥，神妙难述。"吴谦指出资生丸可治疗妊娠脾虚呕吐，胎滑不固及杂病中脾胃俱虚病，明确扩展了资生丸的应用范围。

枳术丸

【来源】《脾胃论》

【组成】枳实 250 克，炒　白术 500 克，炒

【制法】以上二味，粉碎成细粉，过筛，混匀。另取荷叶 75 克，加水煎煮，滤过，用煎出液泛丸，干燥，即得。

【用法】口服，一次 6 克，一日 2 次。养生贵在方便，持之以恒，枳术丸组成简单，日常养生可以买枳实，白术饮片按 1：2 泡水喝。

【功用】健脾消食，行气化湿。

【主治】用于脾胃虚弱，食少不化，脘腹痞满。

【方解】此足太阴、阳明药也。李东垣曰：白术甘温，补脾胃之元气，其苦味除胃中湿热，利腰脐间化其营气由不上升乎；烧饭与白术协力滋养谷气，补令胃浓，不致再伤，其利广矣。

【临床应用】

1. 运用要点　食少不化，脘腹痞满。

2. 临症加减　本方加半夏一两，名半夏枳术丸，治脾湿停痰，及伤冷食。淋者加泽泻一两。本方加橘皮一两，名橘皮枳术丸，治饮食不消，气滞痞闷。本方加陈皮、半夏，名橘半枳术丸，健脾消痞化痰。本方加木香一两，名木香枳术丸，治气滞痞满，木香平肝行气，使木不克土。加砂仁，名香砂枳术丸，破滞气，消饮食，强脾胃。如加干姜五钱，名木香干姜枳术丸，兼治气寒。本方加神曲、麦芽各一两，名曲麦枳术丸，治内伤饮食，或泄泻。

3. 使用注意　忌食生冷食物。

4. 现代应用　慢性胃肠炎，胃下垂，胃神经官能症，肝炎，子宫脱垂及脱肛等。

5. 历代医家的应用经验　史正刚教授应用曲麦枳术丸治疗小儿积滞。依据小儿生理病理特点，小儿"脾常不足"，运化力弱，易因喂养不当、饮食失节引起积滞、泄泻、腹痛等病症，应用曲麦枳术丸加减治疗，燥湿运脾，消积导滞，取得满意疗效。

温胃汤

【来源】《脾胃论》下卷

【组成】人参、甘草、益智仁、缩砂仁、浓朴各0.8克　白豆蔻、干生姜、泽泻、姜黄各1.2克　黄陈皮2.8克

【用法】上为极细末。每服12克，水一盏，煎至半盏，温服，食前。

【功用】温中散寒，补气温胃。

【主治】治寒凉药服用过多，以致脾胃虚弱，胃脘痛。

【方解】此方中人参、甘草补中益气以扶正，厚朴、陈皮、泽泻利气导水以宽中，益智、砂仁、白豆蔻辛温化浊以温胃，干姜、片姜黄治疗寒凝之痛，均为祛邪而设。药研磨得极细，便于吸收，取七剂中的小剂，使收温胃之功，而免损胃之害。

【临床运用】

1. 用方要点　本方适用于脾胃阳气损伤的患者，表现为胃脘隐痛，喜得

温按，饭后痛减，空腹痛重，四肢清冷。

2. 随症加减 如泄甚者加肉豆蔻；阳虚下脱不固者加附子、乌梅；腹痛者加白芍；如气滞腹痛者加木香、白芥子之属。

3. 使用注意 忌生冷。

4. 现代应用 可适用于慢性肠胃炎；素体脾虚，或饮食不节、饥饱失常，使脾胃受伤而虚弱，表现为胃脘痞满胀痛、食欲不振、食后腹胀、倦怠乏力，治疗以健脾和胃；脾阳不足，或贪食生冷，损伤脾阳，致阴寒内盛者。

5. 历代名家的应用经验

（1）宋·陈素庵：临产呕吐，其故有三，胃气虚者，以温中和胃为主；外犯寒者，以散寒温胃为主；有寒邪而伤饮食者，以消食温经为主。临产之前呕吐频作，是胎上通心，以致气逆而吐，尤当顺气温胃。

（2）清·徐大椿：胃虚寒滞，中气不能运化，故浊阴窒塞，胃脘作痛不止。白豆蔻宽胸快膈，厚朴散滞祛寒，干姜暖胃逐冷，陈皮利气和中，人参补胃虚，砂仁醒脾气，甘草缓中和胃，益智补火生土，姜黄调气以解寒滞。使滞化气调，则寒邪外解，而胃气融和，安有作痛之患。此温中散寒之剂，为胃虚寒滞作痛之专方。

健脾丸

【来源】《证治准绳》

【组成】白术15克 木香、黄连、甘草各6克 白茯苓10克 人参9克 神曲、陈皮、砂仁、麦芽、山楂、山药、肉豆蔻各6克

【用法】上为末，煮荷叶汤，作米糊为丸，如梧桐子大。每服一百丸，白汤送下。

【功用】健脾胃，进饮食，消化水谷。

【主治】脾虚停食证。食少难消，脘腹痞闷，大便溏薄，苔腻微黄，脉象虚弱。

【方解】方中用人参、白术、茯苓、甘草益气健脾以补脾虚为主，其中白术、茯苓用量偏重，意在健脾渗湿以止泻；山药、肉豆蔻助其健脾止泻。再用山楂、神曲、麦芽消食化滞以消食积；木香、砂仁、陈皮理气和胃，助运

而消痞；黄连清热燥湿以解湿热。诸药相伍，共成消补兼施之剂，使脾健食消，湿去热清，诸症自除。本方健脾药居多，且食消脾自健，故得"健脾"之名。

【临床应用】

1. 用方要点 本方主治脾虚食停，兼有湿热之证。以脘腹痞闷，食少难消，大便溏薄，苔腻微黄，脉虚弱为证治要点。

2. 随症加减 若积滞中阴，胃失和降，呕吐者，宜加半夏、丁香以降逆止呕；若中虚寒凝，腹痛较剧者，宜加干姜、木香、白芍以散寒行气止痛；大便溏薄，小便少者，宜加薏苡仁、茯苓以健脾渗湿止泻；若乳食内停，兼化热者，宜加黄连以清热燥湿。

3. 使用注意 实热者不宜使用。

4. 现代应用 本方现代临床上常用于治疗慢性胃炎，慢性结肠炎，慢性溃疡性结肠炎，十二指肠壅积症，小儿反复呼吸道感染，抗痨药物毒副反应，精少不育等属脾虚食滞者。健脾丸合牡蛎散加减治疗小儿盗汗。

5. 历代名家的应用经验 《医方集解》汪昂："参、术补气，陈皮利气，气运则脾健而胃强矣；山楂消肉食，麦芽消谷食，戊己不足，胃为戊土，脾为己土，故以二药助之使化；枳实力猛，能消积化痞，佐以参、术，则为功更捷，而又不致伤气也。夫脾胃受伤，则须补益；饮食难化，则宜消导。合斯二者，所以健脾也。"

厚姜半甘参汤

【来源】《伤寒论》

【组成】 厚朴40克，炙　生姜40克，切　半夏40克，洗　甘草10克，炙　人参5克

【用法】 上五味，以水一斗，煮取三升，去滓，温服一升，日三服。

【功用】 健脾除湿，宽中消满。

【主治】 伤寒发汗后，表证已解。脾胃之阳气被伤，气滞不通，形成腹部胀满之证。但必须具有喜按、喜温，或兼痰涎，或兼呕逆，脉象虚弱等。

【方解】 厚朴苦温，行气燥湿、宽中消满；生姜、半夏辛温，行气散结、

化痰导滞。人参、甘草甘温，补益脾气而助运化。诸药配合，补而不壅，消而不损，为消补兼施之剂。

【临床应用】

1. 用方要点 以腹胀满，素体脾虚，运化无力，痰湿内生，有形痰湿阻滞气机，证属虚中夹实为用方要点。

2. 随症加减 病程短，胃不甚寒，或外感后期而脘腹胀者，方中之姜用鲜姜为宜；若久病、大病后，或胃寒明显者，当用干姜；若兼恶心呕吐者，加藿香、伏龙肝；腹部术后久不排气者，加大腹皮、葛根；若胃有食滞加莱菔子，兼便干者加枳实、瓜蒌仁。

3. 使用注意 本证腹胀满，是以有形痰湿阻结，气机壅滞为主。因此燥湿化痰行气消满之药的用量大，而补脾益气之药的用量小，可以称作补三消七之法。腹胀拒按、脉有力者忌之，此系实证，宜泻不宜补。喜冷者也忌之，此系热证，宜凉不宜温。

4. 现代运用 本方治疗脾虚夹湿的胃肠病症而见腹胀满者、肝胆病所导致的顽固性腹胀满者，皆有疗效；急性胃炎、慢性胃炎、胃扩张、消化不良、肝炎后腹胀、术后腹胀、慢性肠炎、充血性心肌病、胃肠神经功能紊乱、腹膜炎，症见脾虚腹胀者，或腹胀兼吐泻，低热不退者，均可加减化裁使用。

5. 历代名家的应用经验

（1）清代医学家喻嘉言用本方治泻后腹胀。

（2）张路玉在《张氏医通》中认为，此方为二陈汤去茯苓、陈皮、乌梅，加人参、厚朴化裁而来，用治胃虚呃逆，痞满不食。

（3）冉雪峰先生运用本方时认为："纯补，假实已成，虚不受补，正气与邪气混为一家，反以增长其胀满之势力。纯攻，虚者愈虚，是为虚虚，必涣散而不可收拾，胀满更加。唯攻中寓补，补中寓攻，随其所利，安其屈服。此方即攻中寓补的楷式，会通全面，门门洞彻。"

（4）清代医学家王孟英认为厚朴、生姜均为"霍乱因外寒之主药也"，而半夏、生姜，专开饮结，因此其用本方治疗虚人寒湿霍乱，症见虚中夹实之霍乱吐泻。书中提到："一少年体肥畏热，因酷暑，晨餐酒肉后，以席铺砖地而卧。觉即饱啖西瓜，至晚觉头重畏寒；夜分吐泻大作，四肢拘急，汗冷息微，时时发躁。黎明速余勘之，脉沉弱。"王使用浆水散加吴茱萸，后用浓朴生姜半夏甘草人参汤治疗，痊愈。

半夏泻心汤

【来源】《伤寒论》

【组成】半夏12克，洗　黄芩、干姜、人参各9克　黄连3克　大枣4枚，擘　甘草9克

【用法】上七味，以水一斗，煮取六升，去渣，再煮，取三升，日三服。

【功用】"交阴阳，通上下"，和胃降逆，消痞散结。

【主治】伤寒痞证。胃气素虚，或吐下伤正，肠胃不和，升降失序，心下痞满，按之柔软而不痛，干呕，肠鸣下利，舌苔薄黄而腻，脉弦数。

【方解】"泻心汤，攻痞也。"气"塞而不通，否而不分为痞，泻心汤为分解之剂，所以谓之泻心者，谓泻心下之邪也。""痞者，留邪在心下，故治痞曰泻心汤。黄连味苦寒，黄芩味苦寒，《内经》曰：苦先入心，以苦泻之，泻心者必以苦为主，是以黄连为君。黄芩为臣，以降阳而升阴也。半夏味辛温，干姜味辛热，《内经》曰：辛走气，辛以散之，散痞者必以辛为助，故以半夏、干姜为佐，以分阴而行阳也。甘草味甘平，大枣味甘温，人参味甘温，阴阳不交曰痞，上下不通为满。欲通上下，交阴阳，必和其中。所谓中者，脾胃是也，脾不足者，以甘补之，故用人参、甘草、大枣为使，以补脾而和中。中气得和，上下得通，阴阳得位，水升火降，则痞消热已，而大汗解矣。

【临床应用】

1. 用方要点　本方用治中气虚弱，寒热错杂，升降失常，而致肠胃不和者。以心下痞满，呕吐泄利，苔腻微黄为要点。

2. 随症加减　热多寒少以黄芩、黄连为主，寒多热少重用干姜，浊饮上泛重用半夏，寒热相等宜辛苦并行；若痞证呕甚而中气不虚，或舌苔厚腻者，可去人参、大枣，加枳实、生姜以理气止呕。

3. 使用注意　本方适用于寒热错杂之痞证。若痞为气滞或食积等原因所致者，不宜使用本方。

4. 现代运用 本方常用于治疗急性和慢性胃炎、胃及十二指肠溃疡、慢性肠炎、神经性呕吐、消化不良、慢性肝炎、早期肝硬化、口腔黏膜溃疡等属寒热错杂肠胃不和者。

5. 名家的应用经验

（1）清·杨栗山在《伤寒瘟疫条辨》里强调了结胸和痞的不同，临床上应注意辨别两种证，如果是心下满而硬痛，是结胸，应该用柴胡陷胸汤、大陷胸汤，如果是满而不痛的，就是痞，应该用半夏泻心汤。并指出："泻心者必以苦，故用黄连、黄芩；散痞者必以辛，故用半夏、干姜；交阴阳通上下者，必和其中，故用人参、甘草、大枣也。诸泻心汤，寒热并用，妙不可传。"

（2）名老中医岳美中用半夏泻心汤治疗顽固性腹胀取得良效，患者主症腹胀肠鸣而无呕，治疗以半夏泻心汤辛开苦泄，并温脾补虚，加重党参的用量，增加益气之力。

（3）孙思邈用半夏泻心汤治疗老少下痢，水谷不消，肠中雷鸣，心下痞满，干呕不安。若寒加附子一枚，渴加栝楼根二两，呕加橘皮一两，痛加当归一两，客热以生姜代干姜。（《千金·心虚实门》）

枳实导滞丸

【来源】《内外伤辨惑论》

【处方】大黄30克 枳实（麸炒，去瓤）、神曲（炒）各15克 茯苓、黄芩、黄连、白术各9克 泽泻6克

【制法用量】每服梧桐子大丸剂50～70丸，约6～9克，空腹时温水送下。

【功用】消积导滞，清利湿热。

【主治】治伤热食痞闷，不得施化，而作痞满，闷乱不安。或用于湿热积滞内阻，胸脘痞闷，下痢或泄泻，腹痛，里急后重，或大便秘结，小便黄赤，脉象沉实。

【方解】本方治证为湿热食积，内阻肠胃所致。方中重用大黄以其苦寒泻下，攻积泻热，为君药；枳实行气导滞，消积除痞，神曲消食和胃，共助大

黄以攻积导滞，为臣药；黄芩、黄连性苦寒以清热且能燥湿，止因湿热内结下迫于肠而形成的泄泻下痢，茯苓、泽泻利水渗湿而止泻，白术甘温能健脾燥湿，于攻积时扶正，此五味均为佐药。

【临床运用】

1. 用方要点 以脘腹胀痛，大便失常，舌苔黄腻，脉沉实有力为证治要点。

2. 随症加减 胀满较重且里急后重者，可酌加木香、槟榔等以理气导滞；热毒泻痢者，宜加金银花、白头翁等清热解毒药以止痢；兼见呕吐者，宜加竹茹清胃热痰热。

3. 使用注意 泄泻无积滞者不可使用，正虚阴伤者、孕妇不宜使用。

4. 现代运用 本方现代常用于治疗胃肠功能紊乱，肠梗阻，慢性便秘，阴吹等属于湿热积滞者。

5. 历代名家使用经验 《医方集解》：此足太阴、阳明药也，饮食伤滞，作痛成积，非有以推荡之则不行，积滞不尽，病终不除。故以大黄、枳实攻而下之，而痛泻反止，经所谓"通因通用"也；伤由湿热，黄芩、黄连佐以清热，茯苓、泽泻佐以利湿；积由酒食，神曲化食解酒，温而消之；芩、连、大黄苦寒太过，恐伤胃气，故又以白术之甘温，补土而固中也。

厚朴温中汤

【来源】《内外伤辨惑论》卷中

【组成】 厚朴（姜制）30克　陈皮30克（去白）　甘草（炙）15克　草豆蔻仁15克　茯苓15克（去皮）　木香15克　干姜2.1克

【用法】 上为粗末。每服15克，水300毫升，加生姜3片，煎至150毫升，去渣，食前温服。

【功用】 行气除满，温中燥湿。

【主治】 脾胃伤于寒湿，气机壅滞证。脘腹胀满，或疼痛，不思饮食，四肢倦怠，舌苔白或白腻，脉沉细。

【方解】 本方所治病证乃脾胃气机壅阻，而其病因则系脾胃为寒湿所伤。因此，治当行气除满为主，辅以稳重燥湿。方中重用厚朴、陈皮为君，行气消胀，且二药均苦辛而温，能燥湿温中。《本草汇言》卷九曰：厚朴，宽中化滞，平胃气之药也。凡气滞于中，郁而不散，食积于胃，羁而不行，或湿郁积而不去，湿痰聚而不清，用厚朴之温可以燥湿，辛可以清痰，苦可以下气也。《本草纲目》卷二十九则曰：陈皮，苦能泻能燥，辛能散，温能和。其治百病，总是取其理气燥湿之功。草豆蔻行气燥湿，温中散寒，木香行气宽中散寒，进一步加强君药行气温中燥湿之功。

本方的配伍特点是：重用行气药为主，且所用行气药皆性温而燥，故能兼以散寒温燥，再佐以温中淡渗之品。故本方虽名"厚朴温中汤"，但功用却重在行气，而不在温中，这也是本方在分类上归属理气剂，而不属于温里剂的缘故。

【临床应用】

1. 用方要点 本方的功用侧重于行气温中，故临证当以脘腹胀满或疼痛，舌苔白，脉沉弦为证治要点。

2. 随症加减 骤感寒邪，而脘腹痛甚者，酌加良姜、肉桂之类以加强文中散寒止痛之功；饮食不慎，兼夹食滞，而见嗳腐苔腻者，酌加神曲、山楂以消食导滞；兼肝气郁滞，而见脘腹胀痛连胁，泛酸水者，酌加香附、海螵蛸之类以疏肝制酸；兼胃气上逆，而见恶心呕吐者，酌加半夏、姜制竹茹以和胃降逆。

3. 使用注意 凡脘腹胀满或疼痛，属于气虚不运或胃阴不足者，不宜使用苦辛性温之本方，以免耗气伤阴。

4. 现代应用 本方现代常用于治疗急性胃炎、慢性胃炎、胃潴留、急性胃扩张和胃肠道功能紊乱等疾病，辨证属于脾胃气滞寒湿证者。

5. 历代名家的应用经验 张秉成：治脾胃虚寒，心腹胀满，及秋冬客寒犯胃，时作疼痛等症。夫寒邪之伤人也，为无形之邪，若无有形之痰血食积互结，则亦不过为痞满为呕吐，即疼痛亦不致拒按也，故以厚朴温中散满者为君；凡人之气，得寒则凝而行迟，故以木香、草豆蔻之芳香辛烈，入脾脏以行诸气；脾恶湿，故用干姜、陈皮以燥之，茯苓以渗之；脾欲缓，故以甘草缓之；加生姜者，取其稳重散逆、除呕也。以上诸药，皆入脾胃，不但可以温中，且能散表。用之贵得其宜耳。

附子泻心汤

【来源】《伤寒论》

【组成】大黄12克　黄连6克　黄芩6克　附子10克（炮，别煮取汁）

【用法】上四味，切三味。以麻沸汤400毫升浸之，须臾，绞去滓，纳附子汁，分温再服。

【功用】温经回阳，扶阳固表，泄热消痞。

【主治】阳虚于外，热结于胃。心下痞满，而复畏寒汗出，脉沉者。

【方解】热邪痞于心下，仍用苦寒以清之；畏寒汗出，卫阳已虚，故加附子以补之。浸三黄而专煎附子，义以扶阳为重，此乃寒热并用不悖，扶正祛邪之法。

【临床运用】

1. 用方要点　有热未解，表阳虚衰。

2. 随症加减　若无恶寒汗出表阳不固的证候，则去黄芩和附子而只保留大黄、黄连，而为大黄黄连泻心汤。病人腹痛下痢后重，形体消瘦，脉大无力，苔黄厚腻色晦暗无光，舌淡胖，自汗恶寒，证属脾肾阳虚，湿热郁滞，附子泻心汤加肉蔻、黄柏、槟榔、白头翁。

3. 使用注意　汗出恶风多为表证，此证恶寒汗出则为阳虚证，卫阳虚而恶寒汗出，乃阳不摄阴。所以此证虽然外寒里热，实为上热下寒。若阴气上逆之痞证，不可用也。

4. 现代应用　肠炎、神经性头痛。

5. 历代名家的应用经验

（1）《绛雪园古方选注》：用三黄彻三焦而泻热，即用附子彻上下以温经。三黄用麻沸汤渍，附子别煮汁，是取三黄之气轻，附子之力重，其义仍在乎救亡阳也。

（2）《伤寒贯珠集》：按此证，邪热有余而正阳不足，设治邪而遗正，则恶寒益甚，若补阳而遗热，则痞满愈增。此方寒热补泻并投互治，诚不得已之苦心，然使无法以制之，鲜不混而无功矣。方以麻沸汤渍寒药，别煮附子取汁，合和与服，则寒热异其气，生熟异其性，药虽同行，而功则各奏，乃先圣之妙用也。

调 胃 汤

【来源】《医略六书》卷三十

【组成】炮附子 4.5 克 人参 4.5 克 白术 4.5 克（炒） 白芍 4.5 克（酒炒） 茯苓 9 克 肉桂 4.5 克（去皮） 吴茱萸 2.4 克（醋泡，炒） 炙甘草 1.5 克 川芎 2.4 克

【用法】水煎温服。

【功用】产后呕吐，脉虚细者。

【主治】产后气阳两虚，生气不振，夹恚怒而两胁疼痛，呕吐不止。

【方解】附子补火扶阳以振生气，人参扶元补气以接真阳，白术健脾土止呕吐，白芍敛肝阴定胁痛，吴茱萸平肝气力能温中降逆，小川芎入血海性善活血行气，白茯苓渗湿滑脾肺，紫肉桂温经和血脉，炙甘草缓中益气。水煎温服，使气阳内充，则肝阴暗复，而肝气和平，生生之气，无不振布，岂有胁痛呕吐之患乎。

【临床运用】

1. 用方要点 产后气阳两虚，生气不振，夹恚怒而两胁疼痛，呕吐不止。

2. 随症加减 中气虚馁者，去厚朴，加黄芪、当归、炒白芍、怀山药；肝胃不和胃痛者，去荜茇，加柴胡、郁金、绿萼梅、丹参、田三七；热邪灼胃疼痛者，党参易北沙参，去荜茇，加黄连、黄芩、延胡索、白芍、半夏、竹茹；虚寒胃痛者，去大腹皮，加附片、黄芪、九香虫、半夏；消化道出血胃痛者，去川楝子、大腹皮、厚朴，加赤白芍、孩儿茶、黄芪、仙鹤草、怀山药、云南白药；虫扰胃痛者，去木香、大腹皮、荜茇，加乌梅、吴茱萸、槟榔、怀山药、炙甘草；食积胃痛者，去荜茇，加山楂、麦芽、母丁香。

3. 使用注意 服药期间，忌烟酒、辛辣食物，生冷瓜果、糯米制品及不易消化的食品。

5. 历代医家的应用经验 李炜观察调胃汤治疗功能性消化不良的疗效，治疗症状：上腹痛或者不适，腹痛，早饱，嗳气恶心，呕吐，本组 47 例，临床治愈 10 例，显效 24 例，有效 11 例，无效 2 例，结论：本方调畅气机调和

肝胃，疗效甚好。

第六节　清热方

清热方具有清热、泻火、凉血等作用，适宜于恶热喜冷，口渴喜冷饮，面红目赤，烦躁不宁，痰、涕黄稠，小便短赤，大便干结的人群使用。

平肝清火汤

【来源】《审视瑶函》卷四

【组成】 车前子、连翘各一钱　枸杞子、柴胡、夏枯草、白芍、生地黄、当归各一钱五分

【用法】 上为一剂，水二盅，煎至八分，去滓温服。

【功用】 滋阴潜阳，平肝降火。

【主治】 黑睛胀大，属虚者。

【方解】 方中夏枯草辛、苦、寒，善清肝火，为治疗肝火目赤、目珠疼痛之要药，故为君药。枸杞子滋养肝肾，当归补血养肝，白芍养血柔肝、滋阴潜阳，生地黄养阴清热，四药合用，增强平肝降火之力，共为臣药。肝体阴而阳用，性喜调达而恶抑郁，火邪易致肝胆之气不疏，故用柴胡疏畅肝胆之气以调肝用，并能引诸药归于肝胆之经；连翘、车前子清热利尿，导热从水道而去，以上三味均为佐药。诸药相伍，共奏清肝降火，滋阴潜阳之效。

【临床应用】

1. 用方要点 眼珠微突，凝视不能动，白睛淡红。舌红苔少脉细数。

2. 随症加减 口干喜饮者，加女贞子、麦冬增强养阴涵阳之力；心悸眠差较重者，加酸枣仁、夜交藤以养心安神；双手震颤者，加珍珠母、鳖甲以滋阴平肝熄风。

3. 使用注意 脾胃虚寒者慎用或忌用，黑睛胀大属实者不宜用。

4. 现代应用 可用于围绝经期综合征，高血压，肾血管性高血压等属阴虚阳亢者。

竹叶石膏汤

【来源】《伤寒论》

【组成】竹叶6克 石膏50克 半夏9克，洗 人参6克 甘草6克，炙 粳米10克 麦冬20克，去心

【用法】以水一斗，煮取六升，去滓，内粳米，煮米熟汤成。温服一升，日三服。

【功用】清热生津，益气和胃。

【主治】伤寒、温病、暑病余热未清，气津两伤证。

【方解】方中竹叶、石膏清热除烦为君；人参、麦冬益气养阴为臣；半夏降逆止呕为佐；甘草、粳米调养胃气为使。诸药合用，使热去烦除，气复津生，胃气调和，诸症自愈。

【临床运用】

1. 用方要点 伤寒、温病、暑病余热未清，气津两伤证。身热多汗，心胸烦闷，气逆欲呕，口干喜饮，或虚烦不寐，舌红苔少，脉虚数。

2. 随症加减 若胃阴不足，胃火上逆，口舌糜烂，舌红而干，可加石斛、天花粉等以清热养阴生津；胃火炽盛，消谷善饥，舌红脉数者，可加知母、天花粉以增强清热生津之效；气分热尤盛，可加知母、黄连增强清热之力。

3. 使用注意 本方清凉质润，如内有痰湿，或阳虚发热，均应忌用。

4. 现代应用 适用于流脑后期、夏季热、中暑等属余热未清，气津两伤者。糖尿病的干渴多饮属胃热阴伤者，亦可应用。

5. 历代名家的应用经验 汪昂《医方集解·泻火之剂》：此手太阴、足阳明药也。竹叶、石膏辛寒以散余热；人参、甘草、麦冬、粳米之甘平以益肺安胃，补虚生津；半夏之辛温以豁痰止呕，故去热而不损其真，导逆而能益其气也。

白虎汤

【来源】《伤寒论》

【组成】知母六两　石膏一斤,碎　甘草二两,炙　粳米六合

【用法】上四味,以水一斗,煮米熟汤成,去滓。每次温服一升,一日三次。

【功用】清热除烦,生津止渴。

【主治】外感热病,气分热盛,身大热,头痛。不恶寒反恶热,大汗出,大渴引饮,面赤心烦,小便黄赤,甚至神昏,谵语,遗尿,或四肢厥冷,舌苔薄黄,脉洪大或滑数。

【方解】本方主用石膏,以解肌热、泄胃火,清除阳明气分实热;辅以知母清热养阴,二药配合,则清热除烦之作用更强。甘草、粳米和胃养阴,并可缓寒剂之寒,以防石膏、知母寒凉伤胃。本方药虽四味,但力简效宏。气热得清,则大热、大渴、大汗、脉洪大等诸症自解。

【临床应用】

1. 用方要点　以身大热,大汗出,大渴引饮,脉洪大为用方要点。

2. 随症加减　治疗热性病气分热时,如津伤较重者,可加芦根、麦冬、天花粉等以增强清热生津作用;高热而又神昏谵语抽搐者,可加羚羊角、犀角(水牛角代)等以清热熄风;汗出过多,津气两伤,神疲倦怠者,可加太子参或党参以益气养阴;治疗胃热头痛时,可与白芷、藁本等配伍;治疗风热湿痹时,可与苍术、桂枝等配伍。

3. 使用注意　表不解而畏寒无汗者,忌用本方;阳虚发热者,可出现身热汗出、气喘、脉大等,但口不渴饮,面色㿠白,神疲肢倦,舌淡苔白,脉虽大而重按无力,宜用甘温除热法,忌用本方;阴虚潮热者与真寒假热者忌用本方。

4. 现代应用　乙脑,流脑,出血热,小儿麻疹等。

5. 历代名家应用经验

(1)金·成无己:白虎,西方金神也,应秋而归肺;夏热秋凉,暑喝之

气，得秋而止。秋之令曰处暑，是汤以白虎名之，谓能止热也。知母味苦寒，《内经》曰：热淫所胜，佐以苦甘。又曰：热淫于内，以苦发之。欲彻表寒，必以苦为主，故以知母为君。石膏味甘微寒，热则伤气，寒以胜之，甘以缓之，欲除其热，必以甘寒为助，是以石膏甘寒为臣，甘草味甘平，粳米味甘平，脾欲缓，急食甘以缓之，热气内蕴，消灼津液，则脾气燥，必以甘平之物缓其中，故以甘草、粳米为之使，是太阳中暍，得此汤则顿除之，即热见白虎而尽矣。

（2）明·吴昆：石膏大寒，用户以清胃；知母味厚，用之以生津；大寒之性行，恐伤胃气，故用甘草、粳米以养胃。是方也，唯伤寒内有实热者可用之。若血虚身热，证象白虎，误服白虎者死无救，又东垣之所以垂戒矣。

（3）戴鳞郊：风寒主收敛，敛则结，面色多绷结而光洁。温热主蒸散，散则缓，面色多松缓而垢晦，人受蒸气，则津液上溢于面，头目之间多垢滞，或如油腻，或如烟熏，望之可憎者，皆温热之色也。一见此色，虽头痛发热，即不得用辛温发散，一见舌黄烦渴诸里证，即宜用清法下法，与风寒之治，绝不相遇矣。

四妙勇安汤

【来源】《验方新编》卷二方

【组成】金银花三两　玄参三两　当归二两　甘草一两

【用法】水煎服，一连十剂。药味不可少，减则不效，并忌抓擦为要。

【功用】清热解毒，活血止痛。

【主治】热毒炽盛之脱疽。患肢暗红微肿灼热，溃烂腐臭，疼痛剧烈，或见发热口渴，舌红脉数。

【方解】脱疽，乃因火毒内蕴或寒湿化热，血行不畅，气血凝滞，瘀阻筋脉而致。本方尤适用脱疽溃烂，热毒正盛而阴血耗伤者。方中金银花清热解毒，当归活血散瘀，玄参泻火解毒，甘草清解百毒。四药合用，既能清热解毒，又可活血散瘀，洵脱疽之长方也。

"四妙"者，言本方药仅四味，功效绝妙，且量大力专，服药之后，勇猛迅速，使邪去病除，身体健康，平安无虞，故称"四妙勇安汤"。

【临床运用】

1. 用方要点 治疗脱疽溃烂，热毒正盛，而阴血耗伤者，甚为合适。临床用于治疗急性感染造成的一些外科病，如脉管炎证。

2. 随症加减 如湿热重者，加川柏、苍术、知母、泽泻；血瘀明显者，加桃仁、红花、虎杖；气血两虚者，加党参、炙黄芪、生地、白术、鸡血藤。

3. 使用注意 须注意本方属于寒凉之重剂，临床辨证须以热毒炽盛为主，不可久服；证属虚寒，体虚便溏者为禁忌之证。

4. 现代应用 用于治疗血栓闭塞性脉管炎，动脉硬化性闭塞症，静脉血栓，糖尿病周围神经病变，急性心肌梗死，带状疱疹等证属热毒伤阴者。

5. 历代医家的应用经验

（1）《石室秘录》：如人有头角生疮……速以金银花一斤煎汤，饮之数十碗，可少解其毒，可保性命之不亡，而终不能免其疮口之溃烂也。再用金银花、玄参各三两，当归二两，生甘草一两，日用一剂，服至七日，疮口始能收敛而愈。

（2）李贞等认为本方不仅适用于热毒型，还可应用于虚寒型、瘀滞型乃至两虚型，应用四妙勇安汤增量加味治疗血栓闭塞性脉管炎92例，临床治愈68例，基本治愈18例，好转4例，无效2例。

（3）李刚等应用加味四妙勇安汤治疗Ⅲ期一级动脉硬化性闭塞症41例，临床治愈15例，显效17例，进步6例，无效3例，总有效率为93%。应用加味四妙勇安汤治疗36例髂股静脉血栓形成患者，随访33例，临床治愈28例，显效7例，总有效率97.2%。

（4）陈秀红运用四妙勇安汤加减治疗糖尿病周围神经病变取得了很好疗效。

（5）杜志刚等研究发现加味四妙勇安汤具有较好的降脂作用，同时还能延缓减轻动脉粥样化，在使用过程中未发现不良反应，可长期安全的用药。

（6）邢月朋发现急性心肌梗死患者常见舌质由暗转红，舌苔由白转黄，转黄厚，转黄燥，脾胃转输不利，腑气不通，大便秘结甚至数日不下，与温病卫气营血的演变规律颇相吻合，因此提出急性心肌梗死之"内痈（心痈）"理论，采用清营活血泻热解毒原则进行辨治，选用四妙勇安汤获效。

（7）周国立等应用四妙勇安汤治疗急性胰腺炎50例，治愈35例，好转

13 例，总有效率96.0%。

（8）曾明葵等采用四妙勇安汤治疗视网膜静脉周围炎患者18例，总有效率为90.63%，复发率为6.25%。四妙勇安汤还可应用于真菌性角膜溃疡、玻璃体积血。

（9）史巧英运用加味四妙勇安汤治疗带状疱疹127例，治愈92例，好转35例，总有效率100%。

犀角地黄汤

【来源】《备急千金要方》卷十二方

【组成】犀角一两　生地黄半斤　芍药三分　牡丹皮一两

【用法】作汤剂，水煎服，水牛角镑片先煎，余药后下。以水九升，煮取三升，分三服。

【功用】清热解毒，凉血散瘀。

【主治】热入血分证，热迫血溢证。

【方解】本方治证由热毒炽盛于血分所致。心主血，又主神明，热入血分，一则热扰心神，致躁扰昏狂；二则热邪迫血妄行，致使血不循经，溢出脉外而发生吐血、衄血、便血、尿血等各部位之出血，离经之血留阻体内又可出现发斑、蓄血；三则血分热毒耗伤血中津液，血因津少而浓稠，运行涩滞，渐聚成瘀，故舌紫绛而干。此际不清其热则血不宁，不散其血则瘀不去，不滋其阴则火不熄，正如叶天士所谓"入血就恐耗血动血，直须凉血散血。"治当以清热解毒，凉血散瘀为法。方用苦咸寒之犀角（水牛角代）为君，凉血清心而解热毒，使火平热降，毒解血宁。臣以甘苦寒之生地，凉血滋阴生津，一以助犀角清热凉血，又能止血；一以复已失之阴血。用苦微寒之赤芍与辛苦微寒之丹皮共为佐药，清热凉血，活血散瘀，可收化斑之功。四药相配，共成清热解毒，凉血散瘀之剂。本方配伍特点是凉血与活血散瘀并用，使热清血宁而无耗血动血之虑，凉血止血又无冰伏留瘀之弊。

【临床运用】

1. 用方要点　本方为治疗热在血分的主要方剂。方中以犀角清心火而解毒，心火得清，则诸经之火自平，为主药；生地黄凉血而滋阴液，协助犀角以解血分热毒，并增强止血作用，为辅药；芍药和营泄热，丹皮凉血散瘀，协助犀角、生地黄加强解毒化斑作用，为佐使药。四药合用，具有清热解毒、凉血散瘀的作用。

2. 随症加减 若见蓄血、喜忘如狂者，系热潘血分，邪热与瘀血互结，可加大黄、黄芩以清热逐瘀与凉血散瘀同用；郁怒而夹肝火者，加柴胡、黄芩、栀子以清泻肝火；用治热迫血溢之出血证，可酌加白茅根、侧柏炭、小蓟等以增强凉血止血之功。

3. 使用注意 本方寒凉清滋，对于阳虚失血，脾胃虚弱者忌用。

4. 现代应用 本方常用于重症肝炎、肝昏迷、弥漫性血管内凝血、尿毒症、过敏性紫癜、血小板减少性紫癜、蛛网膜下隙出血、急性白血病、败血症、流行性脑脊髓膜炎、流行性出血热等属血分热盛者。

5. 历代名家的应用经验

（1）《疡科心得集》：抱头火丹毒者，亦中于天行热毒而发，较大头瘟证为稍轻。初起身发寒热，口渴舌干，脉洪数，头面焮赤有晕。治以犀角地黄汤，或羚羊角、地丁、金银花、黄芪、山栀、石斛、玄参、丹皮、知母、连翘之属。

（2）《丹溪心法》治痘疮：其或小儿气实，烦躁热炽，大便秘结，则与犀角地黄汤。

（3）张介宾：此方治伤寒血燥血热，以致温毒不解，用此取汗最捷，人所不知。盖以犀角之性气锐能散。如瘟疫不解，热入血室，舌焦，烦热发斑者，犀角地黄汤。痘疮紫赤，烦躁者，搜毒煎，或大连翘饮，或犀角地黄汤。

（4）《素问病机气宜保命集》治疮疹：未疮而发搐，乃外感寒邪内发心热而发搐，用茶汤下解毒丸，或犀角地黄汤主之。

（5）《医宗金鉴》治伤损：登高坠下撞打等伤，心腹胸中停积瘀血不散者，则以上、中、下三焦分别部位，以施药饵。瘀在上部者，宜犀角地黄汤；瘀在中部者，宜桃仁承气汤；瘀在下部者，宜抵当汤之类。

安宫牛黄丸

【来源】《温病条辨》

【组成】 牛黄、郁金、犀角、黄芩、黄连、山栀子、朱砂各一两　梅片、麝香各二钱五分　珍珠五钱，金箔衣

【用法】 共为细末，炼蜜为丸，每丸一钱，金箔为衣　每服一丸。

【功用】 清热解毒，豁痰开窍。

【主治】 温热病，热入心包，痰热壅蔽心窍所致高热烦躁、神昏谵语，或肢厥；以及中风闭窍，小儿惊厥属痰热内闭者。

【临床应用】

1. 用方要点 以高热烦躁、神昏谵语，舌红或绛，苔黄燥，脉数有力为辨证要点。

2. 随症加减 用《温病条辨》清宫汤煎汤送服本方，可加强清心解毒之力；若温病初起，邪在肺卫，迅即逆传心包者，可用银花、薄荷或银翘散煎汤送服本方，以增强清热透解作用；若邪陷心包，兼有腑实，症见神昏舌短、大便秘结、饮不解渴者，宜开窍与攻下并用，以安宫牛黄丸2粒化开，调用大黄末9克内服，先服一半，不效再服；热闭证见脉虚，有内闭外脱之势者，急宜人参煎汤送服本方。

3. 使用注意 孕妇忌服。

4. 现代应用 用于治疗流行性的脑脊髓膜炎，乙型脑炎，中毒性菌痢，尿毒症肝昏迷，脑血管意外，中风毒性肺炎，流脑外伤，脑外受伤后综合征，黄疸型肝炎，鼻窦炎以及意外感染或中毒引起的高热痫症。

5. 历代名家使用经验

（1）《温病条辨》：牛黄得日月之精，通心主之神；犀角主治百毒、邪鬼、瘴气；真珠得太阴之精，而通神明，合犀角补水救火；郁金草之香，梅片木之香，雄黄石之香，麝香乃精血之香，合四香以为用，使闭固之邪热温毒深在厥阴之分者，一齐从内透出，而邪秽自消，神明可复也；黄连泻心火，栀子泻心与三焦之火，黄芩泻胆、肺之火，使邪火随诸香一齐俱散也；朱砂补心体，泻心用，合金箔坠痰而镇固，再合珍珠、犀角为督战之主帅也。

（2）《成方便读》：热邪内陷，不传阳明胃腑，则传入心包。若邪入心包。则见神昏谵语诸症，其势最虑内闭。牛黄芳香气清之品，轻灵之物，直入心包，辟邪而解秽；然温邪内陷之证，必有黏腻秽浊之气留恋于膈间，故以郁金芳香辛苦，散气行血，直达病所，为之先声，而后芩、连苦寒性燥者，祛逐上焦之湿热；黑栀清上而导下，以除不尽之邪；辰砂色赤气寒，内含真汞，清心热，护心阴，安神明，镇君主，辟邪解毒。

滋肾通关丸

【来源】《兰室秘藏》

【组成】黄柏（去皮，挫，酒洗，焙）、知母（挫，酒洗，焙干）各30克　肉桂1.5克

【用法】上为细末，熟水为丸。每服9克，一日1~2次，空心白汤或温开水送下，顿两足令药易下行。或水煎服，用量按原方酌情增减，每日1剂，1日2次。

【功用】清热滋阴，通关利尿。

【主治】热在下焦之癃闭。小便不通，小腹胀痛，尿道涩痛，口不渴。

【方解】方中黄柏苦寒，入肾与膀胱，善清下焦之热，使热去而津存，为君药。知母苦寒而质润多脂，寒可清热，以增强黄柏清泄下焦邪热之功；且可滋阴养液，使已伤之津液得补，阴足阳化，气化出矣，为臣药。肉桂辛热，既可引火归源，使火安其位，不肆虐伤津；又可通阳化气，使膀胱气化得行而小便自通，为佐药。诸药相伍，共奏清热滋阴，振奋肾阳，化气行水之功。下关通，小便利，则诸症除，故名通关丸。

【临床运用】

1. 用方要点　本方主治热在下焦之证，以小便不通，口不渴，舌红脉数为证治要点。

2. 随症加减　若湿热较甚者，可加车前子、滑石、猪苓、木通等以加强渗湿清热，利尿通淋作用；气虚者，加黄芪、白术以益气；阴虚者，加生地、女贞子等以养阴；热毒甚者，加萆草、贯众等以清热解毒；兼瘀血者，加琥珀以利尿通淋，活血化瘀。方中可加用桔梗，以宣上焦，助利尿；若服本方效果欠佳，可配合肉桂、芫花外敷中极穴以助膀胱气化而利尿。

3. 使用注意　脾虚食少便溏者，不宜使用本方；尿道瘀阻，肾气虚弱而致的小便不通，不宜使用本方。

4. 现代应用　本方现代常用于治疗前列腺肥大、尿潴留、妊娠期急性尿路感染、急性肾小球肾炎、紧张性排尿迟缓综合征、前列腺摘除术后排尿功

能紊乱等而属热在下焦者。

5. 历代名家的应用经验 滋肾通关丸在历代名家的应用下被证明疗效显著。如：李明尚用滋肾通关丸治疗前列腺肥大，旷梅郎用该方治疗"癃闭"，叶盛华用该方治疗肾绞痛，张炉高用该方治疗妊娠期急性尿路感染都取得了显著疗效。

如意金黄散

【来源】《外科正宗》

【组成】 姜黄 160 克　大黄 160 克　黄柏 160 克　苍术 64 克　紫厚朴 64 克　陈皮 64 克　甘草 64 克　生天南星 64 克　白芷 160 克　天花粉 320 克

【用法】 上药晒极干燥，磨极细，过筛，瓷器收贮。凡遇红赤肿痛发热未成脓者，以及夏月诸疮，俱用茶汤同蜜调敷；如微热微肿，及大疮已成，欲作脓者，葱汤同蜜调敷；如漫肿无头，皮色不变，湿痰流毒，附骨痈疽，鹤膝风，葱、酒煎调敷；如风热恶毒，皮肤亢热，红色光亮，游走不定者，蜜水调敷；如天泡火丹，赤游丹，黄水漆疮，恶血攻注等，大蓝根叶捣汁调敷，或加蜂蜜；汤泼火烧，皮肤破烂，麻油调敷。

【功用】 清热解毒，消肿止痛。

【主治】 痈疽发背，诸般疔肿，跌扑损伤，湿痰流毒，大头时肿，漆疮火丹，风热天疱，肌肤赤肿，干湿脚气，妇女乳痈，小儿丹毒。

【方解】 方用天花粉、姜黄、大黄、黄柏、白芷效用排脓，消肿止痛，燥湿解毒。其中天花粉、大黄与白芷可增强解毒消疮之功。苍术燥湿，与黄柏同用，可治湿热痹痛。厚朴与陈皮燥湿理气，可增强排痈消疮之效。配伍甘草清热解毒，缓急止痛，调和诸药。

【临床应用】

1. 用方要点 用于热毒瘀滞肌肤所致疮疖肿痛，症见肌肤红、肿、热、痛，亦可用于跌打损伤。红肿，烦热，疼痛，用清茶调敷；漫肿无头，用醋或葱酒调敷；亦可用植物油或蜂蜜调敷；一日数次。

2. 随症加减 调敷该品时根据疮疡的不同表现，用不同的汁液调制后外敷。

3. 使用注意 禁食烟、酒及刺激性食物；用米泔水洗澡待干后，再搽本药，效果更佳；宜每天换洗内衣、内裤；勤换被褥。

4. 现代应用 治疗跌打损伤，流行性腮腺炎，治疗软组织扭伤，风湿性关节炎，疥疮等有显著疗效。

第七节 药食同用方

药食同用方，取材多来源于食物，简单易行，美味可口，疗效卓著，体现了中医养生的特色，可随症选用。

首乌牛膝茶

【**来源**】《中医良药良方》

【**组成**】何首乌200克　怀牛膝150克

【**功用**】补肝，益肾，养血，祛风。

【**主治**】肝肾阴亏所致的腰膝酸痛、软弱无力。

【**制法**】上药研成粗末。每取15～30克，放暖水杯中，冲入沸水，盖闷20分钟后，代茶随意饮服。每日2剂。

【**方解**】《本草正义》指出：首乌，专入肝肾，补养真阴，且味固甚厚，稍兼苦涩，性则温和，皆与下焦封藏之理符合，故能填益精气，具有阴阳平秘作用。若干年来，首乌的滋补肝肾、乌须黑发的功效，几乎尽人皆知。怀牛膝性味甘苦酸，功能补肝肾、强筋骨、散瘀活血，治心腹诸痛（《本草备要》）。二药合用，能祛除湿阻之邪而使之流通，滋养血衰而助其营运，不失为治疗肝肾虚亏所致腰膝酸痛、行走无力、转侧不利的良方，尤适合于老年腰酸脚弱者服用。

【**临床应用**】

1. 使用注意 大便溏泄及有湿痰者慎用、月经过多者及孕妇忌服。

2. 现代应用 因其有降血脂作用，近代多用于治冠心病、高血脂症等。对心脏抑制、外周血管扩张起一定作用，用治冠心病偶见心绞痛者。

鲤鱼汤

【来源】《备急千金要方》

【组成】鲤鱼一条, 1千克　白术150克　生姜90克　芍药、当归各90克　茯苓120克

【用法】上六味咬咀, 以水一斗二升先煮鱼, 熟澄清, 取八升, 纳药煎, 取三升, 分五服。

【功用】健脾利水, 和血养胎。

【主治】妊娠水肿。腹大异常, 或遍身浮肿, 胸中满闷, 膈逆不安。

【方解】脾主运化水湿。脾虚不运, 湿滞水停, 随三焦下注胞中则腹大异常; 外泛肢体则遍体俱肿, 脾不运湿, 湿聚水停为肿, 法当健脾利水, 复其运化之常。方用利于行水消肿, 《本经》谓其能 "治水肿脚满", 《别录》谓 "治怀妊身肿及胎气不安"。白术、茯苓健脾除湿; 生姜温胃散水; 当归、白芍和血养胎。本方利水药物不多, 且无峻猛之品, 盖其治证妊娠腹大异常, 是胞宫胎水过多异于其他水肿不能过用分利。诸药相伍, 共奏健脾利水, 安胎养血之功, 为治疗子肿的良方。

【临床运用】

1. 用方要点　本方主治妊娠水肿, 以妊娠期间水肿, 腹大异常, 兼胸中满闷为证治要点。

2. 随症加减　若气滞明显者可加木香、砂仁、苏梗等行气利水; 气机壅滞, 络脉不通者加泽兰、益母草、红花活血行水。

3. 使用注意　忌桃、李、雀肉、炸物。

4. 现代运用　可用于治疗羊水过多症, 妊娠水肿症, 肾炎, 心衰等疾病证属脾虚血少的治疗。

5. 历代医家的应用经验

（1）聂丽芳教授从事中医肾病研究近30余年, 在诊治肾病综合征及膜性肾病方面积累了丰富的临床经验, 在一起治疗老年特发性膜性肾病, 因为患者体质较弱, 肾气不足, 选取本方健脾和胃, 行气利水, 使病情得到

控制。

（2）汪漫教授在探讨药食护理在慢性心力衰竭的论文中提到慢性心衰属心悸，支饮，水肿等范畴。在治疗中以健脾利水为大法，采用本方达到健脾利水消肿之功。

（3）陈晓燕教授等运用本方加减黄芪鲤鱼汤作为食疗方辅助治疗肾病综合征水肿健脾益气，养阴利水，和胃化湿，取得了良好的辅助治疗效果。

（4）赵为民等在一例临床报道中选用鲤鱼汤为主治疗高血压肾病全身重度水肿并三腔大量积液，疗效显著。

猪脬鸡蛋三子煎

【来源】柳月霞方

【组成】猪脬1个　鸡蛋3枚　覆盆子10克　金樱子10克　炙黄芪20克　煅龙骨20克　炒山药20克　食盐适量

【用法】将鸡蛋、猪脬洗净与上药同煎，约5分钟后将鸡蛋壳敲碎，再用文火煎2小时，使药力直入鸡蛋及猪脬，弃除药渣及药汤，令小儿将猪脬分3天食用，药蛋1日1枚，15天为1个疗程。

【功用】健脾益气，温肾固摄。

【主治】脾肺气虚，肾气不固，膀胱失约的小儿遗尿症。

【方解】药蛋为滋补强身之品，能补脾益气；猪脬为血肉有情之品，以脏补脏，《得配本草》谓本品"甘、咸、寒，治遗溺疝气，可作引经"；配以覆盆子温壮肾阳，固涩止遗；金樱子、煅龙骨性酸涩收敛止遗；黄芪、山药补脾肺之气并能促进正常的水液代谢；食盐既可引药入肾，又能调味。诸药合用，既补脾肺之气，又能温肾固摄。

【临床运用】

1. 用方要点　小儿遗尿，面色苍白，疲乏，纳差，溲清肢冷，舌淡苔白，脉沉迟无力。

2. 随症加减 肾气不足，下元虚寒加益智仁、桑螵蛸；脾肺气虚，中气下陷加党参、炒白术；睡眠欠佳，多梦或惊叫不安者加酸枣仁、龙眼肉、夜交藤。

4. 现代应用 小儿遗尿症。

白苓粥

【来源】《直指方》

【组成】 白茯苓粉15克 粳米100克

【用法】 将米淘净煮粥，米熟时下苓粉，再用小火炖，粥稠即可随意服食。或加味精、食盐调味，日服一次。

【功用】 健脾益胃、利水消肿。

【主治】 老年性浮肿、肥胖症、脾虚少食、泄泻、小便不利、水肿诸症。

百合枸杞粥

【来源】《家庭医药》

【组成】 百合10克 粳米50克 枸杞10颗

【用法】 每次用百合10克，粳米50克熬成粥，粥好后加枸杞10颗，每日1次，可长期服用。

【功用】 安神防耳鸣。

【主治】 阴虚引起的各种疾病，如心阴虚和心脾两虚引起的失眠，肾阴不足引起的耳鸣等症。

【方解】 百合、枸杞都是补阴药，百合有润肺止咳，清心安神的作用；枸杞有滋补肝肾，明目润肺的作用；粳米有益气，养阴的作用，可以止烦，止渴，止泻。

【临床运用】

1. 用方要点 心阴虚和心脾两虚引起的失眠：睡眠不足或睡眠质量降低，白天出现疲乏，头胀、头晕等症状。肾阴不足引起的耳鸣：患者自觉耳内有响声，细如蝉鸣。

3. 使用注意 此粥主要治疗由阴虚而引起的各种疾病，但对实证的失眠，耳鸣则作用不大，甚至有不良反应。因此，建议有失眠、耳鸣的患者最好在中医的指导下食用。

4. 现代应用　用于阴虚引起的失眠耳鸣。

桃枣养生粥

【来源】邹世昌方

【组成】核桃 5 个　红枣 10 个　红薯 1 个　黄豆 50 克　黑豆 50 克　大米 10 克

【用法】核桃 5 个，红枣 10 个，红薯 1 个切丁，黄豆 50 克，黑豆 50 克，大米 10 克加水适量慢火炖烂成糊状，每日中餐，晚餐炒青菜一碟（250～500 克）送桃枣养生粥 1～2 碗，早餐与平常吃法一样，连吃 3 天后改为平常饮食治疗前一致，5 天后再吃桃枣养生粥 3 天，如此循环 2 个月。

【功用】健脾补肾。

【主治】脾肾阳虚。

【方解】核桃可补肾，红枣健脾，肾为先天之本，脾为后天之本，二者相配可补肾健脾，增强机体功能，有利于人体脂质的代谢排泄。

【临床运用】

1. 用方要点　脾肾阳虚患者，形体肥胖，形神衰退，常头晕头晕，耳鸣，齿摇，腰膝酸软，形寒怕冷，手足欠温，腹胀纳呆，肠鸣便溏，阳痿滑精。舌体淡胖，边有齿痕，苔中根白腻，脉象沉细而迟。

2. 现代应用　用于高脂血症，有较理想的降血脂作用。

扁鹊三豆饮

【来源】《本草纲目》

【组成】赤小豆 150 克　黑豆 150 克　绿豆 150 克　甘草 60 克　白糖适量

【用法】分别将绿豆、黑豆和红小豆倒入锅中，用大火烧开，开锅之后再加入甘草，改成小火继续煮成粥。另一种是将三种豆洗净浸泡至涨后混合磨成浆，加水适量煮沸，以白糖调味饮服，每日 2 次，早晚服用，可长期食用。

【功用】疏解热毒，利水祛湿。

【主治】湿热时疫，防治先兆子痫、暑疖，疮毒初起，消除妇女面部色素沉着。

【方解】方中三豆皆谷食常品，味甘皆补中气。其中各豆又再有专长。其中黑豆性味甘、平。滋水涵木，有活血、利水、祛风、清热解毒、滋养健血、补虚乌发的功能。《本草纲目》说："黑豆八肾功多，故能治水、消胀、下气、制风热而活活血解毒。"绿豆性寒、味甘、无毒，入心、胃经。李时珍称其为"食中要物"、"果中佳品"、"真济世之良谷也"。绿豆有清热解毒，解暑热，生津止渴，利小便之功效。赤小豆性平、味甘酸，入心、小肠经。《本草纲目》说："此药治一切痈疽疮疥及赤肿，不拘善恶，但水调敷之，无不愈者。"赤小豆有利水消肿，解毒排脓，利湿退黄之效。三豆相配，绿豆清木气，木气得清而疏泄如常，乙木升甲木降，相火回复；黑豆补水气，水气足，藏气越足，则相火收藏归于命门。甘草和大豆配伍解毒之功增强。

【临床运用】

1. 用方要点 治疮毒初起，又治"天行痘疹，预服此饮，疏解热毒，纵出亦少"。滋而无滞，虽清热解毒，但清而不伐。全方清中寓补，补中寓清。

2. 随症加减 若因风、热、燥、火等阳邪为患，导致伤津耗液之燥热，则加麦冬，以养阴润肺生津；若小儿发热抽搐者，则去赤小豆，加黄豆、白饭豆以养中养木，平疏泄，收相火；若发热偏重者，则加黄豆成四豆饮。

3. 使用注意 忌辛辣。

4. 现代应用

（1）抗病毒。如用治麻疹、腮腺炎等。

（2）抗细菌。如治疗支周感染、麻疹合并肺炎、扁桃腺炎、蜂窝组织炎等。

（3）增强机体免疫机制。如用于预防麻疹、预防流感等。

（4）解毒。如用于药物、食物中毒等。

（5）调节植物神经功能。如用于妇女围绝经期证候群。

5. 历代名家的应用经验

（1）彭子益在《圆运动的古中医学》一书中，明确指出：疹，即小儿之温病。彭子益在书中提倡，只要发现小儿体温升高，不论疹点已出、未出，坚持服用四豆饮（加黄豆），以帮助小儿安养内脏，顺利排病。

（2）先祖南山先生早年应用本方治疗咽喉肿痛，脚气浮肿，痛毒热疮，食物中毒等症。朱师亦善用本方，原方加金银花、钩藤，则有镇痉消肿，清热安胎，尤宜子痫先兆期。

（3）《路志正医林集腋》余根据药食同源理论，结合长期临证实践，恒以此方加减，分别用于消渴、湿阻、淋浊，以及西医学中部分慢性疑难疾病，作为辅助用药，与内服药并投，每能提高疗效，缩短疗程。消渴病虽有肺热、胃热、肾亏三消之分，而其病机总不外阴虚燥热而已。而三豆饮中，甘草味甘，消渴病忌甘，湿阻、下焦湿热者，亦非所宜，以甘能令人满也，故应去而不用为佳。除甘草外，三豆均有止消渴作用。

猪肤汤

【来源】《伤寒论》

【组成】猪肤一斤

【用法】上一味，以水一斗，煮取五升，去滓，加白蜜一升，白粉五合，熬香，和令相得，温分六服。

【功用】滋润肺肾，以清虚热，健脾生血。

【主治】肺肾阴亏，虚火上扰之证，症见咽部红肿不甚，疼痛较轻，伴见咽干咽痒，甚或呛咳少痰，或见其他阴虚内热征象等。

【方解】猪肤即猪皮，性味咸寒入肾，滋肾水，清虚热，润肺燥，利咽喉，滋肺肾之阴，清少阴浮游之火，以水济火，解少阴客热；白蜜甘寒凉润生津，润肺燥，清降虚火止咽痛；白粉即白米粉，炒香则甘缓和中，扶助胃气，滋津液化生之源，补脾止利。此甘润平补之剂，清热而不苦寒，润燥而不呆滞，相须相济，使阴液得复，虚热则退，咽痛自消。本方具有滋肾润燥补脾三大功效，用治少阴虚火，咽痛，心烦有良效。

【临床运用】

1. **用方要点** 少阴虚热，下利咽痛，心烦胸闷，咽痛而不掀，音哑而无肿，并伴有烦热咽干，体倦腰酸，寐少而耳鸣，舌红苔少脉细数。

2. **随症加减** 气虚者，加人参、白术、粳米调补脾胃；肾精亏损已极，加知母、黄柏、熟地、龟板、莲肉、芡实、山药、猪骨髓，水煎服。肺结核，加百部、獭肝、蜈蚣；慢性咽炎者，加玄参、鸡蛋清；脱发白发者，加阿胶、龟板、鹿胶、何首乌、生地。

3. 使用注意 肺胃实热上攻之咽痛者不宜饮服。

4. 现代应用 可用于肺肾阴亏的咽痛、音哑等症；慢性咽炎，肺结核；再生障碍性贫血、营养不良性贫血、血小板减少性紫癜以及白发、脱发等。

5. 历代名家的应用经验

（1）叶天士《临证指南医案》的张某案：阴损三年不复，入夏咽痛拒纳，寒凉清咽，反加泄泻，则知龙相上腾，若电光火灼，虽倾盆暴雨，不能扑灭，必身中阴阳协和方息，此草木无情难效耳。从仲景少阴咽痛，猪肤汤主之。方解后弟子按：方中用猪肤、白蜜滋肾清心润肺以治咽痛，白粉有健脾益气之功，而无伤阴之弊，且妙在米粉熬香，更有止泻的作用，用之于此，最为妥帖。

（2）张璐医案一则：徐君育，素禀阴虚多火，且有脾约便血证。十月间患冬温发热，咽痛。里医用麻仁、杏仁、半夏、枳橘之属，遂喘逆倚息不得卧，声飒如哑，头面赤热，手足逆冷，右手寸关虚大微数。此热伤手太阴气分也，与葳蕤甘草芍药不应。为制猪肤汤一瓯，令隔汤顿热，不时挑服，三日声清，终剂而痛如失。

（3）邓铁涛认为：肺合皮毛，肺阴不足，滋养无力，故而皮肤皲裂，仲景猪肤汤能润肾、肺、脾三脏，切合病机，而可治本病。曾治一马来西亚患者，男，22岁，手足皲裂，冬春皆发，裂处肿痛不明显，而创口愈合较难，无其他症状，舌脉无明显异常。邓老认为系肺肾阴伤、脾气虚弱，故不能生肌润肤，以《伤寒》猪肤汤化裁：猪肤60克，百合15克，黄芪15克，淮山药15克，另用羊油外擦患处。方中猪肤为君，百合润肺为臣，代原方中之白蜜，润而不滞，可达于表；黄芪、山药为佐使，健脾之功胜于米粉，且黄芪能走于表，鼓舞津液敷布肌肤，此米粉所不能及也，于此可见邓老匠心独具之处。上方服4剂而愈。后以此方治一老者手足皲裂，亦获显效。

槐花猪肉汤

【来源】《湖北中医杂志》

【组成】 肥猪肉1000克 槐花100克 续断100克 地榆60克

【用法】 猪肉单独烹熟，另将诸药煎汁300毫升，然后肉与药汁混炖，吃肉喝汤，7日为1个疗程。

【功效】 主治痔疮。

【方解】 妙取猪肉膏脂油腻之品，使肠润不涩，诸药之性贮肠壁，达滋润之效。另配槐花能清肠红下血，痔疮肿痛，脏毒淋沥，此凉血之功独在大肠也。《药品化义》中加地榆止脓血，《别录》中加续断止痛生肌肉。四者巧配意在清热凉血，润肠，活血止血止痛。

【临床应用】

1. 用方要点 肛门有不同程度的出鲜血、疼痛、便秘等。因饮食刺激或情志不舒而加剧。属大肠热伤血分症。

2. 随症加减 气虚者加黄芪，血虚者加当归。

3. 使用注意 服药期间禁忌辛辣刺激之物。

4. 临床应用 治疗痔疮86例中，男性38例，女性48例；年龄20～66岁；病程2～30年。结果。以无便秘、便血、疼痛消失为显效，共45例；便秘好转，无便血，疼痛减轻为有效，共37例；服药3疗程，症状无改善为无效，共4例。

仙人粥

【来源】《摄生众妙方》卷二

【组成】 何首乌一至二斤

【用法】 每日五钱，用砂锅以白水滚烂，放白米三合，洗净，入内煮粥。每日空心服。

【功用】 益肾抗老，养肝补血。

【主治】 气血两虚，身体羸瘦，面色黄肿，手足疼痛，头晕耳鸣，头发早白，大便干燥。

【方解】仙人粥即何首乌粥，因何首乌能使人益寿延年，久服"成仙"之缘而得名。何首乌功专补益肝肾，是滋阴养血补虚之佳品，《本草纲目》云：何首乌能养血益肝，固精益肾，健筋骨，乌髭发，为滋补良药。

【临床运用】

1. 用方要点 肝阴虚兼肝血不足之须发早白、腰膝软弱、头晕耳鸣、大便干结、面色萎黄。

2. 随症加减 脾胃气虚者，可加大枣、粳米。大枣益气健脾、养血补虚，粳米能益脾胃。二者同首乌煎煮，可增强补肝肾、益精血的功效。

3. 使用注意 大便稀溏者忌服。

4. 现代应用 现用于老年性高血脂，血管硬化，大便干燥。

一味薯蓣饮

【来源】《医学衷中参西录》

【组成】生山药60克，切片

【用法】上一味煮汁两大碗，以之当茶，徐徐温饮之。

【功用】温补脾胃，滋阴利湿。

【主治】治痨瘵发热，或喘或嗽，或自汗，或心中怔忡，或因小便不利，至大便滑泻，及一切阴分亏损之证。

【方解】山药之性，能滋阴又能利湿，能润滑又能收涩。是以能补肺、补肾兼补脾胃。且含蛋白质最多，在滋补药中诚为无上之品，特性甚平和，宜多服常服耳。

【临床应用】

1. 用方要点 对体虚、脾虚泄泻等患者的调养恢复都有一定的临床意义。

2. 历代名家的应用经验 一室女，月信年余未见，已成痨瘵，卧床不起。治以拙拟资生汤，复俾日用生山药四两，煮汁当茶饮之，一月之后，体渐复初，月信亦通。见者以此症可愈，讶为异事。(《医学衷中参西录》)

羊肉粥方

【来源】《养老书》

【组成】羊肉两斤　黄芪一两　人参二两　白茯苓一两　大枣五枚　粳米三合

【用法】上先以肉去脂皮，取精脊肉，留四两，细切。余一斤十二两，以水五大盏，并黄芪等煎取汁三盏，去渣，入米煮粥，临熟下切生肉，更煮。入五味调和，空心服之。

【功用】益气助阳，补中养胃。

【主治】治虚损羸弱，助阳壮筋骨。

【方解】本方中羊肉可以补中益气、温胃助阳，黄芪与人参同时可以补气，此外黄芪还可以益卫固表；茯苓可以健脾利水，大枣和粳米可以缓解羊肉的辛温之性，同时还能补脾养胃。

【临床运用】

1. 用方要点　脾肾阳虚证。畏寒肢冷、气血亏损、腰膝酸软或四肢不温、大便溏泄、小便清长，舌淡胖，苔白滑，脉沉细。

2. 随症加减　中焦虚寒严重者加生姜、白术，便秘加肉苁蓉，血虚发枯者加熟地黄。

3. 使用注意　阴虚内热或阳气素盛者忌服本方。

4. 现代应用　可用于老人身体虚弱，易感冒者，小孩遗尿症、尿失禁、尿频、唾液多且稀冷者，相关性肾炎等证属脾肾阳虚者。

独芪茶

【来源】《延年方》

【组成】独活 5 克　黄芪 3 克　花茶 3 克

【用法】用 250 毫升开水冲泡后饮用，冲饮至味淡。

【功用】益气祛湿，消肿止痛。

【主治】风湿内阻，四肢关节不利、头面肿痛、尿少。

【方解】本方独活辛苦微温，善解筋骨之风湿寒邪，为君。黄芪之甘温，既能补肺脾之气，又能固卫助阳，以助独活祛湿之功，为臣。花茶甘凉下利，益水生津，独活之辛散恐耗津，故以花茶佐之，祛湿而不伤津，且能利尿以祛湿，故为佐。三药合一，共奏益气祛湿，消肿止痛之功。

【临床运用】

1. 用方要点 以四肢关节不利，风湿痹痛，寒湿入体，舌苔白腻，脉弦大紧滑，气短，面色㿠白为用方要点。

2. 随症加减 若风湿内阻，而有上热，去黄芪之甘温，加西洋参之甘凉去热。若风湿内阻而脾胃有湿，加白术、茯苓。若湿邪在胸中，加半夏、细辛以降浊化湿。

3. 使用注意 若有风湿夹热，或脉浮大者，慎用。

4. 现代应用 风湿性关节炎，膝盖积水，慢性头痛等。

五加归藤茶

【来源】《外科大成》卷二

【组成】 五加皮5克　当归3克　牛膝2克　花茶3克

【用法】 先将五加皮洗净，刮去骨；与当归、牛膝一起放入砂锅内同煎40分钟，然后去渣取汁，兑入花茶中冲饮至味淡。

【主治】 散风除湿，强溺壮骨。

【方解】 五加皮性温而味辛苦，可祛风胜湿，强筋骨。当归甘辛而微温，可补血，活血，止痛，润肠。牛膝味苦、酸性平，可强肝肾，壮筋骨，利尿通淋，活血散瘀。三药合一主散祛湿，和血养血，主强肝肾，益腰膝。

【临床应用】

1. 用方要点 风湿麻痹，四肢拘挛，腰腿软而无力，或膝痛不可屈伸均可使用。

2. 随症加减 可减牛膝配伍黄芪，制成五加参归芪精，有扶正固本，补气固表，补血养血。用于久病衰弱，失眠自汗，腰膝酸软，气短心悸之功。

3. 使用注意 方中药物属辛热温燥，气香走窜之品，故非风寒湿患者，不宜使用。孕妇忌服。

4. 现代应用 抗炎，镇痛，增强机体免疫力，调节病理作用，抗利尿，降血压，用来治疗白细胞减少症、冠心病、慢性气管炎及急性闭塞性脉管炎。

羊肉汤

【来源】《千金要方》

【组成】肥羊肉1500克，去脂　当归30克　桂心60克　甘草60克　川芎90克　芍药、生姜各120克　干地黄150克

【用法】上八味，㕮咀，以水一斗半先煮肉，取七升，去肉，纳余药，煮取三升，去滓，分三服，不瘥重作。

【功用】温中散寒，补血益气，温补肾阳。

【主治】治产后虚羸，喘乏，自汗出，腹中绞痛。

【方解】方中用羊肉以暖中补虚，补肺助气，为君；当归以活血补血，生姜以温中，两者助羊肉大补气血，故为臣；川芎活血行气止痛，芍药滋阴柔肝，地黄滋阴，合当归为四物汤以补血活血，止腹痛；又桂枝通阳化气，合甘草，助羊肉，生姜生阳化气，合芍药调和营卫，为使；甘草调和诸药，缓和药性，更有利于滋补大虚之体。

【临床运用】

1. **用方要点**　本方宜为产后虚损气血两虚之人使用，以喘乏，自汗出，腹中绞痛为辨证要点。亦可用于妇女乳房干瘪，气血不足。

2. **随症加减**　本方的加减用之，在于羊肉与其他药材的配伍，需补血者，可与四物汤相合，暖肾阳补血虚；需补气者，可与黄芪相配；又可加生姜或干姜，以暖胃温脾；加桂枝，以通阳调畅经脉；或配以附子，更助其补阳之力，再加五味子，崇阳利水，可治虚寒水邪泛滥犯肺成喘证。

3. **使用注意**　本方药材多，以取汁为主，药味浓重，更以虚损明显者服用，急当救治，但不宜长时间服用。

4. **附方**

（1）当归生姜羊肉汤（《金匮要略》）

组成：当归三两　生姜五两　羊肉一斤

功用：养血散寒。

《金匮要略》："寒疝腹中痛。及胁痛里急者。当归生姜羊肉汤主之。"尤

怡按：此治寒多而血虚者之法。血虚则脉不荣。寒多则脉细急。故腹胁痛而里急也。当归、生姜温血散寒。羊肉补虚益血也。

《衍义》云：一妇人产当寒月，寒气入产门，脐下胀满，手不得犯，此寒疝也，医将治之以抵当汤，谓其有瘀血也，予教之曰：非其治也，可服张仲景羊肉汤少减作二服遂愈。

（2）滋补羊肉汤

组成：羊肉 500 克　党参 10 克　红枣 10 克　枸杞 10 克　生姜 1 块

功用：羊肉性温味首，温中散寒，化滞，健腺益气，温补肾阳，对治疗虚劳羸瘦，乳汁不下有一定功效。怀牛膝味苦酸，性平，有强筋骨，活血通经作用。此菜以羊肉为主料，配以多种中药，有健胸作用。女性胸部平坦、乳房凹干者多食此菜有益。

（3）黄芪羊肉汤（傅莲清《黄芪羊肉汤临床应用》）

组成：黄芪 30 克　羊肉 150 克

煮法：将羊肉洗净，切小块，加黄芪置于罐内蒸熟或炖熟，一天一罐，一次或分成 2 次吃肉喝汤。1 个疗程 7 天，连服 2 个疗程。

本方黄芪甘温，有补益中气，健脾利湿作用；羊肉甘热，能温中暖下，益胃气，补形衰。黄芪与羊肉共炖为汤，药食合用，食借药之力，药助食之力，共奏暖中祛寒，健脾补中，益气固涩之功，临床治疗虚寒型之胃脘疼痛和脾肾阳虚型肾炎患者尿中蛋白的转阴有明显疗效。

（4）附姜五味羊肉汤

组成：熟附子 10 克　干姜 15 克　五味子 15 克　羊肉 200 克

主治：治疗虚寒型喘证，症见久咳气喘，痰多色白者。

益脾饼

【来源】《医学衷中参西录》

【组成】白术 120 克　干姜 60 克　鸡内金 60 克　熟枣肉 250 克

【用法】将白术、干姜用纱布包成药包，扎紧，放入锅内，下红枣，加水适量，先用武火烧沸，后用文火熬煮 1 小时左右，除去药包和红枣的核，把枣肉搅拌成枣泥待用。再将鸡内金粉碎成细末，与面粉混和均匀，再将枣泥倒入，加盐、适量，和成面团。最后将面团分成若干个小团，做成薄饼，在锅内放入菜油，用文火烙熟即成。

【功用】温中益脾。

【主治】脾胃寒湿，饮食减少，长作泄泻，完谷不化。

【方解】大枣味甘，能温补脾、益气养血。鸡内金甘涩性平，能健胃消食。白术补脾益气，燥湿利水。综观全方，具有补脾温中、健胃消食的功用。

【临床运用】

1. 用方要点 治疗脾胃湿寒证。饮食减少，长作泄泻，完谷不化。腹胀纳少，腹满时减，腹痛喜温喜按，口泛清水，大便溏薄清稀，四肢不温，或肢体困重，或周身浮肿，小便不利，或白带量多质稀，小腹下坠，腰腹酸沉。舌淡胖，苔白滑，脉沉迟无力。

2. 随症加减 非完谷不化者，应减去鸡内金，可以用同样具有健脾功效的焦三仙代替鸡内金。

3. 使用注意 仅适用于消化性溃疡病尚无出血，中医辨证为脾虚寒型者，表现为胃痛绵绵，喜温喜按，纳食减少，神疲乏力，大便溏薄，四肢不温。若脾脘灼热疼痛，烦躁易怒，泛酸嘈杂，口干口苦，则不宜用。

5. 历代名家的应用经验 张锡纯《医学衷中参西录》：一妇人，年三十许，泄泻数月。用尽一切治泄泻诸药皆不效。其脉不凉，亦非完谷不化。遂单用白术、枣肉，如法做饼，服之而愈，此症并不用鸡内金者，因鸡内金虽有助胃消食之力，而究与泻者不宜也。

韭汁牛乳饮

【来源】《丹溪心法》

【组成】韭菜汁 60 毫升　牛乳 60 毫升

【用法】上用生姜汁 10 毫升和匀温服。

【功用】温中行气，润燥养血，消瘀化痰。

【主治】胃有寒痰瘀血或胃燥血枯，症见食下作痛、反胃便秘。

【方解】牛乳甘温，润燥养血，为君药臣以韭菜汁，温中行气，消瘀止痛。二药合用，益胃生津，胃气得降，瘀血可化，肠润得通，反胃便秘得解。

【临床应用】

1. 用方要点 本方以食下胃脘痛，反胃，便秘等为用法要点。

2. 随症加减 有痰阻者，加姜汁。本方去牛乳，加陈酒，治血膈尤捷径。

3. 现代应用 本方常用于治疗胃癌（特别是气滞血瘀型胃癌）、食道癌。

4. 历代名家的应用经验

（1）朱丹溪在《丹溪心法》（卷三翻胃三十二）中写道："翻胃大约有四：血虚、气虚、有热、有痰兼病，必用童便、韭汁、竹沥、牛羊乳、生姜汁"，故创韭汁牛乳饮一方治翻胃（即反胃）。

（2）明·吴昆在其著作《医方考》（卷三翻胃门第二十五）中叙述到："翻胃一证，古今难之……若造次不察病理，非惟无益，而又害之矣"，并且"韭汁牛乳饮"一方列在其下六个方之首。他认为"胃脘有死血，干燥枯槁，食下作痛，翻胃便秘者，此方主之"，并且详细论述引起这些症状的可能原因。

（3）清·汪昂（字切庵）在其著作《医方集解》（润燥之剂）中收录"韭汁牛乳饮"一方，并写了按语"膈噎不通，服香燥药取快一时，破气而燥血，是速其死也。不如少服药，饮牛乳，加韭汁或姜汁或陈酒为佳。丹溪禁用香燥药，所言补血益阴润燥、和胃调中，却无其方，可以意会。治膈噎诸药，韭汁散瘀，竹沥、姜汁消痰，童便降火，人乳、牛乳润燥补血。"

（4）清·费伯雄在其著作《医方论》（卷三润燥之剂）中收录了"韭汁牛乳饮"，并提到"韭汁祛瘀生新，又能开通胃气；牛乳补血润燥，兼通大肠。不用辛热，劫阴伤津，洵为良法。"

（5）沈汉卿先生在他的著作《温热经解》中在本方基础上加藕汁、梨汁、莱菔汁，名为"韭汁牛乳饮方"，并附验案："天津钱氏妇患噎膈反胃，粒米不下，日服稀粥饮，服至一杯，必须呕吐，不吐则心中难受，必以手探之，吐而后已，复服复吐，如是者已经月余。余曰：此胃中有瘀，为拟韭汁牛乳饮，服一剂不吐，连服七剂愈。"

（6）著名医家及伤寒学家李克绍讲他在治疗"反胃"方面的临床经验时，在"大半夏汤"之后就谈到"朱丹溪治反胃，用韭菜捣汁搅在牛奶里喝，或韭汁兑人童便喝，韭汁能散结气，与半夏的作用有些相似。牛奶润肠，童便滋润，也和大半夏汤内加蜜的作用相仿。不过韭汁还有散瘀血的作用，如果梗死部位充血、郁滞，用韭汁就更为适宜"。

癸字补髓丹

【来源】《十药神书》

【组成】 猪脊膂1条　羊脊膂1条　团鱼1枚　乌鸡1只　大山药5条　莲肉250克　京枣100枚　霜柿10个

【用法】 猪脊膂、羊脊膂、团鱼、乌鸡。四味制净，去骨存肉，有酒一大碗于砂瓮内，煮熟擂细，再有后药：大山药、莲肉、京枣、霜柿。四味修制，有井花水一大瓶于砂瓮内，煮熟擂细，与前熟肉一处有慢火熬之，却下：上二味逐渐下，与前八味和一处研成膏子，和平胃散末、四君子汤并知母黄柏末各一两，共一十两搜和成剂。如十分坚硬，入白蜜同熬，取起放青石上，有水捶打如泥，丸如梧桐子大，每服一百丸不拘时候，枣汤下。猪羊脊膂鸡团鱼，煮擂宜当去骨需。霜柿十枚京枣百，建莲八两五条薯。熟和前味熬文火，黄蜡明胶渐入诸。知柏四君平胃末，各和一两制丸茹。

【功用】 温养精血，补髓生精，和血顺气。

【主治】 久痨虚惫，髓干精竭，血枯气少。用于治疗肺痨后期，或房劳过度而致肾虚腰痛者。

【方解】 山药、莲肉、京枣、霜柿，取日食之果菜，以悦脾胃之性情；用猪髓、羊髓、团鱼、乌鸡、牛胶，日用之肉食，以充脾胃之虚馁；应用猪脊膂、羊脊膂治疗脊髓疾病之滥觞。黄蜡性味缓涩，有续绝补髓之功，专调研丧之阳，分理溃乱之精，故为元阳虚惫，遗浊带下之神品。

【临床应用】

1. 历代名家应用经验

（1）陈修园按：久痨虚惫，髓干精竭等症，服煎药愈后，服此药二十字，是为虚痨既愈症，筹一不历试。初服间或少效，久之无不增剧，名医俱束手无策。然药以治病，食以养人，二语参透，大有妙议。

（2）王节斋云：人若色欲过度，伤损精血，必生阴虚火动之病，睡中盗汗，午夜发热，咳嗽使肉消瘦，此名痨瘵，最重难治。轻者用药数十服，重者期以岁年，然必须病患惜命，坚心定志，绝房室，息妄想，戒恼怒，节饮食，以自培其根，此谓内外交治，可获全功。

五味子汤

【来源】《饮膳正要》卷二

【组成】北五味 500 克　紫苏叶 180 克　人参 120 克　砂糖 1000 克

【用法】上药用水二斗，熬至一斗，滤去渣，澄清，任意服之。代葡萄酒饮。

【功用】生津止渴，暖精益气。

【主治】气阴两虚。瘦弱，疲乏无力。

【方解】方中五味子敛肺滋肾，生津止渴，配砂糖酸甘化阴，为本方之主药；紫苏叶行气宽中，和胃醒脾；人参补五脏，安精神，益气生津止渴。四味相伍，共奏益气生津之效。本剂可作为日常生活中的清凉饮料饮用，既有生津止渴之效，又有补肾健脾、益气行气之功。

【临床运用】

1. 用方要点　汗多神疲、体倦乏力，气短懒言，咽干口渴，舌干红少苔，脉微细弱或虚细而数。久咳肺虚，气阴两虚：干咳少痰，短气自汗，口干舌燥，脉虚细。

2. 随症加减　若阴虚有热者，人参可用西洋参代替；兼血虚者，酌加当归以补血养心；兼有瘀滞者，宜加丹参等活血祛瘀。

3. 使用注意　若阳气衰微，脉来微弱者，则不宜使用。

4. 现代应用　可用于心肌病，心律失常，心绞痛，低血压，糖尿病，休克，证属气阴两虚者。

芡实粥

【来源】《眼科秘诀》卷二

【组成】芡实 21 克　枸杞子 9 克　粳米 大半茶盅

【用法】上三味，今日如法制完，明日用砂锅一口，先将水烧滚，下芡实煮四五沸；次下枸杞子煮三四沸；又下大米，共煮至浓烂香甜。煮粥的水多加，勿添冷水。空腹食之，以养胃气。四十日皮肤润泽，一百日步履壮健，一年筋骨牢固。或为细末，滚水服亦可。

【功用】 补益脾肾。

【主治】 脾肾不足，腰膝酸软，耳鸣目涩。

【方解】 方中芡实补肾固精，健脾益气；枸杞子滋补肝肾，明目，润肺；粳米补中益气，健脾和胃。肾为先天之本，亦为人体生长壮老之根本；脾为后天之本，气血生化之源泉。脾肾健则五脏安和，百病不生。本方既能补脾，又能益肾，故可作为养生保健之用。久服可聪耳明目，延年益寿。

【临床运用】

1. 用方要点 气短乏力，面色萎白，食少便溏，腰膝酸软，耳鸣目涩，舌淡苔白，脉虚缓。

2. 随症加减 若气虚甚者加黄芪，以补气升阳；胃脘痞闷者，加木香、砂仁以醒脾理气。

3. 使用注意 热甚者慎用。

4. 现代应用 可用于慢性胃炎，飞蚊症，胃肠功能减弱，白内障，慢性结肠炎等。

方剂索引

243